炎症

A Silent Fire

食物、微生物和疾病的故事

The Story of Inflammation, Diet, and Disease

U0281671

SHILPA RAVELLA

〔美〕希尔帕·拉维拉——著

钟与氏——译

重庆大学出版社

书刊检验

合格证

致FGR

目　录

引
言

当我们还是医学生的时候，我最好的朋友（就叫他杰伊吧）给了我一本克里·休姆（Keri Hulme）的《骨人》。休姆的作品里充满孤绝、恐惧与暴力。但这本书的核心是一个有关爱的故事，虽然它有点扭曲了爱的概念，使之游离于正统之外。小说角色被象征性地剥解至骨，他们赤裸的情感流溢于字里行间，人性的美与丑并肩而行。那一年，当我们解剖尸体时，手术工具切开深深浅浅的组织，切开柔软的黄色脂肪块和坚韧的肌肉，我们试图从中揭晓信息，学习新知。然而，台前的尸体于我们仍是一个谜。

九年以后的2012年夏天，杰伊和我住在芝加哥。那个七月，北美的热浪从落基山脉滚滚向东，以极快的速度肆虐全国。伊利诺伊州的高速公路在高压下扭曲开裂。格兰特公园一大块人行道裂开，翘起3英寸高。回头想想，这场热浪之凶猛和我自己的漠然——在开着空调的汽车里两点一线——令如今的我难以解脱。我总想，要是我能少做点梦多留留心，事情会不会变得不一样。

一切悄然始于一个周五的炎热夜晚。杰伊从健身房回来，给我们做了一顿快手晚餐，多汁的意面整齐码在白盘子里。我记得他小心地护送一只蜘蛛从窗口离开。他说着要逃离芝加哥的酷暑和严寒。然后，突然他就很疲倦。他的手指扼着脖子，好像要掐住自己。"感觉不太舒服，"他说，"我脖子酸。我可能健身过头了"。

在我认识他的10年里，杰伊从不是那种抱怨自己健康的人，他甚至真病了都不会向人求助。我没发现任何外伤，他的头部也能自由活动。我们将之归为肌肉拉伤，这是一种常见的运动相关损伤，可能导致局部炎症。他吃了点布洛芬，觉得很快就会好转的。

几周后，他的情况变得更糟。"我的头部和颈部感觉很重，好像有人往上面盖了块死沉的毯子。"他说。他后颈的肌肉变得更虚弱了。医生给他头颈部约了核磁共振成像（MRI），结果显示正常。

又过去了两周。随着时间的流逝，我们在越来越深的恐慌中眼看着杰伊的肌肉状况持续恶化。有一天他驱车回家时，几乎无法抬头注视方向盘。很快，他进展到了头部完全下垂，无法将下巴抬离胸口的地步。这个时刻在我们回头梳理时回想的一系列平凡或关键的时刻之中消散，很难确定问题是什么时候出现的。

那时杰伊需要一个一直延伸到腰的身体支架。支架连接在一个叫费城颈托的器械上，这是一种脊椎损伤之后用于防止头颈部位移的支撑物。这东西很不舒服，但能让他抬起头，把头的重量重新分配给背的中下部肌肉。他只有在洗澡或睡觉时才把它拿下来。人类的头平均重4.5千克，它能俯仰自如是由颈部肌肉间看似毫不费力的精密平衡所支撑的，这种平衡能力如此流畅娴熟，人们不会去多想它的力学机制。而杰伊身上这种平衡被骤然破坏，甚至可能再也回不去了。他的病情在持续恶化。他几乎走不了几个街区就会筋疲力尽，吞咽食物也开始变得困难。这场横祸的元凶尚不知名，它以可怖的速度和恶意发动了袭击。

医生对这个病例大惑不解。杰伊是个三十出头的年轻人，一直挺健康。起初，神经学家认为这是一种罕见形式的帕金森病，或者是肌萎缩侧索硬化的开端，后者是一种进展极快的致命的神经系统疾病，由控制肌肉的神经细胞退化所致。患者会逐渐失能，无法活动手脚、吞咽食物或说话。最终膈膜和胸壁肌肉失去功能导致无法呼吸。数年之内，患者会死于呼吸衰竭。

但从杰伊的血液里，浮现出一些线索：反常的高水平激酶指示着肌肉损伤。这表明，在没有外伤的情况下，有些东西正在活跃地伤害杰伊的身体组织，大啖他的肌肉。最终他颈部超过一半的肌肉将受到破坏，在后来的MRI扫描中显示出闪烁的残骸。

风湿病学家——治疗自体免疫性疾病的专家——有了个新想法：杰伊产生了重度炎症。他们猜测，他的病是一种非典型的自体免疫性疾病，虽然他的症状和血液测试结果与任何已知的模式都不符合，并且根本看不到炎症的存在。医生们打造了一系列抗炎药物，准备快速投入使用，但他们无从知晓杰伊的情况将如何进展。"走走看。"他们说，"我们走走看"。

炎症，这个词来自拉丁语动词 inflammare，如古罗马人所言意为"点燃"（引燃，放火）。这是一种古老的反应，演化出来使身体防御威胁、控制损害——无论是来自微生物、化学物质还是创伤，即使像海星这么原始的动物也使用同样的防御机制。爆发、处理、消退，炎症是一种基本免疫反应，在整个人类历史的绝大多数时候行之有效。但现代人面临着比祖先更隐蔽的威胁。如今我们发现，无论是否存在已知诱因，炎症都可以持存，破坏健康的组织。如关节炎或红斑狼疮等自体免疫性疾病令炎症过程针对其躯体，产生大肆破坏甚至时而致命。

作为医学生，杰伊和我学过这些和别的种种炎症性疾病。但那时，炎症作为一个实体没有引起我的想象。病理性炎症可以利落地打包分派进不同的类别里，各有贴切的名字。它无所不在，是健康和大多数疾病中去不掉的部分，必不可少，但并不招眼。但是杰伊的病带来了转变。突然，炎症成了某个自成一体、毁灭性的东西。它嵌进我的认知，变成了当我遇到疾病时，我的心灵和眼睛首先去对付的东西。

我受训 10 年，在成为一名胃肠病主治医生的头几年，许多患者来到我办公室时身上有炎症。有些是炎症性肠病，这是一种自体免疫性疾病，严重的肠道炎症可能会导致手术切除大部分肠道。另一些人则面临酸反流、食物敏感、乳糜泻、肠易激综合征等带来的炎症。我也治疗过患有肠道或多器官移植的患者，他们的免疫系统会酝酿炎症反应，攻击他们的新器官。我在工作中开过抗炎药的处方，从治疗一般性炎症、疼痛和发热的混合物（如阿司匹林）到各种治疗靶标的新药物，包括用于自体免疫性疾病和移植医学的强力免疫调节药物。证据支持这些药物可用于特定的炎症疾病。

但在杰伊身上发生了什么，我不知道。它无名无形，无始无终。它不存在于医学教科书里。炎症到来，攫取，离开，起初还于检测中遁形。它可能随心所欲地卷土重来。用抗炎药物治疗杰伊合乎逻辑但又异想天开。这意味着相信某种狂暴之物，尽管支持它存在的证据少得令人抓狂。我开始着迷于医学院里不曾强调过的东西：隐匿的炎症。

炎症有微妙的度，可以比作消防水管。水管水压太小，火——无论是病菌还是别的入侵者——就会获胜。水压太大，身体就会反伤自身，溺于自体免疫反应之中。但有时候水管会单纯地渗水，低水平的炎症在身体中静静酝酿。常规检测常无法发现病人体内的这类炎症。这是一个无形的敌人，往往缺乏常规诊疗。与之斗争意味着在黑暗中前行——这也是杰伊的医生起初应对的同一个问题。隐匿的炎症无法用肉眼观察到——好像看到关节炎患者的肿胀关节或红斑狼疮患者的皮疹那样——用诊断炎症性疾病的典型工具通常也不行。各方面都健康的人可以完全一无所知地带着这类炎症到处走：没有明显迹象或症状指向什么。

但是，过去一度活在医学文本边缘的隐匿炎症，实则远称不上良性，而将其揭晓——观看未曾为人所注视之物——是和这种疾病本身一样缓慢而曲折的过程，它需要无数科学家的毕生努力，本书描绘了其中一些人的工作。科学家对理解炎症的探索，始于19世纪的里程碑式发现，并且至今仍在继续开展。1850年底，德国科学家鲁道夫·菲尔绍（Rudolf Virchow）首次识别出了炎症的细胞特征，看到了肉眼无法见识的东西，这与过去的医学大为不同。他的工作启发了俄国动物学家埃利·梅奇尼科夫（Élie Metchnikoff）对巨噬细胞的偶然发现，这种细胞是我们如今对炎症所知的核心之一。随之展开的，是关于揭开炎症反应内部机制的一场恶斗。

一个世纪之后，科学家们偶然发现了这些历史人物湮没的工作，从而走上一段颠覆性的旅程，其间将唤醒古老的理论，亦将帮助我们重新定义现代医学之中的炎症与相关疾病。隐匿的炎症无声而险恶，它潜行于心脏病中，阴燃于肿瘤的生发之下。它还与许多慢性疾病息息相关，包括肥胖、糖尿病、神经退行性疾病和精神病。它影响衰老、肠道微生物，以及肠道功能。它削弱免疫，以己之矛攻己之盾，令人更容易受到感染。更糟的是，它还会增加免疫系统对感染发起过度不当攻击的可能性，招致恶果。事实上，隐匿炎症可能解释了有些表面上健健康康的人在流行病蔓延期间为什么会病得很重。它们可能出现在器官的特定位置上，或游走于血管内——通常二者兼有。它涵盖漫长的范围，有时简单到只是激活了一些特定的炎症基因。

就算知道隐匿炎症会导致损害，但我们对大多数此类病例惯常不作常规诊断和治疗，这可能也是它们目前唯一的共同线索。在现代，发现炎症的工具早已超出肉眼乃至显微镜所及。医生可以用精细的仪器探查身体各处，仔细检查组织和器官内部，或用成像和血液检测获取更多信息。这些工具能指出功能丧失，这是炎症的一个主要标志。人们命名所见诸象，常以后缀-itis表示炎症。只有20个-itis结尾的名词[1]是在1800年之前就有了的（最早的记录是关节炎 *arthritis*，它在1543年得到描述："身体所有关节的虚弱，无用之液流向关节"），19世纪以后这个词根迎来爆发性繁荣。脑的炎症称为脑炎（*encephalitis*），结肠有结肠炎（*colitis*）。还有肝炎（*hepatitis*）、肾炎（*nephritis*）、心肌炎（*myocarditis*）。以-itis 结尾的词在医学词典里成群结队、数以百计，当代大众对其中不少都不陌生：阑尾炎（*appendicitis*）、扁桃体炎（*tonsillitis*）、支气管炎（*bronchitis*）、皮炎（*dermatitis*）。炎症有急有慢，串起了各科医生和疾病、临床与住院病房。但在隐匿炎症的生物学中做出先驱工作的科学家们起初籍籍无名。隐匿的炎症一直都存在——或者说迁延已久——却从未自成某种分类。它站在传统免疫学的大门之外，试着开出一条路来。

21 世纪迎来了某个转折点，科学家第一次能明确宣称隐匿的炎症之于疾病，既可为果也成其因，它勾连起人们的基因和环境以引发灾祸。事实上，它有可能是贯穿众病的一条共线。这种力量，在历史上与头号杀手战斗，这种愈合伤口、控制微生物的力量，如今与现代疾病齐驱，潜伏、失衡，静静酝酿着有朝一日的暴起发难。

但要是一个人没被诊断出某种典型的炎症性疾病，现代说的"炎症"又究竟意指什么？什么样的检查能捕获隐藏的炎症？它从哪里来——是在响应背后的疾病，还是被环境中什么东西（比如不健康饮食、污染或压力）触发？有多少证据能将之与我们今天的慢性疾病联系起来？我们又能如何预防、抑制甚至逆转它？

在药物治疗之外，有两种正在发展的叙事已开始在理解和对抗炎症之战中站稳脚跟，它们都基于快速发展的科学之上，并已蓄势待发准备改写现代医学。

首先是食物的故事。有不断积累的研究指向饮食的力量，它可能引起、避免或治疗炎症。我研究营养已有多年，既作为胃肠道医生，需要照料有特殊饮食需求的病患（包括那些通过静脉或胃管输送液体配方的重病患者），也作为一名消费者，去细读营养学的科学数据，希望了解怎样最好地解决诊所里出现的那些问题。病人想知道他们在电视上、杂志上看到的那些讨论，从朋友和家人或者随便什么人（除了医生）那里听来的事。是脂肪的问题，还是碳水化合物？鸡蛋又重返舞台了？糖，或者关于麸质和谷物的矛盾信息又是怎么回事？他们想知道营养学里最受渴望又最迷惑人的主题：抗炎饮食。有没有证据支持真实存在抗炎饮食，真的能击退或者治疗那些致命的现代慢性疾病？既然进食本身就是一种"炎行为"，又是什么让特定的食物"促炎"？

然后是微生物的故事。肠道微生物组中包含着我们肠道里生活的千亿小玩意，在21世纪初被推到了科学的聚光灯下。如今人们了解到微生物是人类健康的关键共生体，而不仅仅是致病菌而已。肠道菌群在免疫功能和炎症中作用重大。在4世纪，干燥粪便所制的"黄汤"曾被用于治疗腹泻。这种疗法有些现代版本——粪菌移植和益生菌。人们正在试图操纵肠道菌，预防或逆转疾病，这是个正在崛起的诊断和治疗市场，潜力无限。我们可以利用它们的力量营造最优炎症状态，在其中免疫系统既不会反应过度也不会反应不足，能强化免疫的同时避免自身免疫性疾病和其他慢性疾病。

炎症普遍而难解，它以无限好斗的决心流转于病患与健康人中。本书的目的在于发掘更深入的新知，帮助塑造医学的未来：炎症与现代常见致命疾病的联系，以及与食物和微生物的交错作用。现代医学充斥着各种专业，零打碎敲地应付炎症问题。如果说炎症是古老佛经寓言中类似大象的巨兽，那我们每个人都只摸到这头象的一部分而非全貌，各自描述其形，以有限的信息得出各自不同的结论。但正是这头完整的大象，把医生们（风湿病医生、心脏病医生、胃肠病医生、肿瘤医生、内分泌医生、神经病医生等）牵扯进了一场共同的战斗，对抗一个以各种面目随心所欲地出现，亦正亦邪、若隐若现、神出鬼没的对手。

今天随着营养科学的进展、肠道菌群研究的爆发，以及炎症相关疾病（新旧兼有）变得常见，破译其背后的科学至关重要。杰伊的怪病可能袭击任何看似健康的人。他病情的可能根源——失控的炎症——则紧密联系着一种现代的疾病流行。

接下去几十年里，更多的谜团揭开，炎症出现了新的名字、疾病和不同版本。但描绘这个故事诞生之时的事实仍沉静无转，深陷时光，因追忆往事而显得柔和。这本书探索了现代科学家的工作和历史中的某些片段。在很大程度上，我们当代对炎症、食物和微生物的理解，应多少归功于几个世纪之久的古老发现。由此产生的一系列故事，包括那些来自我自己生活和工作的故事，都是为大象塑骨描形的尝试。

第一章

変形

1845 年 5 月 3 日，一大群人聚集在波恩的弗里德里希·威廉大学，庆祝已故创始人的诞辰。普鲁士国王腓特烈二世的骑马雕像饰以铸铁栏杆，令庭院熠熠生辉。这所大学坐落在一座 18 世纪的宫殿里，许多伟大的德国思想家皆[2]在此出入，它是欧洲最负盛名的学术机构之一。在人群中有一个出身于波美拉尼亚农村的草根年轻人，名叫鲁道夫·菲尔绍。他的祖父母是屠夫，父亲是商店主。他几年前才来柏林上医学院。这座城市的闪耀和精致吸引着他，由于担忧自己看上去寒酸，他曾写信给父亲要钱，好去购买时尚的长裤。

这一天，当他被叫上台做准备好的演讲时，观众对这个单薄瘦弱的金发男孩没什么期待。他像幽魂似的上台，脆弱得似乎一阵风就能吹跑。患者们叫他"小医生"（der kleine doctor）。在说话时，菲尔绍那双几乎没有睫毛的黑色双眼紧盯着观众。他在台上光芒四射，雄辩滔滔，让人忽视了他的年轻和瘦小。

菲尔绍抨击了柏林最负盛名的医生与科学家心中根深蒂固的理念。他们当中许多人深受其时浪漫主义思潮的影响，这一思潮席卷欧洲，与 18 世纪晚期的启蒙运动相抗衡，统治了 19 世纪的德国医学。浪漫主义反对分析方法，主张自然科学家可以从一种先验的第一原则中推导真理，而无须进行观察或试验。有机物拥有物理或化学定律难以解释的生命火花。这是体液学说的时代，这种源于古希腊、古罗马的医学理论支配了西方医学超过两千年之久。人体充满了四种液体，或称"体液"：红色血液、黑色胆汁、黄色胆汁和白色黏液，它们各自对应着火、地、水和风——创造宇宙万物的四大元素。这四种液体的失衡，或者称体液不调（dyscrasia），被当作所有人类已知疾病的根源。

菲尔绍对这些观点嗤之以鼻。他说，生命不过是受普通物理化学规则支配的现象的总和。基于机械论方法的科学医学是新的前进之道，研究应纳入临床观察、动物实验和解剖。他的观点在当时相当激进。无人曾如此激烈地公开挑战过这些古老教条。观众大为惊怒。房间里一片嘈杂的议论。"你听到没？照这么说我们一无所知。"[3]一位老医生说。

尽管人们对他的演说反响强烈，菲尔绍在他的时代里仍将举世闻名。由于他坚信密切观察自然是实现科学真理的基本手段，他为我们今日对炎症的理解奠定了基础。隐藏炎症的故事自他而始。

在柏林最大的医院夏里特，菲尔绍一天巡视两次苦难的病患。他给病人换绷带、使用泻药、开处方。他也得用当时平衡四种体液的常见方法，包括拔罐和放血——他自己并不相信这些疗法。他把病人的手臂绑扎起来，让静脉膨胀，然后切开，让所谓"有毒血液"流出体外，这个处理称为静脉切开放血术。或者他会把水蛭放在皮肤上，这种蠕虫两端有吸盘，有三个长满数百牙齿的颚，会贴近皮肤，饮入高达自身体重10倍的血液。

但在他的实验室里，就没有抽象和非理性的余地了。菲尔绍困惑于这个还有太多不可见之物的世界，他转向了有条理的科学实验。在演讲之前那年，也就是1844年，他被要求验证一些重要病理学家们的说法，即静脉炎是大多数疾病的原因。这一流行理论在当时看着很有道理。在普通外科手术（甚至分娩）失败后，停尸房里经常停满尸体，一般尸检往往会发现躯体中充满脓肿、静脉里满是血块。菲尔绍在学生时期就对炎症很感兴趣，他欣然接受了挑战。

菲尔绍在实验室忙碌，用血栓（*thrombus*）这个术语描述血块，深入研究它们发展的背后机制。他拒绝像许多人一样接受血栓是一种"关键物质""生命之物"的说法[4]。他表明，静脉炎虽然的确存在，但此类炎症并不像病理学家假定的那样，是所有疾病的原因；大多数情况下，炎症是反应性的；它是躯体对血栓形成的响应。

将近5000年前，古埃及人在纸莎草上写到[5]，发热和发红是疾病的标志。公元25年，罗马人凯尔苏斯（Celsus）描述了一种他肉眼能观察到的疾病："现在炎症的征兆有四种：发红、肿胀，伴有发热和疼痛。"他在医书《医学论》（*De Medicina*）中记录了他的发现[6]，说炎症的疗法是"休息、节欲、硫处理的羊毛带以及空腹服用苦蒿药水"，还有用药膏或油膏"抑制和缓解"。

一个半世纪之后，希腊医师盖伦相信，四种体液之一在体内有害地积累[7]，造成了凯尔苏斯先前描述的四种炎症症状：rubor（发红）、tumor（肿胀）、calor（发热）和dolor（疼痛）。

这种观点一直延续到了 19 世纪。虽然古人最早看到、感受并记录了人类已知最古老的疾病之一（如果不是最古老疾病之首的话），但他们没法通过人类有限的感官捕捉到它的各个方面。在发热、发红和变形的血肉之下，是一片支离破碎、形态变幻的蛮荒之地。

在当时，大多数人无法想象自然界由人眼看不见的细小之物构成，在数个世纪里这都掩盖了炎症的真面目。但在 17 世纪早期，荷兰的眼镜制造商开始用放大镜做研究。他们把几个镜片放进管子，注意到发生了异象：管子末端的物体看起来比单个玻璃可放大的程度要大。科学家安东尼·凡·列文虎克（Antony van Leeuwenhoek）开发了真正显微镜的制作和使用方法，这是一种手持式装置，单个镜片由一个小玻璃球打磨抛光而成，放大倍率约为 270 倍，为其时精细之最。

这种显微镜为理解炎症带来了突破。史上第一次，科学家可以看到血管的细微改变，能够目睹炎症组织周围的血液变化。18 世纪 50 年代消色差镜片被发明，从而实现了更高的放大水平，这让菲尔绍走上了他的使命之路——在细胞水平上理解炎症。

1848 年，革命在柏林街头爆发，打破了中欧多年的稳定局势，当时菲尔绍已是一名功成名就的医生，经常会为满堂观众演讲。他忠于自己出身的下层阶级，为改善穷人的医疗、世俗的护理学校和医生的自主权而奋斗。"如果医学要履行其莫大职责，就必须影响政治和社会生活。"他写道[8]。但当起义被保守贵族阶层镇压后，许多自由主义者被迫流亡以逃避政治迫害。菲尔绍被夏里特医院解雇，面临着在德国可能无处求职的困境。此时，德国南部维尔茨堡的巴伐利亚大学来了一封信，为他提供了这个国家首个病理解剖学的教席。菲尔绍打点行装，离开了柏林的喧嚣与幻灭。

在维尔茨堡，菲尔绍与新婚夫人萝丝快乐地生活着，她"比任何人都理解他"[9]。他在那里度过了生命中创造力最蓬勃的七年，享受着临床工作、研究和教学。他推动学生"学会微观地观察"。他在课堂上会传阅显微镜，装在特殊小桌轨上。这些年里，他提出了最出名的概念："所有细胞都来自此前存在的细胞（omnis cellula e cellula）。"细胞理论起初由科学家泰奥尔多·施旺（Theodor Schwann）和马蒂亚斯·施莱登（Matthias Schleiden）于1839年提出。他们用显微镜确认了细胞是生命最基本的单位。菲尔绍通过观察细胞复制和分裂的过程完善了经典细胞理论。

1858年，就在查尔斯·达尔文（Charles Darwin）发表《物种起源》的一年之前，菲尔绍发表了自己里程碑式的著作《细胞病理学》（*Cellular Pathology*），一扫对疾病的诸多猜测性理论，为现代医学奠定了基础。他描述了理解炎症的新方法，将重点从解剖可见的血管转移到了细胞的微观世界，与医学历史分道扬镳。

菲尔绍的研究第一次深入探索了炎症组织损伤背后的细胞改变，根据显微镜观察解释了肉眼可见的四个主要迹象：发红、肿胀、发热和疼痛。发红和发热是因为血流增加，肿胀则与科学家称为渗出的现象有关：炎症血管壁变得更具渗透性，炎症细胞、蛋白质和液体渗出到受伤组织中，试图愈合伤害。疼痛随之而来。他看到了白细胞聚集在炎症位置，并（正确地）猜想它们在其中作用重大，但详情仍谜团重重。

在炎症的四个经典标志之外，菲尔绍增添了第五种主要迹象[10]：功能丧失（function laesa）。"没法指望发炎的肌肉正常发挥功能"，他写道[11]，"没法指望发炎的腺体细胞能正常分泌。"他推断说，"细胞要素组成一定发生了变化，改变了它们天然的功能。"他还强调了炎症触发因素的重要性，写道："我们无法相信炎症会毫无刺激因素就发生。"接近两个世纪以后，科学家对炎症的理解变得远为细致入微、错综复杂之际，寻找刺激因素将是预防和治疗炎症的关键。

菲尔绍是第一个真正试图去观察炎症并以此前无法想象的方式描述它的科学家。他探究炎症定义的战斗贯穿余生——并以知识分子特有的谦逊扼制这头凶兽，这预示着一代又一代医生们所面临的考验。

"因而，炎症是个既主动又被动的过程，"他写道[12]，"……不是一个特定、独特和单独的过程，而是一组活动，只是经由时间和空间的特殊排布而变为特定的炎症……那些我们在更严重的疾病中看到的刺激状态——真正的炎症性刺激——不允许仅对其作简单解释。"

菲尔绍最终被召回了柏林，继任他年迈导师约翰内斯·米勒（Johannes Müller）的职位。他回到了这座几年前才驱逐了他的城市，提出在大学里建立一个专门的病理研究所。在这座建筑里——就在夏里特医院旁边——这个来自普鲁士的穷小子将培训出一代代的医师。

菲尔绍的医学研究成果达两千余部，这一卓著的生产力将柏林带入科学的黄金时代[13]，粗疏的知识前沿变身成了生机勃勃的大都会。在他提出见解之时显微镜尚处"幼年"，固定和染色方法、组织培养都根本不存在，他当时能用的化学和生理学知识都还只有一个骨架。而他的名字在今日医学院里只略被提及，学生们要记住"Virchow 淋巴结"，这是左锁骨附近一个大淋巴结，胃肠道癌症的最早迹象之一，还有"Virchow 三联征"[①]，被认为是血栓形成的三个因素。菲尔绍离世后，纳粹政府诋毁他的名誉[14]，认为他有自由主义政治倾向，包括倡导种族平等和对贫困人口的医疗保健，故而是危险分子。他的大多数个人文稿都被销毁了，剩下的保存在"东德"，西方学者无法接触到。而且，"二战"后德国的不受欢迎也让菲尔绍的名声蒙受了阴影。

但菲尔绍的故事对炎症在历史上崭露以及它在现代科学中的回归至关重要。他的早期研究把炎症视为疾病的结果之一。但他很快提出假设认为它也可能是一个根本原因，一个与心脏病和癌症等慢性病有关的根源——这个观点在他的时代不受重视，但在现代科学家中已然复兴。他的工作将会激励许多人，包括一位充满激情的动物学家，后者建起了舞台，以备全面描绘免疫系统及其炎症反应——以其全然纷杂难解的面貌。

---

① Virchow 三联征描述了血栓形成的血管损伤、血流减缓或中断，以及血液高凝状态。

免疫学是应对免疫系统的医学分支，在菲尔绍的年代，它还是个新兴的无名荒野。（科学期刊《细胞免疫学》首次出现是1970年。）免疫学的核心是解开炎症的内部机制，一窥其复杂力量张弛之间的角力。菲尔绍着迷一生的炎症，是免疫系统的印记，是它对我们的身体、对病菌和其他我们与之互动之物的具体印象。免疫系统造成了各种类型的炎症——急性或慢性、明显或隐约。它们可根据免疫系统的意图进行分类。例如，免疫系统的一个基本功能，免疫抵抗，是我们对抗有害病菌等入侵者的能力。进入身体的病原体或毒物可能引发炎症，因为免疫系统试着清除闯入者。而自体免疫则是免疫系统拿炎症来对付我们自己的身体，比如关节炎患者的炎症关节。

在19世纪70年代中期，法国化学家路易·巴斯德和医生罗伯特·科赫建立了细菌理论[15]，他们发现了能入侵人体、导致疾病的微小生物体。对细菌理论的接受程度决定了未来的免疫概念——传染病是具体、可重复的，每一种都由独特病菌引起。中世纪对疾病体液和瘴气的理解，缓慢地让位于这种认知。[①]巴斯德后来制造了世界上第一支成功的炭疽疫苗，用高温削弱了炭疽杆菌，用其保护患者。但他不知道疫苗*为何起效*。一种仁善慷慨的原始力量——免疫的概念——其时尚未问世。

菲尔绍在炎症患处首次观察到的成群免疫细胞，生于骨髓，成熟于胸腺，后者是一种蝶形器官，位于胸骨后方，有一

---

① 瘴气理论认为，来自腐烂物质的有毒空气是多种疾病的来源。

种内脏美食"甜面包"即以之为原料。它们聚集在免疫器官如脾脏、淋巴结、扁桃体，及体腔如肠道和肺的内壁，在那里不断与外来者交流。我们对免疫系统的理解如同尤拉·比斯（Eula Biss）所说[16]："明显依赖隐喻，即使在最为技术化的层面亦然。免疫学家用解释和交流这种术语来描写我们的细胞活动。赋予它们本质上属于人类的特征。"免疫细胞就像文学小说中的角色一样丰富奥妙，随时间流逝而变化，随着科学家揭开新奥秘而发展出新的姓名和个性。巨噬细胞是炎症中的关键白细胞之一，它不仅在炎症中作用重大，也出现在多种现代慢性病中。在发现它们的故事里，隐含着直至当代科学才初见的端倪。

"我们要去马戏团了。你一定要来啊！"孩子们恳求道。1882 年的冬天，俄国动物学家埃利·梅奇尼科夫（Elie Metchnikoff）在墨西拿租了一个海边小屋，这是个坐落在西西里岛嶙峋山脚下的港口城市。梅奇尼科夫很喜欢这五个孩子，他们是他妻子失怙的弟妹。他在奥莉加父母去世后收养了他们。但他拒绝了看马戏团猩猩的邀请。他来意大利，是为了一种小得多、也有趣得多（对他而言）的生物。

从小屋里，他可以看到墨西拿海峡的碧海。若一路走过肮脏的码头与破旧建筑堆，渔民们会给他梦寐以求的研究用海洋生物。这个早晨，梅奇尼科夫的家人让他在房间里独自对着桌上的显微镜，周围是装满新鲜海水的烧瓶。他蜷缩桌前，蓬乱黑发滑下来挡住眼镜。当时他 37 岁。

通过显微镜的镜头，梅奇尼科夫检查了一种海星幼虫

（*Bipinnaria asterigera*）。这种微观迷人的小小海星在其蜿蜒的边缘覆盖着数千条毛茸茸的条带，宛如幽魂，与身周水体一样透明。观察它们就好像窥视一座玻璃房屋。

梅奇尼科夫在玻片里加入几滴红色染料后，海星里一些"游荡的细胞"吞下燃料变成了红色。他在其他无脊椎的较原始动物里见过这类细胞，比如蠕虫、海葵，以及在海里栖息了近十亿年的底栖海绵。他在介壳虫、栉水母和管水母里也见过它们。

梅奇尼科夫认为这些游荡细胞是自然最早的消化机制。但他琢磨着，为什么这些细胞会在海星幼虫这样的生物体内游荡，明明它已经分泌了消化液来分解食物？而既然它们"吃"了染料碎片，它们还吃什么呢？它们有什么更宏大的目的吗？他非常兴奋，开始在房间里踱来踱去。他离开了小屋跑到海边，沿着水边走动。细胞不仅吞噬食物也吞噬废物，它们是清道夫，他想。它们弄走不需要的东西。说不定甚至是有害的东西。也许，他福至心灵地想，这种特殊的细胞保护生物体对抗入侵者，塑造了一种初级的自卫方案。这个简单的想法分量极重，让他屏住了呼吸。

他奔回家中，脚步沉重、胡子拉碴地跑过鹅卵石小巷，惹来西西里主妇们好奇的注视。他的小屋后院花园里有一棵为圣诞节装饰过的橘树。他从上面取下一些玫瑰小刺带进起居室，刺进了海星幼虫的皮肤。那天晚上梅奇尼科夫坐立不安，等待结果。

次日早晨，显微镜下出现了奇异的景象：幼虫体内许多游走的细胞从四面八方包围了刺，把它阻隔开，阻止它们影响幼虫的功能。他用其他材料重复了测试——山羊奶、煮豆子、海胆的卵，甚至人血——每一次，这些游荡的细胞都会摄取或者包围这些异物。然后他检查了真菌感染的水蚤（*Daphnia*）。这些动物和海星幼虫一样是透明的，他看到游走的细胞摄入了针状的真菌孢子。这不仅仅是消化过程，梅奇尼科夫想，而是微观水平上物种之间你死我活的斗争，是一个千军万马指挥协调、蓄意攻击的战场。

那年春天，1883年3月，伟大的病理学家鲁道夫·菲尔绍来到了墨西拿，来看埃特纳火山爆发。菲尔绍是德国文学巨匠歌德的崇拜者，歌德在18世纪晚期攀登过这座山。梅奇尼科夫通过一个共同的熟人（一位墨西拿大学教授）见到了菲尔绍。他还是孩子的时候曾视菲尔绍为偶像。细胞理论激励了他，让他渴望创造出自己的伟大医学理论。在墨西拿这次偶然的会面发生时，细胞理论还只有20年历史。

梅奇尼科夫向菲尔绍解释说，海星幼虫里游走的这些细胞类似于人类的白细胞。梅奇尼科夫是个动物学家，他论证说如果他的游走细胞理论是对的，那么它会跨越物种的系统发育树。用刺戳一个海星幼虫，就像人的手指被刺扎了一样，会造成红肿、发热和疼痛，以及功能丧失，这些都是炎症的典型表现。白细胞，这些在炎症部位聚集、组成黄色脓液的微型战士，急于帮助身体抵御入侵[17]——无论是异物还是微生物。

菲尔绍曾见过白细胞在炎症部位聚集，但不理解它们的功能。"我们病理学家的想法和教授的内容正相反，"他对梅奇尼科夫说[18]，"微生物在白细胞*内部*待得好好的，并利用它们作为运输手段在宿主体内传播。"大多数当时的科学家都同意这个看法。炎症是有害的，是一种需要与之战斗并压制的力量（当时的医学词典将之描述为"病态的"）。梅奇尼科夫的看法则相反[19]，认为炎症的核心是有益的。这个观点离经叛道，让人想起希波克拉底时代古老的"内在治愈力量"[20]，认为身体具有神奇的力量并能自我清除病害的那种活力论信念。菲尔绍受到了触动。这是一种新的免疫学防御理论，将细胞置于整个过程的核心。尽管它外表看似离奇，但它的创始者是一位真正的科学家，他可以为这个观点提供可靠的数据。

世界上第一个关于免疫的现代理论汇聚了不同的知识线索，包括病理学家关于炎症的细胞基础知识和微生物学家的细菌理论。它诞生的背后有着演化论的支持，这很符合一个动物学家在医学中的求索之路。梅奇尼科夫18岁时读了达尔文的《物种起源》一书，这本书令他敬畏不已。达尔文关于自然选择的观点，就和菲尔绍的细胞理论一样，推动了对生物体的了解，使之远离了体液理论——或者说远离某种存在于完美和谐、促进健康的模糊力量间的平衡之说。正相反，人类是不完美的结构与功能的产物，这些结构与功能形成于演化力量和生物学的需要。完美是个捉摸不定的目标，现实则充满竞争和敌意环境——一个强迫生存者适应的环境。

梅奇尼科夫对免疫的观点，呼应了生物体如何被演化挑战所定义的新理解。在拥有复杂消化道的高等动物身上，他正确地假定，这些游荡细胞把自己武装起来对付新的威胁，它们承担的工作已超出消化的范围。他将这种细胞命名为"吞噬细胞"（*phagocytes*），来自希腊语的 *phago*，"吞噬"，和 *cytos*，"细胞"，并将这一过程命名为"吞噬作用"。后来，在一篇发表于菲尔绍创立的期刊（如今被称为 *Virchows archiv*）的研究中，他把吞噬细胞分成了两类。比较大的那种吞噬细胞被命名为"巨噬细胞"（*macrophages*），较小的则称为小吞噬细胞（*microphages*），今人称之为嗜中性粒细胞（*neutrophils*）。

两种吞噬细胞都是白细胞，它们迅速移动到感染或受伤位置，控制损害，并在死亡时凝结成脓。在此二者中，嗜中性粒细胞比较短寿，冲刺更快，在急性炎症处占据主导。"较大、流动性较弱的巨噬细胞，在吞噬衰弱或死亡成分时发挥重要作用。"梅奇尼科夫写道[21]，他提到这些细胞不仅抗击感染，还会维护组织[22]。在研究蛙类的蜕变时，他指出巨噬细胞会消化掉蝌蚪的尾巴肌肉，随着成熟过程处理掉尾巴和其他没用了的幼体器官。

在1883年8月一个炎热的夏日，梅奇尼科夫在家乡乌克兰的新俄罗斯大学大礼堂里发表了一次历史性的演讲。这一演讲题为《有机体的治疗力量》，是他首次在公开论坛上阐述他的免疫理论。站在密密麻麻的听众面前，起初他感到紧张，但慢慢投入其中，手势飞舞。"人类有史以来最重要的问题之一就是防御疾病，"他指出，"从远古之时，人们自然就对之深切关心。"他说，细菌侵入较低等生物如植物和昆虫的时间远久于人类。这些生物又是怎么保护自己的呢？"无论细菌经由何处侵入（我们），是通过肺泡、消化道壁还是皮肤创口，""它们都被这些游走细胞捕获并被其吞噬或摧毁。"他继续说，人类拥有"一整个治疗性消化的器官系统"，列出了免疫的关键成员，包括脾脏、淋巴腺和骨髓。他说这些器官中的特殊细胞与病菌作斗争。梅奇尼科夫在19世纪末发表的这些观点具有惊人的预见性。凭借犀利的直觉，他经过一些初步的实验，提出了免疫系统的概念。

由于在俄国的研究工作受到了政治阻挠和其他障碍，他拒绝了圣彼得堡一个实验室的领导者职位，转而在国外寻求庇护。他梦想能去一个"平和的大学城"[23]工作。梅奇尼科夫首先将目光投向德国，自儿童时期那就是他向往的科学大国，但在拜访微生物学家罗伯特·科赫（Robert Koch）时受到了冷遇。科赫对自己研究的致病性微生物心满意足，对有机体会如何响应入侵一点不好奇。他相信细菌不会被吞噬细胞攻击和吞噬，而是利用它们作为增殖的孵化器①，对梅奇尼科夫的观点嗤之以鼻。

梅奇尼科夫在巴黎的运气好多了，他在那里见到了另一位久仰的科学家。"我见到的是一位矮小的老人，左半边身体半瘫痪了，有着犀利的灰色眼睛和灰白的髭须。"[24]大约30年后，他回忆与路易斯·巴斯德的首次会面，后者当时遭受了一次中风。"他非常和蔼地接待了我，并立即和我谈起了我最感兴趣的话题——有机体对微生物的战斗。"两人之间迅速建立起了友谊。

---

① 这里指病原体，包括细菌和病毒，确实可以在巨噬细胞和其他细胞内部复制。

这两个人都是医学世界的外来者——一位动物学家和一位化学家——而且也都是多面手，他们多样的兴趣成就了交叉授粉的沃土，给这片领域引入了激进的观点。普法战争结束于1871年，但战后在微生物学两大学派——分别由德国的科赫和法国的巴斯德领头——之间爆发了尖锐的对决。巴斯德很愿意支持一位在德国受到抨击的年轻科学家，并认为梅奇尼科夫的吞噬细胞理论"最具原创性和创造力"[25]，告诉他"我立即就站在了你这边，因为这么多年来我有机会观察到的各种微生物间的战斗，一直令我感到震撼。我相信你的道路是对的"[26]。

虽然很怕生活在一个巨大而喧闹的城市，梅奇尼科夫还是被巴斯德的热情与慷慨吸引。这位年长的科学家提出让他在巴黎郊区杜托街新建的巴斯德研究所一个实验室里担任负责人，这家实验室于1888年启动，用于继续探索巴斯德对细菌和疫苗的成功研究。梅奇尼科夫不知道他有朝一日会成为这个研究所最具盛名的研究人员，也不知道他会（字面意义上）再也不离开。（根据他的要求，他的骨灰被保存在研究所图书馆书架上一个大理石的骨灰盒里。）

19世纪末的巴黎充满了美好时代（Belle Époque）的"生活之乐"，未来两次大战的阴霾尚未侵染此刻的这里。当梅奇尼科夫到达时，这是世界上第一个用电灯装饰街道的城市，人们争相目睹法国工程师古斯塔夫·埃菲尔新近揭幕的钢铁巨厦——当时世界的最高建筑，巴黎历史上美好时代协调一瞬的产物。这座城市是个文化圣地，充盈着物理上的美，满载无尽娱乐，创造力的星火处处可见。居伊·德·莫泊桑（Guy de

Maupassant）热情洋溢地写着短篇小说，进入人生最高产的时期，埃米尔·左拉（Émile Zola）写下了他的《人面兽心》（*La Bete Humaine*）。咖啡馆如雨后春笋般涌现，红磨坊也首次向公众开放。翩翩少年与时尚美学家在街上闲荡，慵懒地享受都市生活。而梅奇尼科夫穿着他的旧衣服，丝毫未留意城市风尚，他匆忙奔走于实验室两点一线的生活，一头扎进了工作里。

在接下去的1/4个世纪里，梅奇尼科夫一直在遭受攻击并捍卫自己的理论。一个法国著名科学家称他的免疫理论是"一个东方童话"[27]。德国病理学家保罗·鲍姆加腾（Paul Baumgarten）指出大多数发热患者都能康复，即使微生物还在他们的血液里乱飘，梅奇尼科夫明明宣称吞噬细胞会与之作战，但这些微生物全然没细胞搭理。梅奇尼科夫的回应是，这些患者身上确实发生了吞噬作用，但是在脾脏而非血液里。

接下来，一项新研究似乎给吞噬细胞理论造成了毁灭一击。1890年，德国医生埃米尔·冯·贝林（Emil von Behring，他加入了柏林的科赫研究所）和他的日本同事北里柴三郎（Shibasaburo Kitasato）宣称，血清（血液中琥珀色、无细胞的部分）是动物防御感染的关键。他们用弱化版本的破伤风细菌为兔子免疫，类似于巴斯德的疫苗接种过程。但贝林和北里走得更远——他们把抗破伤风的兔子血清转移给了小鼠，接下来给小鼠注射了300倍于致死剂量的破伤风毒剂。令人震惊的是，获得兔子血清的小鼠没有得病，仅仅在笼子里乱窜。而已经感染破伤风的小鼠遭受了痛苦的身体强直，本应在数小时里死亡。但得到兔子血清后，它们完全康复了。贝林用白喉重复测试，结果也是一样的。"血液真是一种特殊的液体。"[28]他用歌德《浮士德》中的一句话结束了论文。

血清疗法对接种后产生免疫带来了一种新解释——免疫的产生基于血液中的某种保护性物质。和疫苗不同的是，血清疗法可能不仅能预防，还能治愈疾病。贝林称梅奇尼科夫的吞噬细胞理论是一种"形而上的推断"[29]，"依赖于活细胞的神秘力量"。

尽管故事开头如此激动人心，看起来如此可靠，最终血清疗法被证明对大多数其他疾病都是无效的。但贝林和北里还不知道，他们发现的是如今所说的抗体分子，当时被称为抗毒素（antitoxins）。从而，他们为一种对立的免疫理论铺平了道路，这种说法主张一种有着治疗之力的体液，也就是血液。它被称为体液理论，①因为古代就有人体治疗性体液的概念。体液理论有助于为免疫系统及其炎症反应绘制出更为详尽的图景。

这两个免疫学派在地理和政治上都有分歧：法国梅奇尼科夫的游荡细胞和德国贝林的血清理论。一开始体液理论风头大盛。1901年，贝林因血清理论获得了首个诺贝尔生理学或医学奖。免疫阵营的恶战随之而来，据约瑟夫·莱斯特（Joseph Lister）观察，伴随着"现代科学界罕见的中伤"[30]，欧洲各地的病理学家和微生物学家在科学期刊上发表针对梅奇尼科夫的尖刻抨击，"我要是能像蜗牛一样小，就会躲进自己的壳里"。他在论文受拒后哀叹说[31]。

----

① 历史上的"细胞"和"体液"理论分别指吞噬细胞和抗体的早期工作。今天，后天免疫系统通常分为两个分支：细胞介导和体液。在此，细胞介导分支包括T细胞，体液分支包含血清抗体。

　　梅奇尼科夫是个俄国人，一个外人，但当他加入巴斯德的团队时，他就被卷入了国家间的争斗。普法战争的余响不再回荡于血流成河的战场上，而是回荡于科学期刊的纷纷议论之中。对梅奇尼科夫最强烈的批评来自普鲁士，也许免疫阵营和分裂微生物学家的阵营与国界有着相同的划分，这并非巧合。在《微生物猎人传》一书中，保罗·德·克鲁夫（Paul de Kruif）认为，免疫学战争甚至推动了第一次世界大战的开端。①

　　这场闹剧把梅奇尼科夫的睡眠与精神折腾得不轻，但他的反应是愈加辛勤地工作，进行新的实验。他的助手帮他培养各种微生物，在农场和林地里寻找各种动物——蛙、蝾螈、甲虫、蝎子、蝇类和蜥蜴——以供感染。他研究吞噬细胞在各种细菌感染中的作用，包括炭疽病、丹毒、斑疹伤寒和结核。他得到著名的巴斯德研究所的支持，巴斯德在此坚定地与他站在一起，梅奇尼科夫对这一情谊永怀感激，1895年秋天，他悲怆地奔向巴斯德临终的病床。牢记那些最初激发他想法的简单生命形式，能让梅奇尼科夫继续前行。"当这个理论受到四面八方的批评时，我问自己，我其实到底有没有走错路，我要做的不过是回忆水蚤的真菌病，就感觉脚下基础依旧坚实。"[32]多年后他写道。

　　在努力使自己的吞噬细胞不要被科学界所吞噬的时候，梅

----

① 　微生物学家保罗·德·克鲁夫在《微生物猎人传》里认为科学界关于免疫学的斗争可能促成了第一次世界大战的开端，不过这可能有点过头了，科学历史学家阿瑟·西尔弗斯坦写道："看起来是有可能的，至少不能说没有，它（免疫学战争）体现了1870年普法战争的一种余响。"

奇尼科夫开始通过一个古老的现象来剖析它们在体内的作用，这一现象自墨西拿时期就牢牢抓住了他的注意。大多数病理学家和其他科学家还在争论炎症完全是有害的[33]，而梅奇尼科夫大声疾呼炎症本是有益的，它创造了一种新的自我的概念。他说，在炎症之下是免疫的力量，身体能够发动战争来保护自己抵御入侵。从单细胞生物到人类，他研究了炎症过程的演化。在所有生物体中，吞噬细胞——巨噬细胞和小吞噬细胞——都会消化异物，积极参与炎症。在更复杂的动物身上，血管充当了渠道，吞噬细胞和其他白细胞可以经其冲向战场。

但他认为，演化创造的是一种不完美的武器，随着时间推移，它们被塑造成响应来自环境的挑战。要抵御致命的攻击，古老形式的生命必须追求速度而非精确性。于是免疫这种治愈力量很容易造成附带的损害，其控制机制不像触发机制那样精熟。"自然的治愈力量，其中最重要的因素是炎症，仍未完美地适应其目的。"梅奇尼科夫1891年在巴斯德研究所的一次讲座中如是说。

当梅奇尼科夫沉迷于巨噬细胞时，一位嗜好哈瓦那雪茄的"天才怪人"[34]正在德国的敌对阵营里奋力巩固免疫的体液理论。保罗·艾里希（Paul Ehrlich）就职于罗伯特·科赫的实验室，他对艺术、诗歌和流行乐都没什么兴趣，但什么医学期刊都爱看，闲暇时也读夏洛克·福尔摩斯侦探小说。作为一位年轻医生，对化学的热爱使他用上了无数五颜六色的织物染料来做测试，这些染料从新兴的德国染料工业涌入他的实验室。同事们都笑他，因为他不时会满手五彩缤纷，有时还会弄到脸上，就这么走来走去。艾里希一时兴起，决定用这些染料来给动物细胞染色，希望这能让显微镜下的观察容易一点。

令他震惊的是，这些染料的能力远不止于此。有些染料只受到特定细胞或细胞内特定部分吸引，其他部分则染不上色，结果清晰凸显出了细胞的结构，使之跃然现身，好像圣诞树上的彩灯一样。艾里希用他的技能创造出了大受欢迎的细菌和细胞染色方法，最终发现了将结核菌可视化的好办法，胜过了科赫的旧方法。他还成功鉴别出几种不同类型的白细胞——包括淋巴细胞、嗜碱性粒细胞、嗜酸性粒细胞和嗜中性粒细胞，它们有些的命名是来自吸收碱性、酸性或中性染料的能力——并帮助建立了血液学领域。

艾里希开始着迷于染色实验背后的核心概念。染料很挑剔，它们要找到特定匹配才会附着于分子，就像钥匙之于锁。如果生物学世界里充满了这种精确的关系，他想，这是否能用于推断对免疫学机制的解释？这是个伟大的想法。艾里希产生了一个理论，用于解释为何血液在贝林的实验中是如此特殊的液体。他引入了抗体（antikorper①）[35]的概念。他说抗体是由细胞产生的血液蛋白。它们可以用一种钥匙配锁的适配机制，靶向特定细菌、毒素或其他外来物质。其奥秘在于一个微小的锁扣[36]，让它们可以结合这些物质，并缴它们的械，破坏掉它们在体内生存的能力。在艾里希的想法中，抗体是有分支的，有着多个"受体"或位点来结合外来物质。当时的技术局限让时

---

① 译注：德语"抗体"。

人无法看到这些交互作用，但艾里希用想象力生动地描绘了他的想法，说服了一代科学家，让他们觉得自己真能看到Y形抗体分子的作用。他拿抗体受体比作茅膏菜的"触手"[37]，拿手边任何东西画图：办公室门上、墙上，听众的袖口，甚至正式晚宴的桌布。[①]

发现抗体使天平倾向了免疫的体液理论，使免疫学开始偏离梅奇尼科夫的游走细胞，朝着化学方向（分子间相互作用）倾斜——分子是组成细胞的微小组件。艾里希将严格的定量方法引入了免疫学研究，对白喉毒素和抗白喉抗体进行临床试验，以标准化治疗中使用的剂量。他的工作表明，抗体并非仅仅是一个抽象的图像：它是一个可以在试管里头测量和操控的真实存在。比起捉摸不定的吞噬细胞，大多数免疫学家更欢迎抗体。在19世纪90年代，针对不同微生物的新抗体不时得到报道，艾里希也成了体液免疫学的新门面，体液学说似乎快要赢得一场长久的战争了。

梅奇尼科夫对他的吞噬细胞的命运颇为苦恼，尽管他竭力想要在免疫学里给这些细胞打造一席之地，它们却被迎头痛击乃至湮灭无闻。1896年，著名外科学家约瑟夫·李斯特（Joseph Lister）评论梅奇尼科夫和艾里希之间学派对立之争时说，"如果说病理学曾有过浪漫主义的篇章[38]，那一定是与免疫

----

① 艾里希最初将抗体受体标记为"侧链"。尽管侧链理论有许多细节最终被证明不正确，这一理论对未来科学家仍产生了重要影响。我们现在已经知道，特定类型的B细胞是免疫系统生产抗体的细胞。每个B细胞制造一个有着独特尖端的抗体，上面粘着抗原。每个抗体尖端由创造抗体的基因随机重新排列而来。

理论有关的那章"。梅奇尼科夫本人是个浪漫主义的人物，他就像陀思妥耶夫斯基笔下的人物，敏感悲观，容易抑郁。他或许映照出 19 世纪生出的那种更宏大的悲观，一种很大程度上被频繁疾病和死亡所引发的情绪，而人类对它们大多无能为力。

　　但 1908 年发生了出人意料的变化，斯德哥尔摩的委员会把诺贝尔生理学或医学奖授予了梅奇尼科夫和艾里希，他们分享了奖项，用于"表彰他们在免疫学领域的工作"。诺贝尔委员会不愿意在免疫阵营里明确选边站是一个谨慎的决定，也预示了以后的发展。这一举动部分是因为人们对巨噬细胞恢复了一些兴趣，因为英国微生物学家阿尔姆罗斯·莱特（Almroth Wright）此前从免疫的细胞和体液理论出发，表明称为调理素的特定血液蛋白会结合外来物质，并使之更容易被巨噬细胞消化。（莱特的理论非常流行，甚至他的密友萧伯纳在《医生的两难》中都描述了这个理论。）如果战场上的两派能停下来留意一下对方，可能就会得出正确的结论，即细胞和体液理论是一枚硬币的两面——它们合作无间，而各自主张它们的科学家却没这么做。

　　梅奇尼科夫和艾里希首次提出的免疫系统及其炎症反应的基本要素，造就于丰富的想象力和简陋的实验，直至今日仍屹立不倒。我们现在知道，免疫系统有两个主要方面：先天免疫和后天免疫。炎症反应可能涉及其中一个方面，也可能二者都有。先天免疫系统①是我们面对外来威胁的第一道防线。它的

----

①　该系统主要由先天免疫细胞构成，先天免疫细胞包括巨噬细胞、中性粒细胞、树突状细胞、嗜酸性粒细胞、嗜碱性粒细胞、肥大细胞和自然杀伤细胞。

初始屏障既是物理的也是化学的，包含多层的皮肤和身体的窍穴——比如呼吸道、肠道和生殖器，里面有黏滞的保护性液体。先天免疫系统还包括体毛、眉毛和鼻腔里的毛，甚至还有眼皮上细细的睫毛。它用身体分泌物来防御外敌，包括黏液、胆汁和胃酸，或者，唾液、汗水和泪水也算。它由我们最古老的免疫机制所组成，我们与远祖共享这些，它们还是急性炎症的主力军。

急性炎症来得快去得也快，通常几天就过去了，在打击入侵者的同时最小化对健康组织的损害。吞噬细胞，包括中性粒细胞和巨噬细胞，狂奔到组织受损部位，大啖细菌或受损细胞以及其他外来物质。其他类型的白细胞比如嗜碱性粒细胞和嗜酸性粒细胞也可能参加战斗。凯尔苏斯描绘的炎症四个主要症状——红、热、肿、痛，常伴随着急性炎症而至。在受伤组织中，血管变宽，血流加速，导致了发红发热。炎性血管壁变得多孔，让炎症细胞、蛋白质和液体渗入组织，导致肿胀并对神经末梢造成痛苦的压力。沿血管壁的内皮细胞也会受伤。凝血系统被激活，把血小板（无色微小、凝聚成团的碎片）和其他特殊物质冲到这个区域，让血液更为黏稠。

后天免疫系统的防御只存在于脊椎动物当中，它反应复杂得多也慢得多，但也更有针对性。关键成分是淋巴细胞：小而圆的白细胞，可以分为B细胞和T细胞[①]。B细胞在细胞表面表

----

① 　淋巴细胞不仅包括后天免疫系统的B细胞和T细胞，也包括自然杀伤细胞，它作为先天免疫系统的淋巴细胞发挥功能。

达抗体，能结合特定抗原，这是一些能够刺激免疫反应的分子。抗原可能出现在所有外来物质上，包括细菌、毒素、食品成分、别人的组织（比如移植器官），甚至癌细胞。T细胞有着不同的个性，有"辅助"T细胞，它会帮助激活其他免疫细胞，也有"杀伤"T细胞，专门清除病原体。

先天和后天免疫之间的差异在很多方面是人为赋予的，两者实际上有千丝万缕的联系。如果一种危险的病菌进入了人体，首先面临的是先天免疫防御：嗜中性粒细胞、巨噬细胞和其他细胞跑来控制损害。但最终这些先天免疫细胞会向更复杂的后天免疫力量求助。它们奔向附近的淋巴结或脾脏，在那里向其他免疫细胞呈递病菌的碎片，促使其中一些细胞前往感染区。淋巴管有着和血管一样全身运行的透明黄色液体，将免疫细胞带到淋巴结中。随着时间流逝，B细胞会向血液中分泌特定抗体以中和病菌。这些抗体会继续存在下去，如果这种病菌再次进入人体就会被认出来，这种非凡的生物记忆大体上解释了疫苗的效力。

如果病菌和外来物质迁延不去，如果伤口未能愈合，或如果自体免疫和过敏反应一直持续，炎症就会变成慢性的，持续数月乃至数年，破坏组织。急性炎症中会出现嗜中性粒细胞和（比较少的）巨噬细胞，而慢性炎症中主要是巨噬细胞和淋巴细胞。

许多细胞产自骨髓，骨髓是骨骼空心里的海绵状组织。根据在身体里的位置，它们有着独特的名字和特征：骨髓和血液中的不成熟单核细胞等待着组织和器官的召唤；库弗氏细胞

（Kupffer cells）位于肝脏，尘细胞（dust cells）位于肺；小胶质细胞位于脑，破骨细胞位于骨骼；霍夫包尔细胞（Hofbauer cells）位于胎盘，红髓细胞（red pulp cells）位于脾脏。文身能保存也要归功于吞下了墨水的皮肤巨噬细胞。当这些细胞死亡时会吐出自己肚子里的墨水，被新的巨噬细胞吸收，从而留存文身图案。

　　探究炎症内部机制的旅程，显现出免疫之仁慈背后的主要细胞，与反应的狂热历史。但很明显，这同样的要素也会欺骗身体，造成残疾甚至死亡。自体免疫曾被视作洪水猛兽，乃至科学家不敢去想它在自然界竟是行得通的。

第二章

自体毒性恐惧

　　杰伊喜欢卡特博士讲话准确又简洁。没有产生虚假希望或花言巧语的余地。卡特是芝加哥大学风湿病学的医学教授，炎症性肌肉病的知名专家，他的实验室专攻自体免疫性疾病患者的治疗与改善。他穿着深色西装，打领带，白色的胡子打理得整整齐齐。此时杰伊已患病三个月，接受了一位神经学家和一位风湿病专家的评估，但诊断仍不明确。卡特从未见过杰伊这样的病况。他检查了笨重支架底下瘫软的肌肉，心想这是不是自体免疫疾病的又一种表现。

　　免疫系统通过识别名叫抗原的分子来辨别自身与外来陌生之物。这些抗原不仅表达在外来物质上，让抗体能够与之结合，实际上在所有细胞表面都有——这是后来人们对艾里希理论的拓展。病菌和其他非自体物质表面都有外来的可识别分子，帮免疫系统识别和摧毁它们。自体免疫疾病可能涉及后天免疫和先天免疫，但在典型的自体免疫性疾病中，免疫系统对自身出现的普通抗原产生了反应。在应对感染或伤口时，急性炎症本是一种有益的防御措施，但在自体免疫出现时，它变成了一种慢性的破坏之力。

　　凯尔苏斯说的炎症四个迹象（红、热、肿、痛）通常伴随着急性炎症，而菲尔绍的"功能丧失"（functio laesa）是大多数炎症过程唯一共同的迹象。在许多自体免疫疾病中，炎症是肉眼不可见的，但经物理检测或医学检查发现的功能丧失，是暗中已然大乱的明显标志。胰腺中产胰岛素的细胞被自身免疫破坏，导致胰岛素缺乏和高血糖，从而导致1型糖尿病①。在多发性硬化症中，炎症摧毁脑部神经和脊髓，导致神经功能障碍。另一方面，像类风湿性关节炎则是免疫系统攻击了关节，会产生可见的发红、发热、肿胀和疼痛。

卡特翻阅着杰伊的档案，没法找到指向任何常见自体免疫性肌肉疾病的模式。杰伊的脖子后部失去了重要肌肉功能，这似乎是突然降临的。侵袭他膈膜和喉部肌肉的更隐蔽的炎症，造成了呼吸和吞咽的问题。他做了肌电图和神经传导检查，用以调查肌肉和神经纤维工作状况，证实问题出在杰伊的肌肉而非神经。实验室检测发现了高水平的肌酸激酶，这是自身免疫疾病中肌肉损伤的一个指标。虽然剧烈运动会造成肌肉纤维微小的撕裂（身体在建造肌肉中会再生），也会导致肌酸激酶水平升高，但通常这种情况温和而短暂，鉴于杰伊病况的严重和时长，这不太可能是剧烈运动所致。

尽管肌酸激酶水平高，却缺乏其他指向自体免疫问题的证据。杰伊的血液没有显示出特异性自体抗体，或者说指向自身组织的抗体。颈部附近肌肉的活检显示他的肌细胞正在死去，但没有明显炎症迹象（有明显免疫细胞浸润），可能是因为他用了一段时间强的松，一种有效的抗炎类固醇药物。但自体免疫性疾病的迹象很弱。也许杰伊的肌肉只是因为遗传性疾病而

---

①   "糖尿病"这个概念包括1型和2型，但在本书中主要指2型糖尿病，这是世界上最常见的糖尿病类型。1型和2型糖尿病在第五章有更详细的讨论。

萎缩，就像患有肌营养不良的患者那样，而这是没办法治愈的。

但卡特有种预感，尽管证据并不明确，他认为这里搞破坏的是炎症。他知道自体免疫是个变幻莫测的复杂对手，是由易感遗传因素和环境暴露共同点燃的风暴。自身抗体，或炎症，可能并不总是表现出来，甚至无法被现有医学检测发现。有时候会有已知的触发因素，比如乳糜泻，一种严重的自身免疫性疾病，是因为摄入麸质导致肠道损伤。有时候则原因成谜。在健身房里调整角度的一小时、夏日高温下的步行、某种未知病菌穿过了薄弱屏障：这些偶然情况（或几十种其他因素）可能累积在一起，诱发了杰伊的免疫系统陷入疯狂。

检查过患者颈部、回顾了成像扫描以后，在卡特看来很清楚的一点是肌肉损失已经不可逆转，足以导致严重的虚弱。更糟的是，由于杰伊的肌酸激酶水平仍然很高，这种损害还在持续。卡特知道他必须制订一个计划，从治疗一种复杂无形的自体免疫性疾病数十年的经验之中总结出一个方案，并快速行动起来。一场苦战迫在眉睫。即使能够控制住卡特设想的炎症，也说不好杰伊是否还能恢复足够肌肉，从而摆脱支架，或者是否以及何时还会复发。如果再次受激，免疫系统可能会攻击身体最薄弱的地方。

炎症会被吸引到受创、生病或过度使用的地方，如以前受过伤的肌肉，或其他曾经患病的区域，或者免疫系统本身脆弱或不敏感的区域。而且无法预测或防止它们心血来潮。这是最坏的那种敌人。

炎症是保护我们的自然免疫力量，它会从我们身上攫取代价——生物世界并不完美，它出自演化的选择压力而非全知全能的设计师之手。梅奇尼科夫认识到，炎症虽然整体上对宿主的组织有好处，但它也会造成组织损伤。巨噬细胞军团会吞噬入侵者或死亡细胞和碎片，参与各种组织的运转和再生。但他也相信，巨噬细胞在衰老过程中能够产生作用，造成皮肤皱纹、白发，以及大脑和其他器官的衰退，这些观点得到了现代科学的支持。

另一方面，艾里希则拒绝相信，用钥匙和锁之间那种特异性的方式来针对外来物质的抗体的身上存在演化缺点。1900年，他和同事朱利叶斯·莫根罗特（Julius Morgenroth）报告，给山羊注射自身红细胞未能产生抗体。艾里希竭力想要弄清免疫系统如何区分自体与他者的问题，试图解开免疫系统是怎么做到攻击入侵者的同时容忍身体本身的成分。他的结论是，身体厌恶自我伤害。他写道：

"有机体拥有某种手段[39]，通过这些设置，防止了所有类型的细胞都会产生的免疫反应针对有机体自身做出攻击，造成自体毒素，所以我们有理由说有机体有'自体毒性恐惧'。"

自体毒性恐惧，艾里希的著名论断，有着一望而知的吸引力。演化用来保护机体的免疫系统怎会试图摧毁机体？生理过程出错导致伤害自身的观点不是新事物。1887年，法国病理学家查尔斯·布夏（Charles Bouchard）提出了"自体中毒"的理论[40]，认为消化不良在肠道中造成的有毒产物会导致多种疾病。在第一次世界大战之前，已有数百篇关于自体中毒的论文。例如，人们认为结肠瘀滞或不畅造成的自体中毒是从疲劳到惊厥等多种疾病的根源，治疗方法是手术切除结肠。艾里希对自体免疫问题的思考正是在这一对自体毒性的兴趣高涨的背景下产生的。

他并未明确否认自身抗体的存在。一些科学家，包括巴斯德研究所的那些，表明抗体可以针对许多体内的正常细胞而形成。但奇怪的是，艾里希的结论是，即使存在自身抗体，它们也不会伤害宿主。"能破坏机体造就的细胞，那样的自体毒素并不存在。"[41]他写道。免疫学自体毒素的想法太过可怕，他在自己逻辑化的心灵中找不到它存在的位置。

艾里希的理论在 20 世纪早期影响广泛，特别是他的抗体介导免疫比梅奇尼科夫的巨噬细胞更受欢迎。自体毒性恐惧这一概念，强烈否认抗体的好处要付出生物学代价，使科学家在超过半个世纪的时间里都难以接受自体免疫的真相。

然而有些科学家愿意推断存在自体免疫性疾病。1904 年，维也纳医学家卡尔·兰德施泰纳（Karl Landsteiner）和朱利叶斯·多纳特（Julius Donath）研究了一种称为阵发性冷性血红蛋白尿的疾病，这是第一种临床承认的血液综合征。在暴露于寒冷空气数分钟至数小时后，患者的尿液会发生变化，从透明的黄色变成暗红甚至棕色。他们还经常发烧、胃部不适、腿疼和背疼，而且每次暴露于寒冷环境时都会发作。在阵发性冷性血红蛋白尿中，流经血管的红细胞受到了破坏。血液中运输氧气的血红蛋白渗入了尿液中。通过严谨实验，兰德施泰纳和多纳特发现，这些患者身上一种血液中的特殊自身抗体是罪魁祸首。当暴露于寒冷时，抗体会将自身与红细胞的特定抗原结合，在重新升温时红细胞会破裂。

兰德施泰纳和多纳特发表实验结果后，即使是艾里希也不得不承认，阵发性冷性血红蛋白尿确实是一个特例，失调的免疫细胞重创了宿主。这是首次在人类身上发现了自体免疫疾病，并清楚地描绘了自身抗体的破坏性作用，以及它们对身体造成严重损害的过程。这些发现在艾里希的宏大理论上撬开一条缝，起初并不起眼，但随着几代科学家对免疫学的黑暗现实产生兴趣，即将击溃千里之堤。

过敏性疾病（另一种炎症的代价）起初也遭受了类似的"意识形态式"挫折，在一个不肯接受自身免疫反应的科学环境里挣扎着找寻出路。过敏反应是指免疫系统攻击通常对大多数人无害的物质进而造成其炎症，比如食物、环境因素（如花粉和尘螨）以及药物。这个过程中多种促炎细胞核蛋白质都可能参与，包括抗体。症状可能轻微，也可能致命——过敏反应包括鼻塞流泪、呼吸问题、低血压，甚至死亡。

第一次世界大战之前的几十年是免疫学研究的"黄金时代"，对过敏性疾病的兴趣在这段时间里不断增长，这一时期也奠定了许多未来免疫学亚专业的基础。但最初的观察结果很快为人忽视。19世纪80年代，科赫注意到结核病菌接种会造成皮肤炎症反应，他将之归于局部细菌毒素过多，而非免疫反应的一部分。贝林描述了已接受免疫的豚鼠对白喉毒素的"超敏反应"，但认为它是完全由毒素引发的"矛盾反应"[42]。不出意料，该领域最早认为这些反应属于免疫反应组成部分的先驱，并非艾里希的拥趸，也不来自免疫学的经典传统。保罗·

波提耶（Paul Portier）和夏尔·里歇（Charles Richet）在 1902 年首次描述了过敏性休克[43]——一种急性、可能危及生命的过敏反应。他们是生理学家。

尽管有兰德施泰纳和多纳特对阵发性冷性血红蛋白尿的研究，不过到了"一战"以后，人们对自身抗体和自体免疫性疾病这一炎症黑暗面的探索热情不断下降。战后，免疫学领域转变了方向。起初 30 年，这门学科托庇于对生物学和医学充满兴趣的人的羽翼之下，他们想要解开疾病成因和预防之谜。因为研究者厌倦了寻找病原体疫苗，而梅奇尼科夫的吞噬细胞理论又被抗体盖过风头，所以免疫学研究前沿的生物学家们被化学家所取代。这些科学家只盯着抗体分子，而非广泛关注机体。他们更感兴趣的是如何操纵这些抗体，它们看起来是什么样——大小、形状和结构——而不是它在健康和疾病中的作用。于是免疫学成了一门化学。

直到第二次世界大战之后，免疫学才回到传统生物医学的轨道上，这将更有助于阐明炎症在身体中的代价。新的科学家在处理新问题时不怎么遵守旧说法。第二次世界大战在很多不同领域激发了基础科学研究，其中包括寻求解决方案来改善烧伤和创伤患者的皮肤和组织移植问题。英国生物学家彼得·梅达沃（Peter Medawar）和同事发现，身体拒斥外来皮肤移植的免疫反应和防护病菌有相同的内在基础。他帮助阐明了免疫在移植结局中的关键作用，建立起了移植免疫学领域，这一亚专业对人类器官移植的成功至关重要。

在美国威斯康星大学，博士后学生雷·欧文（Ray Owen）

在研究异卵牛双胞胎血样的时候遇到一个奇怪的现象。它们在子宫内分享同一循环系统，而它们的免疫系统却并没有对彼此血细胞上的抗原发动攻击。这些双胞胎是"嵌合体"，每只小牛都兼有自己和来自另一个双胞胎的血细胞。这些发现鼓舞了澳大利亚医生麦克法兰·伯内特（MacFarlane Burnet），他总结了一种称为免疫耐受的理论解释——免疫系统有某种能力，在面对通常会引起不良反应的外来组织时，能保持无动于衷。几年后，梅达沃和同事在动物实验中证实了伯内特的假设。他和伯内特被授予了1960年的诺贝尔生理学或医学奖，用于表彰他们对组织移植和发现免疫耐受所做的工作。

所有这些新概念让免疫学的方向掉了个头，远离了化学，回到了生物学。制约许多其他生物学领域（包括自体免疫）的智力屏障被打破了，释放出了蓬勃活力。人们陆续发现了自身免疫性的甲状腺、肾上腺、皮肤、眼睛和睾丸疾病等，有力地勾勒出了免疫系统的潜能和炎症反应——矛头对准自身，导致疾病。

免疫学研究在20世纪下半叶蓬勃发展，但抗体仍占据中心位置，巨噬细胞则笼罩在阴影中。科学家被后天免疫系统提出的问题搞糊涂了。在一个具有无限可能性的世界里，抗体怎么就能对抗无穷无尽的外来物质呢？这个谜团激起了数十年的孜孜以求。研究者详细剖析了Y形抗体分子。它的分支被称为轻链和重链，每条链由折叠紧凑的蛋白质结构（称为蛋白质结构域）组成。即使20世纪60年代到70年代重心转向了细胞，淋巴细胞还是吸引了最多的注意。T细胞和B细胞很容易获取和操作，它们是自然最复杂的免疫防御军备的组成，是一支精锐部队。另一方面，吞噬细胞起源自意大利平凡的宁静海边，被视作神秘主义，在科学界的斗争中呛得喘不过来气，人们认为它不值得过于关注，无非是最原始生物体的残余联系。但正如梅奇尼科夫起初所设想的那样，他们在炎症的生物学代价中发挥的作用之大远超想象。而科学家很快会发现，它们的缺席将是致命的。

1950年，一个12月龄的男孩被送到明尼苏达大学医院，他身上出现了一系列奇怪症状[44]。他肝脏肿大，肺部感染，眼鼻和嘴部周围有鳞状皮疹。医生搞不清到底出了什么问题，男孩最终死亡了。类似的案例随后又出现了。在1954年的美国儿科协会会议上，波士顿的医生报告了一些婴幼儿遭受反复感染[45]并在10岁前死亡的案例，他们的短暂生命大多在进出医院中度过。他们称之为"免疫悖论"，一种"致命儿童肉芽肿"，这一术语来自患者体内因应对感染而出现的炎性包块（或肉芽肿），由免疫细胞和其他组织所构成。

这些儿童患有免疫缺陷。如果说自体免疫疾病是由免疫系统反应过度造成的，免疫缺陷就是相反的状态，一个虚弱的免疫系统让身体向病菌大开方便之门。科学家已经描述了一些后天免疫系统缺陷，如B淋巴细胞缺乏等。缺少这些细胞让身体失去重要抗体，病人会遭受严重的细菌感染。但患有致命肉芽肿的儿童血液中有高水平的抗体。

会上，听众里有些医生说他们也遇到过类似的罕见案例。一个医生大胆猜测[46]，罪魁祸首是中性粒细胞和巨噬细胞（梅奇尼科夫心爱的吞噬细胞们）的缺失或破坏，但当时没人关注他的想法。过了很多年，直到60年代，研究证实了他的假设。遗传缺陷会阻碍吞噬细胞破坏特定微生物的能力，导致致命感染。科学家后来开发出了新的疗法降低了患者死亡率，这种疾病被重新命名为"慢性肉芽肿病"。一度受贬低的吞噬细胞，如今证明其存在对生命至关重要。

随着时间推移，吞噬细胞终于在现代科学中复苏。2011年12月7日，在梅奇尼科夫获得诺贝尔奖100年以后，法国生物学家朱尔斯·霍夫曼（Jules Hoffmann）在瑞典斯德哥尔摩的卡罗林斯卡研究所进行诺贝尔奖获奖演说。霍夫曼和美国免疫学家布鲁斯·博伊特勒（Bruce Beutler）因"激活先天免疫方面的重要发现"分享一半诺贝尔生理学或医学奖。在1908年梅奇尼科夫和艾里希分享该奖项之后，这是该奖项第一次因先天免疫系统方面的进步而颁发。过去一百年里，所有免疫学的奖项都被授予了与后天免疫系统有关的研究。

霍夫曼手撑在讲台上[47]对着麦克风柔声细语，红棕色图案领带和身后金色圆花瓶里的鲜花相映成趣。他的演讲从描述他的父亲开始，他父亲是一位昆虫学家，向儿子传递了对昆虫的热爱。和梅奇尼科夫一样，霍夫曼最重要的研究是用无脊椎动物做的。他展示了用果蝇做的研究。和所有昆虫一样，吞噬细胞是它们防御病菌的一个重要组成部分。霍夫曼和博伊特勒识别出一种称为Toll样受体的蛋白，帮助吞噬细胞和其他细胞识别入侵者如细菌、病毒和真菌，触发免疫应答。

在演说前半部分，霍夫曼放上了一张吓人的黑白电子显微镜图像，上面是一只死去的果蝇，放大的身躯让人想起科幻恐怖电影里的角色。这只果蝇缺乏Toll样受体，已遭铺天盖地的真菌感染蹂躏。它的大眼睛瞪着观众，身躯毫无生气地盖着毛茸茸的真菌毯，腿上斑驳支离，形态扭曲。这个受害者遭遇的是一个世纪之前梅奇尼科夫在海星幼虫中所见的同一种战斗，吞噬细胞在幼虫体内游走，吞食真菌的针状孢子。这些景象让梅奇尼科夫毅然继续推进他的免疫研究。如今它们跃然大屏幕重获新生，21世纪的医学科技进步揭晓了超出他想象的更多奥秘。霍夫曼谈到了梅奇尼科夫过去的发现，甚至将其中一个抗菌果蝇蛋白命名为梅奇尼科夫抗菌肽（Metchnikowin）。

　　加拿大医生拉尔夫·斯坦曼（Ralph Steinman）被授予了2011年另一半诺贝尔奖，不过他在奖项宣布之前三天因为胰腺癌去世了，诺奖委员会宣布获奖名单时还没听说他去世的消息。20世纪70年代，斯坦曼在洛克菲勒大学做博士后，当时他发现了一种新的先天免疫细胞，其上有树枝状凸起，他将其命名为树突状细胞，和巨噬细胞一样，树突状细胞也是吞噬入侵者的吞噬细胞，但它们比巨噬细胞还擅长结合免疫系统的先天和后天武器。[①]和其他吞噬细胞相比，树突状细胞花在摧毁病菌上的时间比较少，更多是在提醒后天免疫的细胞，招徕T细胞和淋巴B细胞对病原体做出有组织、有针对性的攻击。由此，在世间首个免疫理论提出一个世纪之后，2011年的诺贝尔

① 当某种病菌首次进入人体时，树突状细胞是连接先天和后天免疫反应的关键。身体里的其他细胞，比如巨噬细胞，也会做这些，但通常发生在身体需要对过去遭遇过的病原重新启动免疫响应的时候。

奖表彰了先天和后天免疫反应这二者必不可少的作用。

巨噬细胞被称为"梅奇尼科夫的警察"，在19世纪末的抗体狂热中被丢到一边。尽管梅奇尼科夫获得了诺贝尔奖，巨噬细胞还是被科学家忽视超过半个世纪。巴斯德曾向梅奇尼科夫保证，"一代又一代的学生会在教科书里记住你的理论，无法想象你为了建立它付出了何等努力。"[48]确实，巨噬细胞坚持了下来——光阴荏苒，它们在身体组织里代代相传我们自身的生物历史。

1996年，一个33岁的法国爆破工人碰上了一枚失灵的火箭，结果他的手和前臂都被撕裂了，导致双侧截肢，残肢在手腕之上7.6厘米。四年之后，这个人在里昂接受了世界首例双手移植[49]。恢复过程十分艰难，但在移植五年后，他的双手和前臂上长出了毛发和指甲。这个人可以感觉痛和热，甚至轻柔的触摸。这双手能出汗、拿笔和杯子、刮胡子——做各种过去无法想象的行动。

通过皮肤活检，显微镜观察捐赠的手上的微通道，医生注意到一些奇怪的事。被称为朗格汉斯细胞的特定巨噬细胞出现在样本中，但它们不属于这个受伤工人。遗传测试表明，这些细胞来自捐赠者。这些外来的巨噬细胞不能永生，但它们在这部分组织里维持住了一小群数量。

到20世纪末，科学家开始意识到巨噬细胞经常是从骨髓之外的地方产生的。许多巨噬细胞源自出生之前组织里的胎儿物质[50]，而且可以自我更新，通过分裂补充自身。巨噬细胞在人类组织中这种微小的、生理意义上的再生，呼应着它们在现代科学中奇妙的重生。梅奇尼科夫不可能想得到，对巨噬细胞兴趣的爆发，将有助于重新定义21世纪医学的炎症和疾病。

　　在免疫学的历史大事中，一个共同出现的主题是争斗。人类为揭开科学奥秘的争斗一直在持续。在微观水平上，不同物种间爆发了无尽的战斗，都试图战胜对方以避免伤害和死亡。免疫系统的概念，让人们联想到战争、胜利者和受害者，想到身体针对病菌之类入侵者捍卫自身的景象。它让人联想到炎症的黑暗和带来失能的代价，当它作为一种旨在保护我们的复杂力量时，自相矛盾地调转武器针对我们自己，造成附带的组织损伤、自体免疫疾病、过敏等。但战争这种常见的隐喻，不能全然体现与现代疾病有关的炎症的各种化身。在21世纪里，过去的常见灾祸，如频繁、致命的感染，已经让位于当代杀手——心脏病和癌症等。这些疾病与一类隐蔽的炎症有关，它是一个需要修补的漏水管道。先天免疫系统在这类炎症中扮演着重要角色。它不太像一场战争，而更像是挣扎着想要抓住平衡，企图获得炎症的某种均衡。科学家在过去几十年里逐渐意识到，炎症的代价远超想象。它不是只参与了某些特定疾病，当今世界里最常见死因的众多症候均与之有关。

第三章

窒息感

凌晨两点我惊醒了，传呼机在响，医院警报器在呼叫。对讲机对面有人报出蓝色位置代码①，离我的值班室很近。我迷迷糊糊奔过波士顿大学医学中心的大厅，此时杰伊和我是这里的实习医生。杰伊命中注定的那场疾病首次来袭还是几年后的事。

那个晚上是我遇到的第一次心脏骤停。我白大褂口袋里放了一本萨巴丁的《医学口袋书》，打印出来的主管的"实习紧急情况"邮件，四支笔，几个回形针，一个小手电，一个膝盖锤，一根发带，还有一些零钱。还有恐惧。

我走进那个男人的病房，现场充满混乱和忙碌，人声起伏，有人在关电视，充斥着吃了一半的食物的气味，又热又浓又油腻。我攀上他病床的一侧，膝盖放在他臀部，把体重压在自己手臂上开始重压他的胸腔深处。我感觉到他的肋骨在我指下嘎吱作响。几分钟后有人替下了我，新的手臂和力量加入进来，试图解救这具瘫软的身躯。

过了一段时间，我们宣布了他的死亡。一片惊骇之中，所有我们工作的狂热，所有这些氛围和生命力仿佛从房间里瞬间蒸腾而去，好像从未出现过。这个场景在我培训时及其后不断重演，在全国所有医院里由其他人员反复再现，直到我对这种情绪和冲突变得麻木，认同了我们在生命最后时刻的努力近乎徒劳。

---

① 　译注：需最近的医护人员进行紧急复苏的代码。

一周以后，我一边吃着炒蛋和土豆饼当早餐，一边在听关于狼疮的风湿病专家讲座，这是一种身体攻击自身组织的疾病。在大学和医学院经过八年系统化的学习，我来到了这个国家最繁忙的一家城市医院，这是一家位于波士顿南端的医疗中心，建于19世纪，旨在为贫困人口提供医疗照护，这个使命持续到了今天。囚犯、酗酒者、新移民、受虐妇女和流浪者充斥着这里的病房，有些人患有我再也不会遇到的疾病。那个早晨，我尽量把注意力集中在狼疮用炎症攻击的不同身体部位上——皮肤、关节、肾脏、胃、肺、心脏、脑——当时我已值班超过24小时。我是很困，但也没兴趣。我对风湿病学不太感兴趣。这种疾病感觉抽象又不连贯，没有明确的起始和终点，各种模糊的症状跟着身体免疫系统的心情和不知所谓的自我伤害能力变来变去。

相比之下，心脏病从表面上看很简单，有着逻辑理性的基础。我们已经知道，一个四腔室的肌肉把血流泵经全身，大血管分支成较小血管，这个网络为组织和器官输送养料，就像给房子输送水和燃气的管道。血液里有太多胆固醇（来自不好的基因或饮食偏好）会在血管壁上堆积，阻碍流入心脏的血液甚至使其停滞，导致心脏病发作。蓝色警报那个患者便是如此。心脏病是一个管道问题，心脏病学家用他们的工具修理堵塞的管道。这种观点在我们的集体意识里传给一代又一代医学生。但在20世纪末21世纪初，心脏病开始在发达国家不断夺走大量生命，科学家开始理解胆固醇不是唯一的元凶，炎症在其中亦十分重要。

作为实习医生，我每天的工作里充斥着外在的炎症。它是远祖们演化出的反应，帮助身体抵御日常环境的大量攻击；创伤会激它现身：烧伤患者喘着气被送进急诊室，他们的皮肤红肿爆裂，片片剥落；吞下了清洁液企图自杀的孩子胃部坑坑洼洼，充满流血的溃疡。任何病菌感染都会唤起炎症反应，自体免疫和过敏性疾病也会。临床上，因风湿性关节炎而毁容和残疾的患者，他们肿胀多节的手几乎无法活动；银屑病患者鳞片似的瘙痒斑块痛苦地叙说它们的故事。在新英格兰寒冷的冬日里，患有红斑狼疮的女子手指和脚趾发白，用帽子和围巾遮挡她们鼻子和面颊上蔓延的灼痛皮疹。在一个漫长的值班夜里，我在资深医师指导下用小手术刀切开了一个男人背上一块绷紧的灼热皮肤。隔离感染的脓液和炎症组织终于见了天日，黄绿色的恶臭液体流到我的手套上，溢出死亡和垂死的免疫细胞、细菌和废弃组织。

与之形成鲜明对比的是，心脏病中的炎症通常无法用肉眼察觉。就在我初识医学的时候，自现代医学深处，正酝酿着看待心脏病和其他常见"杀手"的全新方式。如今有证据表明，心脏病专家所面对的是困扰着风湿病专家的那种力量的弱化版本。这种慢性、低水平、"隐匿"的炎症，也与现代诸多其他疾病有关，如肥胖、糖尿病、癌症和自体免疫性疾病。它甚至在衰老、神经退行性疾病如阿尔茨海默病，以及精神疾病中起着作用。炎症比我还是学生时想象的远为普遍。梅奇尼科夫的巨噬细胞在隐匿的炎症中占据主导地位，出没于各种场所：通往心脏的血管、身体脂肪、胰腺、肿瘤组织和脑。炎症——人类所知最古老的疾病——或许是贯穿几乎所有疾病的一条共同线索。

在我第一次蓝色警报中促成患者死亡的，亦有隐匿炎症之功。但这个观点尚需数十年才会被发现，从基础科学实验室中缓慢而颠覆性的萌芽，到在人类身上的证明性测试，再到于胆固醇之外夺取人们的承认。而这个观点的根源可以追溯到很久以前：对心脏病中炎症的现代观点，不过是鲁道夫·菲尔绍往日学说的复活。

1969年，彼得·利贝（Peter Libby）来到加利福尼亚大学圣地亚哥校区（UCSD）崭新的医学院的第一天，他听了传奇心脏病学家尤金·布劳恩瓦尔德（Eugene Braunwald）关于风湿性心脏病的讲座，他爱上了这个领域。利贝的旅程开始于一个医学知识爆发增长的时代。在20世纪下半叶，严格的研究方法在理解疾病成因中大获进展，各种疾病的疗法也急剧增加。过去脊髓灰质炎曾是一种毁灭性的疾病，让不计其数的儿童瘫痪或跛足，因于铁肺中延续生命，而在1952年，乔纳斯·索尔克（Jonas Salk）的神奇疫苗第一次令这种疾病可以被预防了。在这个世纪中叶被视为晴天霹雳的心脏病，死亡率在随后的几十年里急速下降[51]。见证了这些重大进展[52]将过去无力回天的疾病变得可以治疗甚至治愈，让人们不由得对医学进步满怀热忱信念，令过去几个世纪里的医学宿命论有所让步。利贝在受到成功鼓舞的同时，也对这些成功的基石有所认识。他知道，科学并非众多顿悟，以摘得奖项与揭晓绝对真理告终；它往往是关于发现和重新发现，关于杂乱无章、缓步渐进的收获，充满了逆转，以及学科交叉的滋养。在物理上它蛮力攀援，没有连贯的道路或坚实的港湾。真正新颖的想法少之又少，而挖掘自然秘密是艰苦的劳作。在跨进心脏病学的第一步，利贝不知道这段旅程会把他往回带到多远的过去，他起步的工作将如何从医学最古老的分支，从已经尘封的历史之中渐次成形。

毕业以后，利贝成了波士顿布莱根妇女医院的实习医生，这是哈佛医学院的一个教学医院。他在那里接受布劳恩瓦尔德的指导，研究急性心肌梗死的相关项目。这是由于血流受阻造成的死亡和疤痕心脏组织，这一领域最终催生了预防和治疗心脏病疗法的现代化。心脏病当时被认为是那种没有中间状态的、全或无的现象，是毫无预警的闪电袭击。布劳恩瓦尔德希望能搞清楚如何减少这场风暴席卷之后留下的死亡组织。利贝在实验室勤恳工作，但他很快就不再满足于现状了。心脏病的终局没有点燃他的好奇心，但其开端令他想要一探究竟[53]。什么是最初的损害，什么是心脏病的起因？历史上曾将胆固醇当作罪魁祸首。

两个多世纪以前，1768年，英格兰女王的私人医生威廉·赫伯登（William Heberden）曾和利贝一样对这个问题殚精竭虑[54]，他首次向同事描述心脏病时说：

一种胸部疾病，有强烈和特定症状为标志，有巨大的危险……它发生的位置、窒息感和焦虑感，称为心绞痛可能不恰当。患有此病的人在走路时（尤其在上坡时，和进食后不久）会有痛苦的、最为不适的胸部感觉，仿佛生命将就此消亡；但当他们静止不动，所有的痛苦都消失无踪。

赫伯登的报告饱受赞誉，不仅因其明晰详尽，也因这些描述中含有奇妙的韵律。他描述了心脏疾病（或我们今日所知的心绞痛）带来的胸痛。但赫伯登不知道是什么导致了患者的症状。他假定原因是溃疡或痉挛。

他的一个学生爱德华·詹纳（Edward Jenner，后来研发了世界首个天花疫苗）怀疑，冠状动脉的堵塞可能与一个患者心脏病导致的胸痛有关。有一天，他在尸检时仔细解剖了一个患者的心脏[55]，写道：

"检查了心脏的所有部位，我没有找到任何原因可以导致他突然死亡或此前的症状，我在靠近心脏底部的地方做了一个横切面，这时我的刀卡在了非常坚硬、砂砾状的东西上，出现了缺口。我清楚记得自己抬头看了看天花板，它很旧了而且有点掉渣，我以为是不是有石膏掉了下来。但进一步检查发现了真实原因：冠状动脉变成了骨样的管道……这些凝固物质是可凝结淋巴或其他液体的沉积，渗出到了动脉的内表面。"

1778年，他给赫伯登写信："由于冠状动脉无法发挥功能，心脏必须承受多大的痛苦……若承认这即是这种疾病的原因，恐怕医学界寻找疗法的努力将徒劳无功。"[56]但詹纳没能理解这些沉积物究竟是什么组成的。1829年，法国病理学家、外科专家让·洛布斯坦（Jean Lobstein）①命名了詹那观察到的东西，并将其描述为"一种黄色物质，像豌豆泥，夹在（血管）内部

---

① 洛布斯坦被认为是第一个使用动脉硬化这个术语的人，他还注意到了主动脉内层的炎症。他将这种疾病的早期发现归功于公元一世纪的一位医生，古希腊的阿莱泰乌斯（Aretaeus of Cappadocia）。

和中间层之间"⁵⁷。洛布斯坦称这种疾病为动脉硬化［arterio-sclerosis，如今常和动脉粥样硬化（atherosclerosis）互换使用］。① 但这种堆积物的成因仍然成谜。大多数人相信心脏病是老化所致，是时间流逝不可避免的印记，就像皮肤皱纹、关节磨损或死亡本身一样。威廉·奥斯勒（William Osler）医生曾说长寿"是个血管问题，有道是'一个人的年龄就是他的动脉年龄'"⁵⁸。

一个世纪以后，第一个把胆固醇和心脏病联系起来的是一位年轻俄国医生，尼古拉·阿尼奇科夫（Nikolai Anitschkow）。他的黑框眼镜架在高高的颧骨上，对白兔们很着迷。⁵⁹

在这个时候，动脉粥样硬化在文献里已有充分描述，但仍然被未知笼罩，人们认为它是衰老的自然后果（且不可治疗）。阿奇尼科夫受到医生同事亚历山大·伊戈那托斯基（Alexander Ignatowski）的启发——后者用兔子做研究来了解饮食中的蛋白质是否有毒性或是否导致早衰。这个观点是几年前埃利·梅奇尼科夫提出来的⁶⁰。伊戈那托斯基尝试了其他科学家从没做过的事：在动物身上诱发动脉硬化。他给兔子喂食牛脑、肉、奶和蛋，几周以后，他就兴奋地发现兔子的主动脉血管中出现了斑块⁶¹——与人类动脉粥样硬化一样的斑块。但用蛋白重复试验时，斑块没有形成。

阿奇尼科夫对此有自己的假设。他注意到，蛋黄、脑这样富含胆固醇的食物在伊戈那托斯基的研究里造成了最大的变

---

① 动脉硬化是一个通用术语，用来描述导致血液循环不良的动脉硬化和狭窄。动脉粥样硬化是最常见的动脉硬化类型，是指脂肪、胆固醇和其他物质在血管壁上的堆积。

化。他还记得，德国化学家阿道夫·温道斯（Adolf Windaus）1910年的一篇论文描述了动脉粥样硬化斑块中的胆固醇浓度远高于正常动脉壁[62]。在一个医学生帮助下，阿奇尼科夫决定重复兔子实验。他用喂食管将纯胆固醇泵入兔子的胃。几个月以后，斑块开始在主动脉中形成。当他在显微镜下用偏振光分析这些斑块时，发光的胆固醇酯跃入视野[63]：

"我们研究的主旨……为什么只有特定营养物质如蛋黄或脑会引起特定的机体改变。由于通过喂食纯胆固醇可以看到同样的变化，无疑，正是这一物质在机体内以液态-晶体液滴状沉积，在各种器官里引起了异常的破坏。"

阿奇尼科夫的想法在早期受到了怀疑。兔子终究不是人，而他泵进兔子胃里的纯胆固醇量非常巨大，远超人类正常摄入的量。但阿奇尼科夫的研究带来了"脂质假说"的发展——认为血液高胆固醇是动脉粥样硬化的主要原因。随着日转月移，人们做了更多工作和进一步研究[64]，脂质假说将得到广泛接受。

在20世纪中期，脂质假说在里程碑式的弗莱明翰心脏研究中得到证实，这项研究观察了马萨诸塞州弗莱明翰小镇居民的心脏病风险因素[65]。在此之前，人们对心脏病的风险因素所知甚少。事实上，所谓"风险因素"这个词就起源于这项研究。20世纪50年代，动脉阻塞、高血脂和高血压都还被视为衰老不可避免的后果之一，而且没有治疗方法。但到了20世纪60年代，弗莱明翰研究发现吸烟、高血压、糖尿病、肥胖和高血脂与心脏病风险升高有关，而锻炼与风险降低有关。明尼苏达州的生理学家安塞尔·凯斯（Ancel Keys）观察到，从动物产品中摄入大量饱和脂肪与血液中胆固醇水平升高及后续心脏病相关。遗传学研究也揭示了遗传高血脂症状和儿童过早出现心脏问题的关联。

随着高质量的观察性试验不断将高血脂水平与心脏病联系起来，研究开始强烈关注降低胆固醇水平的效果。1984年的一项冠状动脉初级预防试验（如今已十分知名）表明，使用降低胆固醇的药物将高胆固醇男性心脏病发病率降低了19%[66]。此后，美国国立卫生研究院（NIH）推动了常规筛查检查高血脂，并推荐对风险增加人群进行积极治疗。美国国家胆固醇教育计划（The National Cholesterol Education Program）旨在预防冠心病[67]，当时至少成了一个公共健康目标。很快，人们发现了被称为他汀类的强大新药，能够抑制体内胆固醇合成，降低血液胆固醇水平，开创了预防心脏病的革命性时代。后来，称为PCSK9抑制剂的药物也被用于降低血液胆固醇水平。来自弗莱明翰试验和其他研究的流行病学证据以及临床干预数据，确立了脂质假说在科学界的长久地位。

20世纪70年代初，在加州大学旧金山分校的利贝了解到血液中胆固醇的升高是动脉粥样硬化的一个重要因素。医学院院长、弗莱明翰研究早期研究者之一约瑟夫·斯托克斯（Joseph Stokes）向医学生们描绘了一幅生动的图景。过量胆固醇游荡到滋养心脏的动脉里，阻塞动脉壁，阻挡住了血流，形成了动脉粥样硬化的脂肪斑块，也就是洛布斯坦描述的黄兮兮的豌豆泥。这很大程度上是个管道不通畅的问题，由脂肪、油和怠惰引发：一个平实的机械过程，很好想象，一个对当代最致命疾病在直觉上令人满意的解释。

但从医学院毕业以后去了布莱根妇女医院当住院医师的利贝，虽然说不上原因，却感觉这不是全部的故事。他最喜欢的教科书，斯坦利·罗宾斯（Stanley Robbins）的《疾病的基础》（*Pathologic Basis of Disease*）和霍华德·弗洛里（Howard Florey）的《普通病理学》，从不同角度探讨了疾病。罗宾斯专注于个别器官系统可能出现的问题，这个方法与医师专门领域的区分一致，其章节涵盖头部、颈部、心脏、肺部、肠道、肝脏、肾脏、皮肤、骨骼和神经；《普通病理学》则深入研究了疾病间的共性，以及从健康到疾病变化背后的过程，如创伤组织中燃起的炎症，及其后的创伤愈合，形成厚厚的疤痕。还有细胞自杀——一种可预测的受控程序，就和夜间休息一样，是与癌症杂乱的寄生性复制和生长正相反的过程。

利贝着迷于普通病理学，特别是炎症以及与它紧密相连、深埋于肥沃土壤中的医学分支：免疫学，弗洛里的教科书在他的科学和医学智识成长中如此重要，以至于他在余生中都未将这本蓝色大书放进过办公室，而是一直藏在家里最喜欢的木头书架上。

在西雅图，过去将冠状动脉看成被胆固醇堵塞的老管道——就像厨房水槽下锈蚀的金属管一样死气沉沉——这种看法已经受到挑战。1976年8月，西雅图华盛顿大学的病理学家罗素·罗斯（Russell Ross）和同事约翰·格罗姆塞特（John Glomset）在《新英格兰医学杂志》发表了一篇论文[68]，敦促科学家们探索脂质以外的问题，考虑动脉壁在动脉硬化中的作用。罗斯提出了"创伤响应"假说。他说，动脉粥样硬化开始于排列在冠状动脉（向心脏供血的血管）内壁上的单层内皮细胞的损伤。这一初始损伤可能是由血液中胆固醇过量引发，但也可能是像高血压这类对血管壁的压力所致。这些损伤可能导致平滑肌细胞和其他组织增生，类似于良性肿瘤，在身体尝试愈合创伤时导致更多胆固醇堆积在这一区域。

罗斯呼吁对风险因素（高胆固醇、高血压、糖尿病、吸烟甚至遗传因素）与心脏病的关联机制进行更多研究，特别是它们在细胞和分子水平上的影响。他想知道，这些影响是否都可以在内皮细胞损伤的基础上得到解释。罗斯的假设指出了目前的知识缺口，并为未来研究提出了方向。不过这篇论文没有提到炎症，而且显而易见的后续问题也尚未被问及：动脉壁的损伤，是否意味着炎症随之而来？

在住院医师最后一年时，利贝知道自己可以继续成功发表关于心肌梗死的论文，在哈佛大学安顿下来。但他成长于伯克利20世纪60年代学生运动的环境下，有一种固执反叛的个性带着他偏离康庄大道。他有一种预感，搞懂动脉壁将揭开更多谜团。但这就意味着他要迈出艰难一步，离开他的导师布劳恩瓦尔德。

利贝考虑加入罗素·罗斯在西雅图的实验室，但他妻子已经在波士顿安顿下来了。于是他决定想想别的办法。1976年6月，他走进布劳恩瓦尔德的办公室，开门见山地说："我想研究别的东西。"然后他描述了自己的想法。布劳恩瓦尔德迷惑地直瞪了他好一会。然后他拿起电话，告诉熟人有个聪明的年轻医生正在血管生物学的新兴领域寻求基础科学培训。

很快，利贝在学习心脏病学的同时也沉浸于免疫学研究，追随直觉的火花，布劳恩瓦尔德曾称之为"追索的战栗"。心脏病学和免疫学是两个领域，就像医学书里把它们分开的那些书页一样相距甚远。但利贝对偶然的智识交汇并不陌生。在伯克利读本科时他就曾热情洋溢地学习生物化学和法国文学。他广泛的兴趣游走四方，从沉迷于巴赫，到如饥似渴地阅读历史小说[69]。

利贝第一次接触到鲁道夫·菲尔绍的学说，是在伯克利本科的生物学课上看到他的著名说法"omnis cellula e cellula"——所有细胞都来自此前存在的细胞。而现在他发现自己非常着迷于菲尔绍写的那些晦涩论文，其中谈及炎症在动脉粥样硬化中的作用。菲尔绍早在1858年就假定，炎症在心脏病中起到重要作用[70]，他在一次演讲中说道："脂肪改变状态前的受激状态与我们在发炎部位看到的肿胀、浑浊和增大相当。因此我毫无疑虑地支持旧的观点，认为动脉内膜的炎症是所谓动脉粥样变性的开端。"

这里的"旧观点"是指早些时候的医学家如约瑟夫·霍奇森（Joseph Hodgson）和皮埃尔·雷尔（Pierre Rayer）等人，他们推测炎症和心脏病之间存在关联[71]。但菲尔绍推进了我们对这一过程的理解。他对狗的实验细致优雅，表明血管壁上的机械和化学压力在整个血管壁几乎所有层上都引发了强烈的炎症。他创造了变形性动脉内膜炎（endarteritis deformans）这个词来描述血管发生的事。斑块堆积或者动脉粥样斑块是血管内壁炎症过程的产物，这是对刺激物的反应，一种以癌细胞生长的强度来愈合的生长。

在菲尔绍眼中，炎症是这场戏剧中的活跃演员，是有罪方而非仅仅是旁观者。他指出，动脉粥样硬化开始虽然只是血管壁表面下的轻微脂肪肿胀，它的进展阶段涉及"深藏于相对正常表面之下的储库"[72]会突入血管腔，导致"与其他暴力的炎症性过程同样具有的破坏性的后果"。

但当时的另一位领军病理学家卡尔·罗基坦斯基（Carl Rokitansky）不同意菲尔绍的看法。他不相信动脉粥样硬化是个炎症过程[73]，或者炎症在其中扮演什么中心作用。他认为血液产物在冠状动脉中形成黏性斑块是因为一种新的体液不调，即四种体液的失衡。他承认血管中有炎症存在，但这可能是次要的，这是斑块造成的反应，而非其病因。他们就此激烈争论，并在他们后来的整个职业生涯中持续不散。

在菲尔绍死后，炎症在动脉粥样硬化中的作用在很大程度上被遗忘了，20世纪的医学文献中大多没有它的身影，只有少数例外。这个空白恰好与"心血管流行病学"的出现吻合，这个领域专注于确定心脏病的风险因素。以弗莱明翰研究为典范，研究方法改进后革新了这个学科，它能更成功地预测谁会遭受心脏病，又是为什么。但这一转变可能分散了人们在生物和细胞层面上整体的理解，忽视了引发动脉粥样硬化的各种力量，包括炎症在内。菲尔绍的奇妙直觉在于，动脉阻塞不仅是物理性的物质被动堆积所致——在这个干巴巴的故事之下，有一种力量在燃烧，或许是被刺激所引发——而这一见解已在历史中模糊。

　　和历史不同的是，医学史总是无常又崎岖，它没有像战争或政治权力转移所带来的叙事框架。运动此起彼伏，有时平行迭代，最终在时空变幻中掩埋或复兴。会有奖项授予重要的发现（许多在自己的时代里湮没无闻），但不一定都是由于个人的才华甚至勤勉。菲尔绍的观点悄然隐没，在近一百年里未再现身。

　　在实验室里，利贝能以菲尔绍做不到的方式观察炎症。由于20世纪后半叶里免疫学持续发展，免疫反应得到了更精确的描述。新方法能够捕捉到最细小血管的影响，而数学和工程方法能够将其量化。化学技术表明免疫细胞（包括巨噬细胞、中性粒细胞、嗜碱性粒细胞、嗜酸性粒细胞、肥大细胞和淋巴细胞）泵出强力免疫介质，所谓"信使"集结，能助长也能控制炎症。例如，细胞因子和趋化因子是小身材大本事的蛋白信使。当病菌进入了体内，细胞因子和趋化因子加入了免疫系统产生的首批信号，它们将决定炎症响应的数量和质量，与免疫器官如胸腺、脾脏和淋巴结构沟通，动员更多炎症细胞进入血流。它们可以使附近的血管和组织发炎，或通过发热和心跳加速影响到全身。许多细胞因子因为能在白细胞之间发挥作用而被称为白介素（IL）。

　　在利贝继续他的医学培训时，关于内皮细胞的研究大增。电子显微镜揭示出它们的精细结构，它们以单层形式排列在所有动脉和静脉壁上，直接接触血液。它们在血管内部和周围组织之间构成紧密的屏障。利贝在哈佛的同事，包括病理学家迈克尔·金布罗纳（Michael Gimbrone）和拉姆齐·科特兰（Ramzi Cotran），弄清了怎样培养内皮细胞，把这个技术教给了利贝。在细胞培养测试中，金布罗纳和科特兰把内皮细胞暴露于炎症细胞因子，注意到一些奇怪的现象：在细胞因子刺激下，内皮细胞的行为有所不同。它们招揽其他免疫细胞并与之对话，使血凝块易于形成，而且松开屏障，允许液体和细胞穿进组织。

利贝观察到的事情更令人吃惊：内皮细胞会泵出它们自己的炎症介质。它们的运行方式实际上就像免疫细胞。内皮细胞既能招致炎症、又可以造成炎症，这个想法太异端了。产生炎症介质的应该是正统免疫细胞才对。在利贝的实验室里，他发现细胞因子IL-1β（白介素-1β）对内皮细胞的刺激作用最强。它将内皮细胞转化成炎症主体，能分泌更多的IL-1β，以及其他细胞因子如IL-6，吸引来巨噬细胞这样的免疫细胞。IL-1β还激活了内皮细胞上启动动脉粥样硬化第一阶段的基因。利贝提到，在动脉粥样硬化斑块中的细胞在暴露于炎症刺激时会产生IL-1β。他对这些发现大为兴奋，它们支持了菲尔绍那些古老的工作。在1986年，他写到，这些结果表明IL-1β会促进动脉粥样硬化，并急于发表这些数据。

但心脏病学期刊（以及心脏病学家）对此很冷淡。编辑对他说这些发现和这个领域关系不大，读者不会有兴趣。利贝在一个病理学期刊上发表了这一论文，它悄无声息地隐入背景，与主流心脏病学保持距离。同事们回避他的论文和经费申请。专业化虽然让医生和科学家知晓的事实性知识益多，但也让他们与世隔绝。跨越学科间壁垒是现代科学的重要特征之一，在20世纪60年代末这一趋势已经有所增加。就像科学史学家阿瑟·西尔弗斯坦（Arthur Silverstein）所说的那样，免疫学是这一变化的重要催化剂。

利贝没有就此气馁，他把这些工作继续了下去。在20世纪90年代中期，利贝与其他团队的科学家一起重新描绘了动脉粥样硬化的机制，而炎症参与其中的每一步。血管活细胞并非躺在僵硬的管道里，而是一直在与彼此、与环境交流。动脉粥样斑块长得太大阻碍血流、从而导致心脏病和中风的简单解释，实际上只说明了这场灾变的一小部分。现实中，大多数心脏病和许多的中风①都是在炎症的动脉粥样斑块纤维帽破裂后发生的，它们释放出一阵胆固醇废弃物和炎症细胞及分子的旋风，从血管壁进入管腔，最终导致动脉血栓和急速的心脏病或中风。纤维帽破裂是因为胆固醇堆积在血管壁内部，而非过去认为的在血管壁表面。

进一步探索动脉粥样硬化的机制后，利贝发现低密度的脂蛋白（LDL），或者说"坏的"胆固醇颗粒，进入了冠状动脉的内壁，它们有时候会伤害内皮细胞，导致底下的平滑肌细胞等组织不正常生长，这和罗素·罗斯之前所描述的一样。但它们还掀起了一种炎症反应。就像病菌或创伤会引发身体部位发炎、出现红热肿痛一样，LDL也会导致冠状动脉发炎。LDL介

----

① 本书的"中风"一词指的是缺血性中风，最常见形式的中风。缺血性中风发生于血管阻塞切断了通往脑部的血流时。另外，出血性中风则是由脑内或周围出血引起的。

导的损伤和细胞因子一样改变内皮细胞，破坏其原本的功能，将之转化成炎症工厂。细胞放松了它们严密的保护屏障，变得漏洞百出。它们无法分泌足够的一氧化氮——平息炎症的重要分子，能扩张血管并保持血流通畅，防止血凝块。在这种情况下，内皮细胞反而会招募免疫细胞、产生炎症介质。一个危险的循环路径随之而来：发炎产生血凝块，而血凝块又扩大了发炎。

随着利贝和其他科学家开始揭示炎症在动脉粥样硬化中的关键作用，他们发现，在这种疾病的每一个阶段都出现了巨噬细胞的作用。梅奇尼科夫的这位"警察"曾经被视作无非是先天免疫系统的清道夫、抗感染和创伤的远古武装，如今它们现身于人类最致命的当代疾病舞台的中心。参与动脉粥样硬化的大多数免疫细胞都是巨噬细胞，它们疯狂吞噬LDL颗粒。最终变得拥挤，在显微镜下面看起来宛如泡沫，人们因而管它们叫"泡沫细胞"——从菲尔绍的时代开始这就是动脉粥样硬化的一个标志。巨噬细胞是复杂的战士，它们能组装起被称为炎症小体的专门平台，从中喷出几十种分子。例如，NLRP3炎症小体能激活炎症细胞因子 IL-1β 和 IL-18，人们已表明二者在心脏病中都会发挥作用。后天免疫系统里的 T 细胞和 B 细胞也来火上浇油，虽然程度较轻些。当较高水平的炎症细胞聚集在血液中时，它们会吸附在动脉脂肪斑块上，使之更易堆积、破裂，导致心脏病或中风。炎症应答的演化原本是为了保护和愈合的，而在动脉粥样硬化中它的作用和在自身免疫疾病里一样，反过来戕害自身，制造出更大的斑块。最有可能破裂的斑块往往脂质池较大、纤维帽较薄，而且含有大量巨噬细胞。因为发炎，它们脆弱不堪，如同定时炸弹。

到了新千年之交，将动脉粥样硬化视作炎症性疾病的新观点迅速增长。1999年，就在去世前两个月，西雅图的病理学家罗素·罗斯（曾提出"创伤响应"假设，呼吁对心脏病相关风险因子做更多研究的那位）在《新英格兰医学杂志》上发表了一篇论文，称动脉粥样硬化"显然是一种炎症性疾病"[74]，而"不只是简单来自脂质堆积"。他接着说，最早期的损害类型，所谓"脂肪纹"（fatty streak，即粥样硬化斑），在婴儿和儿童身上很常见，是"纯粹的炎症性病变，由巨噬细胞和T细胞组成"。罗斯猜测，内皮细胞炎症和功能障碍不仅由LDL引起，还有其他风险因子，如吸烟、高血压、糖尿病、遗传因素甚至感染。

我们现在知道，心脏病的风险因子确实会共同相互作用。例如，吸烟者血液中炎症标志物水平升高。[①]吸烟会导致氧化剂形成（类似于管道生锈过程），导致LDL胆固醇更具炎症性，甚至在LDL正常水平的人体内促进炎症。而炎症也不仅仅是心脏病和相关风险因素之间的某种关联机制，它可能本身就是罪魁祸首。经过器官移植的人可能有慢性炎症，他们的免疫系统可能高度活跃想要排斥外来器官。一个从童年白血病中幸存下来的孩子，几年后可能因他曾接受化疗而心力衰竭，获得心脏移植，尽管没有心脏病风险因素，也可能在数月内产生动脉粥样硬化，这一并发症纯粹由炎症驱动。其他慢性炎症也与心脏

---

① 这些标志物包括C反应蛋白（CRP）、肿瘤坏死因子-α（TNF-α）和IL-6。

病有关。在类风湿关节炎患者身上心脏病发病率较高[75]，而且是最常见的死因之一。这两种情形的发展都涉及了炎症性细胞因子，炎症是这些人群心脏病的一个独立预测因素。感染会产生低级别炎症，它会渗入血液，前往远方，科学家称为"回声效应"。口腔卫生差或习惯性吸烟会导致牙龈炎（牙龈的感染性发炎），这种炎症也会以这种方式加速心脏病进展。

然而，随着21世纪到来，动脉粥样硬化作为一种炎症性疾病的观点仍隐藏在公众视野之外，医生、患者和医学生对之没有太多了解。这一看法由基础科学家发展，进行的大多是实验室工作和动物研究。缺乏在人类身上的研究，现有研究也并非毫无争议，许多人认为炎症始终是心脏病的后果而非潜在根源。与此同时，教学和临床实践总是拘泥于旧的生物学。

彼得·利贝在基础科学实验室里奋发工作的时候，另一位哈佛心脏病学家保罗·里德克（Paul Ridker）希望能从人类身上得到解答。他在临床和冠心病护理病房工作，照料心脏病患者，这让里德克心头总是萦绕着许多没有解答的问题：为什么有一半心脏病和中风患者没有高血脂？事实上，有1/4的人根本没有任何心血管风险因子，包括高血压、糖尿病、肥胖或吸烟史。这种疾病会不会有什么意料之外的方面，是弗莱明翰研究之类的研究未曾发现的？而且许多心脏病看起来好像确实是晴天霹雳：破裂的致命斑块其实软而浅，而非坚硬、阻塞性的。由于这些类型的斑块在破裂前不影响血液流动，所以它们在酿成大祸之前不会导致胸痛，或在影像学检查中出现重要异常。而且传统疗法专注于缓解阻塞性斑块导致的胸痛或呼吸困难——包括球囊血管成形术、支架植入，或者彻底的外科搭桥——它们都不能解决这种不稳定的斑块，经常难以预防未来的心脏病发作。

里德克有一种预感，免疫系统在这里扮演了重要角色，可能是通过触发炎症反应导致了脆弱斑块破裂。他需要一种简单的血液测试来逮住炎症。但他想要狩猎的炎症不是典型意义上急性或慢性的。它叫不出名字也看不见，是一种低水平炎症，潜伏在无甚出奇的病人体内。他选择了C反应蛋白（CRP），这种分子由肝脏响应细胞因子IL-6所产生，后者被释放到炎症区域。检查CRP成本低廉，只需要少量的血样，它就像温度计一样检验患者的炎症"温度"。在急性情况中，比如严重的细菌感染、关节炎发作或外伤，血液中CRP的水平会激增，患有各种炎症疾病的患者体内CRP水平也会升高。除非在取样前几周发生过严重发炎事件，如感染或创伤，否则CRP的水平一般在血液中会维持稳定数十年。但里德克对游走在那些挺健康的人体内、极为微小水平的CRP升高更感兴趣，它们或许能体现慢性、低水平的炎症。此时正常值和升高值之间的差别极小，需要一种称为高敏感性CRP测试的手段才能探测到。

虽然CRP对任何导致炎症的压力因素都会响应升高，但它不能表明炎症为何发生。心脏病重症患者的CRP水平高，但这里的炎症可能是创伤和濒死肌肉引起的。里德克想知道，慢性、低水平的那种炎症是否在心脏病之前很久就已存在，预示着灾难将至。

里德克对CRP的兴趣在他还是哈佛医学院学生的时候就开始了。他的导师之一（也是他的网球和壁球搭子）查尔斯·亨尼肯斯（Charles Hennekens）在20世纪80年代首次发表了里程碑式的健康研究，表明每日服用阿司匹林可以降低首次心脏病发作的概率。里德克问亨尼肯斯是否保留了研究中使用的血样。亨尼肯斯说它们就在那个冰箱里放着呢。

里德克于是获得了两万名健康的中年医生的基线血样，他们被分配到了阿司匹林或安慰剂组，并在接下去十年里追踪健康状况，看他们是否发生心脏病或中风。他开始着手检查某些血样的CRP水平。这些人没有发作心脏病，不吸烟，也不总是有其他的心脏病风险因素。在研究结束时，一个模式出现了。

里德克观察到，在40岁左右时有最高的CRP水平、其他方面都健康的男性，接下去几年里心脏病发生概率是慢性炎症水平低或无人群的三倍，中风概率是两倍。这个发现令人不寒而栗，它指出，慢性、低水平的炎症在体内静静游荡，这可以作为一个风险标志提前数年预测心脏病发作和中风。里德克还注意到了最初研究里调查的服用阿司匹林的好处，它直接与降低炎症水平有关。阿司匹林对CRP水平最高的人好处最大。它是一种抗血小板药物，被认为能通过预防血栓来降低心脏病及中风风险，但它也有抗炎作用。这些结果意味着针对炎症的药物治疗可以是个降低风险的办法。

里德克的数据没有证明升高的CRP自身导致了心脏病。不如说，CPR标志了慢性、低水平炎症的存在。这项人类身上的研究揭示出一种与课堂上所教授者迥异的机制，支持了基础科学家如利贝等人的工作。它为里德克的职业生涯指明了方向，在今后30年甚至更久的时间里，把他引上了追猎炎症之路。

但和利贝一样，里德克的工作起初也受到了怀疑。对许多医生来说，测量CRP能识别出未来心脏病和中风高风险人群这一发现，尚不足以说服他们对患者的CRP水平作常规检测。它没有测试相应抗炎疗法，或证明什么能有效降低风险。如果患者没办法改变自己的风险，知道它又有什么意义呢？

在1997年关于CRP的最初论文发表[76]之后的几年，里德克发表了很多研究支持他的早期发现。一个几十年前的样本中的CRP水平，阴郁地预示着某个人昨天要发作心脏病。CRP是先天免疫系统激活的下游结局，当身体炎症部位释放细胞因子时，CRP从肝脏中产生。里德克还成功将内皮细胞的功能障碍（利贝和其他基础科学家在实验室里研究的那些）和CRP水平关联起来。在冠状动脉疾病患者身上，高CRP水平和内皮细胞功能障碍有关，CRP水平正常时这种功能障碍就迎刃而解了。而且CRP水平越高，内皮细胞产生的保护性一氧化氮数量就越少。一氧化氮能破坏泡沫细胞，即充满了脂质的巨噬细胞——它们塞满了最容易破裂的动脉粥样硬化斑块。

其他炎症标志物也可以预测未来的心脏病。IL-6会在心脏病之前几十年就增加。慢性、低水平的炎症标志物，如CRP和IL-6显然是在疾病和死亡降临之前而非之后才有的。CRP是心血管事件的一个独立风险因子，和LDL胆固醇或其他风险因子不同。在预测风险方面 CRP 不亚于 LDL 胆固醇（甚至更好）。但由于这两种测试识别的是不同的高风险群体，两个都用上比只用一个要强。

关于炎症在心脏病中重要性的另一个突破来自治疗的视角。起初心脏病学家认为，广为使用的他汀类药物是通过降低胆固醇来预防心脏病的，但有一半心脏病和中风发作出现在胆固醇水平不高的人身上。里德克认为服用他汀类药物的好处太多，仅用降低胆固醇的效果无法解释。一些患者服用他汀类药物仅仅几周就能出现胸痛等症状的临床改善，这对于降胆固醇水平来说太快了点儿。里德克知道，像阿司匹林这类药物也是有效的抗炎药。他汀类药物已经被证明能够改善内皮细胞功能，治疗仅一个月后就增加了它们泵出一氧化氮及扩张血管的能力。

为了测试这个假设，2001年他启动了"使用他汀预防的验证：评估瑞舒伐他汀干预试验"（简称JUPITER）[77]，其中有18000名 CRP 水平升高、胆固醇水平正常的患者获得了他汀类药物或安慰剂。惊人的是，高 CRP 低胆固醇水平的患者获得他汀类药物后，心脏病及中风概率下降了44%。全因死亡率也下降了20%。心血管发病的降低超过了以往任何用他汀类药物降低胆固醇的试验。这一试验表明，胆固醇升高不是心脏病的唯一元凶，而他汀类药物可以作为抗炎药剂治疗这种疾病。

老样子，心脏病学界对此的反应莫衷一是。如果说这个试验表明他汀类药物可以降低胆固醇水平正常的人的心脏病风险，说不定是给胆固醇设定的风险值太宽松了。也许美国人应该下调胆固醇的风险值。由此，这个试验改变了全世界预防性心脏病学指南——敦促医生再降低一点患者的胆固醇水平。

里德克承认，他的结果只是间接指向了炎症在心脏病中的作用。这项研究不能确定服用他汀类药物的好处有多少来自胆固醇降低，又有多少是因为减少炎症。研究的设计并非用于回答这些问题。这是一个中间阶段成果，不过是为炎症与心脏病间关联的基础测试提供了踏板：这种测试需要在人类中做大规模临床试验去寻找靶向抗炎药物，一种不会降低胆固醇或其他任何风险因子的东西，只针对炎症。如果这类测试成功了，它将阐明生物学的新旧观点，取自被遗弃一个世纪之久的旧假设。而且或许（有朝一日）它将在医学实践的全然变革中占据一席之地。

里德克和利贝组成团队，讨论进行这类测试的策略。这意味着要招募数千名志愿者，花费数千万美元在许多心脏病学家认为不过是个雏形的概念上，虽然期刊上到处都是，但和现实医疗还是没什么关系。20世纪80年代，利贝关于细胞因子IL-1β的论文（当时被忽视了）曾提到IL-1β可能在导致动脉粥样硬化的炎症通路中扮演重要角色。IL-1β驱使内皮细胞和其他细胞分泌细胞因子，比如IL-6。而IL-6又驱使肝脏产生CRP。里德克的工作表明，血液中CRP和IL-6水平能够预测心脏病和中风风险。有趣的是，有些人有基因变异，能减弱IL-6活性，从而降低系统性的炎症，他们的心脏病风险也比较低。在新测试里，里德克和利贝的目标针对上游的细胞因子如IL-1β[78]——食物链顶端的分子，而不再是CRP。这将严格精准地针对心脏病与炎症的关系。他们集中研究一种称为卡纳单抗（canakinumab）

的药物，这是一种治疗罕见炎症疾病如幼年关节炎的抗体药物，其工作原理是阻断 IL-1β。

2011 年，里德克开始招募患者参与一项大型随机对照试验，称为"卡纳单抗抗炎血栓形成结局研究"（CANTOS），由药企诺华公司资助。这项研究纳入了超过一万名有心脏病史的患者，全都已经在服用大剂量他汀类药物。但他们还是有很高的 CRP 水平，被定义为"炎症"组患者。CANTOS 研究的是，卡纳单抗治疗是否可以降低这一人群在四年时间里心脏病和中风复发的概率。

当研究开始时，很多人觉得成功机会渺茫。抗炎的关节炎药物从未被用于心脏病患者。尽管有多年积累的科学证据支持，这个想法在直觉上似乎很离谱。同事警告里德克这是赌上了职业生涯，但他并没有被假设失败的前景劝退。他想，所谓科学，在很大程度上就是提出基础问题[79]，不管结果如何。不然做研究意义何在？

CANTOS 的设计和操作遵循严格的标准，在 2017 年，向世界表明卡纳单抗降低了患者 40% 的 IL-6 和 CRP 水平（但没有改变 LDL 胆固醇或其他风险因子如糖尿病和高血压）[80]，它降低了患者 15% 的心脏病、中风和心血管疾病死亡数。它还降低了需要紧急干预的不稳定心绞痛风险。这些结果引发了轰动，国内外媒体竞相报道。这是第一次有证据表明，仅仅干预炎症就能改善心脏病患者结局，表明炎症是心脏病的原因之一。这一试验还揭示出了依赖剂量的效果。患者得到的药物剂量分为低、中、高三类，低剂量无甚效果，中等剂量有效一些，而高剂量产生了最佳结果。这些发现颇有说服力，表明炎症抑制程度会带来患者获益。

利贝、里德克和其他科学家已经逐渐建立起了一种令人信服的论述。虽然，卡纳单抗不太可能快速进入心脏病临床医师的处方；这种药物对大多数人都很陌生，它很贵，而且与大多数抑制免疫系统的生物药一样，偶尔会有感染并发症。而CANTO的价值并不在于它能够带来立竿见影的实际应用，而是在于它揭晓了一条预防和治疗疾病的新道路，开启了锁钥。它确立了炎症在人类冠状动脉硬化中的作用，把实验室工作带给了病床上的生命，不仅肯定了30年来艰苦卓绝的科学探索，也确认了鲁道夫·菲尔绍早期工作的价值。在菲尔绍最初讲授心脏病中的炎症过去150年之后，他一直倡导的确凿数据最终支持了他的观点。

其他试验紧随其后[81]。秋水仙素是一种来自植物秋水仙的抗炎药物，古希腊人和古埃及人主要用它抑制关节肿胀，而它对心脏病或许也有好处。在它的诸多抗炎机制中，有一个是抑制 NLRP3 小体，从而抑制 IL-1β 等细胞因子的产生。它还会通过响应细胞因子，影响免疫细胞的活动——通常涉及痛风和心脏病。虽然秋水仙素被用于治疗痛风，但越来越多的证据表明它也能降低心脏病患者发生不良心脏事件的风险。2020年，一项招募了 5000 余名患者的大型随机对照试验发现，获得低剂量秋水仙素的人，发生心血管事件风险显著低于安慰剂组。

作为一种风险因子，确立炎症的影响并没有将胆固醇排除掉。事实上这两者经常合力加剧心脏病。但迁延不去的炎症

（发生率是胆固醇水平过高的两倍）已经确凿地成为一个新的敌人，参与动脉粥样硬化的每一步，并且增加了斑块破裂与心脏病发生的概率。

CANTOS还表明了患者使用卡纳单抗的其他好处。他们的炎性疾病如关节炎和痛风的风险明显下降。而且不止如此，还有件让研究者震惊的事：患者死于癌症的风险降低了50%，包括肺癌降低75%。CRP这种预测心脏病和中风的炎症指标，同时也是肺部炎症指标，能够预测肺癌风险。

要参与这个试验，患者都得是没有患癌的。但在一个中年人群研究中，可能有各种类型的早期癌症，虽然探查不出，但已经在酝酿。也许卡纳单抗阻止了它们的进展、侵袭和转移。隐匿炎症驱动心脏病斑块形成的那些因素，同时也在刺激癌症的进展吗？平息这些类型的炎症，会不会也能降低癌症风险？

忽然之间，心脏病学家和癌症学家看待彼此（和自己的病人）的眼光为之一新。在现代人类臭名昭著的头号杀手——心脏病和癌症——背后，或许有一个共同的敌人。

第四章

不愈的创伤

1887年，德国皇储腓特烈三世病倒了。人们称他为"弗里茨"，他是自由派德国人爱戴的和平主义王储，他们焦急地等待着他，希望他能继承王位。但1887年3月，弗里茨抱怨声音嘶哑。他的医生用一根热丝烧掉了他声带上发现的一个小增生。但到了5月，它又长回来了。如果这是恶性的，弗里茨就得做个激进的手术，移除整个喉部。他可能因此丧命，而且一定会失声，再也不能当皇帝。

心烦意乱的弗里茨同意送一小片声带到鲁道夫·菲尔绍那里，让他确定里面有没有癌细胞。菲尔绍诊断为喉部疣，他发现了炎症但增生中没有癌。而到了次年夏天，弗里茨就去世了。菲尔绍进行了尸检，他发现"喉部已被癌症彻底摧毁……这里有两个拳头大的洞"[82]。对弗里茨的误诊永远困扰着菲尔绍。

今天，癌症和心脏病一样是全球主要死因之一，它偷走的人类总生命年远超过往。它的发病率只增不减，使癌症成因问题前所未有地重要。与心脏病一样，在这个问题上菲尔绍也展示出了远见。他是最早指出癌症与炎症有复杂关联的医生之一。

两千年前，古希腊医生盖伦用"cancer"这个词描述乳房的炎症性肿瘤，它的表层静脉肿胀，像螃蟹一样朝外张牙舞爪。后来这个名称延伸到了所有恶性增生。盖伦认为，癌症可能从炎症性病变演化而来，但它"颜色更深，而且一点也不热"[83]。1863年，菲尔绍发现许多癌症中都有白细胞，猜测反复的组织损伤和发炎是在肿瘤发展之前发生的。他写到，癌症是一种慢性炎症疾病。不过在当时他的理论被忽视了。

一个世纪之后的20世纪初，我在麻省理工学院读本科。我会早点起床去上"7.012"课——生物学入门。我的教授之一罗伯特·温伯格（Robert Weinberg）在课上讲授支配这颗星球上生命的法则——他说，这些法则可以用于解答那些宏大问题。温伯格对其中一些问题有深刻的思考，包括这么一个难题：正常细胞是怎么变形成癌细胞的？大多数癌症是遗传改变导致细胞不受控地增长，最终肿瘤形成。但癌症是一种令人生畏的复杂疾病。一个肿瘤中可能有数百个基因突变，就算在同一个器官内，每一个肿瘤都是独特的。

温伯格和他的同事，生物学家道格拉斯·哈纳汉（Douglas Hanahan），在2000年发表了一篇开创性的评论文章《癌症的标志》。他们优雅简明的论述描绘了六个癌症共有的关键性质，[①]即那些千差万别的混乱病理之下的共同点。这些性质包括当癌细胞的不死追求扭曲了生物学，它们有能力无限繁殖、生长新的血管逃避死亡、入侵组织并扩散到全身。这篇文章后

----

① 哈纳汉和温伯格写到，大多数（如果不是全部）癌症在发展过程中获得了同样的一套功能性能力 [Douglas Hanahan and Robert A. Weinberg, "The Hallmarks of Cancer," Cell 100, no. 1 (2000).]，尽管是通过不同的机制性策略。在2000年《细胞》上描述的这些癌症标志包括：对生长信号的自给自足；逃避细胞凋亡；对抑制生长信号不敏感；持续血管增生；入侵组织和转移；以及无限复制潜力。

来获得了数千次下载和引用，是《细胞》上发表的最受欢迎的文章之一。但它没有强调炎症——当时还没有。

科学家在肿瘤附近观察到炎症已经很久了。但这种炎症起初被认为是完全有益的，它攻击肿瘤的方式与攻击病菌一样。1909年，在与埃利·梅奇尼科夫分享诺贝尔奖的次年，保罗·艾里希注意到癌细胞和病菌一样被免疫细胞监控和摧毁[84]。他称这个过程是"免疫监控"，其中免疫系统紧密监视着身体，在大多数肿瘤变成全面癌症之前就把它们清理了。

但20世纪以后，人们发现了一个更黑暗的现实，呼应了菲尔绍的观点。和艾里希猜想的一样，免疫系统确实会与肿瘤对抗，但它也会背叛身体，帮助它们生长扩散。癌症可以比免疫系统棋高一招，潜行匿踪地生长，甚至直接翻转抗肿瘤应答，利用它来生存下去。这种"肿瘤逃逸"在晚期癌症中非常突出，它总是寄生于大量免疫细胞，却极少被免疫系统拒斥。20世纪90年代末，英国科学家弗朗西丝·鲍克维尔（Frances Balkwill）提出，炎症会通过推动基因变化来帮助肿瘤进展。她研究了肿瘤坏死因子α（TNF-α），这是一种典型炎症细胞因子，通常由巨噬细胞和其他免疫细胞产生。它得名于将其在高水平注入肿瘤时能够杀死肿瘤细胞的能力。但鲍克维尔发现，TNF-α在低水平时行为会有所不同，反而会促进肿瘤。当她关闭小鼠的TNF-α基因，消除哪怕极低水平的TNF-α活动时，小鼠的肿瘤不发展了[85]。研究TNF-α作为抗肿瘤剂的人惊骇地发现，炎症分子竟成了肿瘤的帮凶。鲍克维尔与意大利医生阿尔贝托·曼托瓦尼（Alberto Mantovani）一起，继续揭晓了慢性炎症疾病和肿瘤微环境有许多相似性。

在波士顿的贝斯以色列女执事医学中心——哈佛医学院的一家教学医院——病理学家哈罗德·德沃拉克（Harold Dvorak）发现了癌症和常见慢性炎症状况——伤口——之间的关系。通过比较这两种状况，德沃拉克提醒人们注意到炎症可能导致而非遏制癌症。他在 1983 年有一个开创性的发现：癌细胞会分泌大量血管内皮生长因子（VEGF）蛋白。VEGF 会让血管更"渗漏"（让分子活细胞能够更容易进出血管），刺激血管生成，即新生血管的生长。没有充足血供，实体瘤无法生存，血管生成能帮助癌症生长，就像帮助人类胚胎那样，让细胞得到大量营养和氧气来支持其野蛮扩张。德沃拉克的发现与其他科学家一道[①]帮助拓展了抗血管生成治疗的道路，以阻止或逆转肿瘤生长。

然后他发现了一个意想不到的联系：慢性炎症中的巨噬细胞也会表达许多 VEGF。VEGF 通过各种方法刺激伤口愈合，包括血管生成。德沃拉克开始密切研究伤口，这是炎症演化出来要对付的经典祸害之一。他注意到，癌症和炎症有一些共同的基础发展机制。1986 年，他在《新英格兰医学杂志》发表了一篇论文[86]，题为《肿瘤：不愈的创伤》，凸显出实体瘤和创伤愈合之间的许多共同点，两者都偏离了正常的生长过程。

他承认这在当时算是个半开玩笑的说法，但随后几十年

---

① 1971 年，犹大·福克曼（Judah Folkman）提出实体瘤依赖于血管生成。他和他的团队发现了血管生成因素，并激发了其他实验室也进行这一研究。

里，更多科学研究支持了他的假设，肿瘤像伤口一样不愈合这个想法有了坚实的分子基础[87]。免疫系统感知到癌症就像病菌或创伤一样有害身体平衡，必须清除。如果你被小刀划破皮肤，出血的现象很快就会结束，但发炎还会持续数小时。红、热、肿、痛都会出现，血流会增加，细胞和液体从发炎、渗漏的血管中漏出。免疫系统奔向这个区域刺激血管生成、分泌生长因子，推动皮肤细胞再生和增殖，愈合创口。炎症要等修复完成以后才会退场。

癌症的情况有很多相似之处。肿瘤中紊乱的多重细胞经历了严重的基因改变，引发不受控的生长，但它们也挟持了免疫反应，狡诈地存活下去，四处蔓延。和创伤一样，肿瘤会创造间质，一个由关联组织和血管组成的支持网络，模拟慢性炎症。免疫细胞分泌的生长因子本来是修复创伤组织的，如今变成支持肿瘤的野蛮增殖。癌症没有被治愈，而是被持续喂养长大。

德沃拉克提出他不是第一个将肿瘤与创伤相比较的人[88]，他说这个观点也可以追溯到菲尔绍。创伤愈合环境为肿瘤生长提供了一个投机环境。20世纪80年代，科学家注意到注射了劳斯肉瘤病毒（一种会导致癌症的病毒）的鸡，仅在注射位置和其他创伤区域才出现肿瘤[89]。外科医生则早已注意到肿瘤倾向于在愈合的切除边缘（手术切除部位）复发。"癌症不会创造，"[90]德沃拉克在80多岁退休前写到，那时他希望能将更多时间投入到毕生喜爱的摄影之中。"它就是个邪恶的寄生虫，总是利用寄主的防御系统，本来这些系统是为其他目的而开发的。"

一个正常细胞是怎么变形成了癌细胞？这一变形的核心，或者说关键的催化剂，就是炎症，它推动癌细胞获得所有温伯格和哈纳汉描述的基本特征。

癌症前的炎症会促使细胞朝着恶性发展，或影响早期生长，而癌症引起的炎症则使其继续生长传播。炎症不是基因损伤的必要条件；癌症在未发炎组织中也会出现。即使肿瘤不是从慢性炎症组织中发展而来的，所有肿瘤都会造成一个发炎环境，被免疫细胞包围。这些细胞起初尝试摧毁肿瘤，如果它们没有成功，肿瘤就能腐化免疫应答从而为己所用。

人们认为一种称为NF-κB的蛋白质是"首席提琴手"[91]，它是引导炎症反应的先声。NF-κB是一个转录因子，诱导炎症应答中数百个基因表达的调控蛋白，其中包括编码炎症性酶和细胞因子。它控制着许多不同免疫细胞的行为。NF-κB在浸润肿瘤的免疫细胞里被激活，它又反过来引导癌细胞里的NF-κB，吸引更多免疫细胞前往肿瘤——这个前馈循环最终导致了不受控制的疯狂增长。

许多免疫细胞参与了这个过程，但巨噬细胞是最关键的元凶之一。巨噬细胞通常把癌细胞像病菌一样吞掉，但也可能叛变[92]。这些变节的巨噬细胞或者说肿瘤相关巨噬细胞，在大多数恶性肿瘤中都有发现。①在有些情况下，它们甚至占到肿瘤质量的一半。携带这类巨噬细胞的肿瘤患者预后往往较差。从20世纪80年代以来，癌症研究者将巨噬细胞与肿瘤增长和癌

①　肿瘤相关的中性粒细胞也正在成为肿瘤微环境的重要组成部分。

症患者较差结局联系了起来。2001年，阿尔伯特·爱因斯坦医学院的科学家杰弗里·波拉德（Jeffrey Pollard）表明，巨噬细胞促进了小鼠乳腺癌进展[93]，并最终扩散到身体其他部位。

巨噬细胞有助于肿瘤产生某些经典标志。它们产生免疫抑制分子，保护肿瘤不受免疫系统伤害。它们分泌生长因子和细胞因子如IL-6和TNF-α，促进肿瘤不受控制地生长。它们产生促进血管生长的VEGF，使肿瘤获得稳定血供。巨噬细胞会降解肿瘤的胞外基质（它的物理骨架），就像吞噬伤口的死细胞和碎片一样，为肿瘤扩散到身体偏远地带铺平道路。

2011年，温伯格和哈纳汉增加了两个癌症标志[94]，它们会帮助细胞实现其他癌症核心标志。一个是基因组不稳定性和变异，另一个则是炎症。无论炎症出现在癌症之前或之后，它都能影响其所有生命阶段[95]，从最初将正常细胞转化成恶性细胞的遗传（或表观遗传①）影响，到癌症在炎症组织环境中的持续生长、扩张，免疫逃逸[96]。甚至癌细胞内部信号也可以是炎性的。肿瘤基因（或者说驱动癌细胞分裂的变异基因）会促进炎性分子产生。实际上，癌症中起作用的许多基因都影响炎症。它们开启细胞内炎症通路，或在细胞外产生炎症环境。在癌症中，炎症是这场致命密谋不可分割的一部分，它可以同时是点燃火焰的柴薪和助长火焰的燃料。

至少有1/4的癌症起源自明显的慢性炎症[97]。在我自己的

---

① 表观遗传变化指通过将基因"打开"或"关闭"来影响基因表达的DNA修饰。这些修饰不改变DNA序列，而是改变细胞"阅读"基因的方式。生活方式和其他环境因素会带来DNA的表观遗传变化。

专业里，炎症会从消化道任何地方跳出来，从口腔到肛门。慢性不受控的炎症会导致从轻到重的消化道问题，增加癌症风险。严重胃灼热会让连接口腔到胃的食道泡在酸性液体中。随之而来的炎症扭曲下食道细胞，导致一种称为巴特雷食管的癌前病变。

乳糜泻患者如果没有严格避免麸质食物，可能会出现持续的肠道发炎，增加他们患上数种肠道癌症的风险。克罗恩氏症患者或溃疡性结肠炎患者的结肠长期发炎，结肠癌概率增加，必须经常做结肠镜检查。在健康人当中，大多数结肠癌始于息肉，它是结肠内壁上的肉质小凸起，可以在结肠镜检查中切除。特定类型的息肉有可能会在某天转变成癌症，而另一些则是无害的。一些息肉是在结肠细胞为了防御慢性炎症，试图将发炎的结肠组织隔开时形成的。

和感染有关的慢性炎症也会导致癌症。在胃里，螺旋状的幽门螺杆菌会让胃组织发炎，为溃疡和胃癌创造条件。在肝脏，乙肝或丙肝病毒感染或大量饮酒会让组织产生炎症，增加癌症风险。免疫系统保护我们的方式不仅有破坏肿瘤细胞，也包括除去导致慢性炎症的病菌。

其他身体系统也很容易出现慢性炎症。在肺部，吸入的伤害性物质如香烟烟雾、空气污染和石棉引起的炎症容易导致肺癌。肺部无法分解石棉纤维，巨噬细胞在试图保护修复肺部组织的过程中会出现大规模的慢性炎症反应。

在不受控制的慢性炎症所在之处，癌症可能亦步亦趋，或者发生概率更大。不过也有例外。并非所有炎症组织的癌变风险都同等上升。例如，关节或脑部即使有严重炎症，癌变风险也基本上不会增加，这支持了一种相关的说法，即常驻菌较少的一些地方可能不易发生炎症相关的癌症[98]。

医生在应对炎症组织时十分警觉。在内窥镜下，带有摄像头的软管穿过肠道，我通常看到的炎症都是肉眼可见的。或者，寻找炎症的病理学家在检查内窥镜检查获取的小块组织时，也会发现其踪迹。我还可以选择各种影像学和血液测试。当我诊断出患者的消化道炎症时，我会试着用药物、饮食和调整生活方式等方法加以治疗以降低癌症风险。有时候需要消除炎症的起因：病菌、化学物质、特定事物或者其他环境污染物。另一些时候需要抑制炎症本身，如一些原因不明的自体免疫性疾病。大多数存在慢性炎症组织的情况下，我们会很担心癌症正在酝酿。我会把活检送去病理学家那里，让他们排除癌前病变的情况。

但通常，无形的剧变是在细胞水平上在身体组织中登场的，当炎症产生癌症时（反之亦然）发生的微小变化能完全逃过常规医学检测。2017年夏天，CANTOS的结果开始迫使肿瘤学家和其他医生重新思考炎症和癌症。在我自己的工作中，有明显炎症组织的患者都会加以治疗以防癌症。相反，里德克和利贝所指的那种炎症低鸣于背景之中——低调无声，只能通过CRP才能检测到。他们猜测，在他们的中年人群研究中癌症风险降低，是因为抑制隐藏炎症可能已经防止了早期的、未检测到的肿瘤进展成全面爆发的癌症。

大多数慢性炎症会增加癌症风险，即使是在无炎症的身体部位也是这样。但炎症显示出了不一致性。一些炎症性疾病会增加特定癌症风险，降低其他癌症风险或几乎不对患癌概率造成影响。与癌症绑在一起的炎症无论是公开或隐匿，可能在每种情况下都独一无二，许多不同细胞通过不计其数的信号谈话，勾勒出免疫反应独一无二的指纹。这里的可能性就和癌症自身的迭代一样不可胜数。

耶鲁医学院的免疫生物学教授鲁斯兰·麦哲托夫（Ruslan Medzhitov）对先天免疫系统的兴趣始于20世纪90年代初，当时他还是莫斯科大学的学生，他相信许多发展中的肿瘤之下隐藏着炎症[99]。他提出，一个健康细胞依赖于充足的氧、营养和生长因子供应来保持健壮。缺乏这些资源（或超载了不需要的资源）会给细胞适应逆境时造成压力。如果这些压力超出细胞能应对的范畴，它就会随之死亡。组织能够容纳少数或许多已死和将死的细胞，这些细胞有不同程度的功能障碍。

通常死细胞会被巨噬细胞吞噬，它们占大多数组织的10%~15%。如梅奇尼科夫在几个世纪以前预测的，巨噬细胞不仅在身体防御中作用重大，在维护身体组织方面也不可或缺。例如，它们帮助骨骼周转、肝脏组织再生（它们组成所有肝脏细胞的1/5）、重建大脑神经联系。居住在组织中的巨噬细胞帮助细胞保持健康。它们会"品尝"周围的环境[100]，感知组织信号，记住组织过去的健康历史，相应调整自身行为。但在最坏的情况下，如果有许多死细胞和极端的组织功能失调，更多巨噬细胞和其他细胞会被招募到这个区域。当检测到明确的炎症时，保护反应已变成适应不良。

在明显的炎症组织和健康组织之间，有麦哲托夫称之为"副炎症"（parainflammation）的东西[101]，他于2008年提出了这个术语，描述正常细胞中应激引发的近乎低语的炎症。副炎症可以被理解成对先天免疫基因的激活，也是现代疾病中常见的隐匿炎症的又一个版本。副炎症最初的目的是保护性的，它帮助组织适应应激环境，旨在恢复其功能。但如果组织应激持续，炎症就会变得适应不良，继而转为慢性。副炎症分为许多级来反应组织功能不良的程度，让明显/隐匿的炎症不再是非此即彼的二分概念，而更像是连续的实体。

一些研究将隐匿炎症和不同类型的癌症联系起来[102]，包括淋巴瘤和结肠癌、肺癌、前列腺癌、胰腺和卵巢癌。研究还表明，隐匿炎症的标志（如CRP）升高与某些癌症风险更高、预期生存率更差有关。有一些抗炎药物或可用于通过治疗隐匿炎症来预防癌症。在旧金山的加利福尼亚大学，博士后研究员德菲·阿兰（Dvir Aran）就职于医学科学家阿图尔·布特（Atul Butte）的实验室，他想知道为什么阿司匹林和其他非甾体抗炎药可以降低一些癌症风险（包括结肠癌），即使患者有时并没有明显发炎。阿兰觉得，一个原因可能是副炎症与基因突变相互作用引发了癌症[103]。在2017年的一项小鼠研究中，他研究了极为微小的炎症——小到只能通过分析肠道内衬上皮细胞的蛋白质来检测。这种情形中没有充满炎症组织的典型炎症细胞。阿兰随后在这种副炎症组织里识别出一种特殊的基因表达模式，并在数以千计的人类肿瘤和癌细胞系里寻这一独特印记——类似于巨噬细胞的基因表达。他在几种癌症类型中发现了副炎症。这是癌症发展中的一个重要因素，对预后有重要影响，而且配合其他引发癌症的遗传变异。阿兰还注意到，使用非甾体抗炎药，在人类组织中可以很大程度上消除副炎症。

瞄准炎症来预防癌症不是一个简单的任务。看得见才能引起警惕：当炎症显而易见，我们会试着扑灭这些火焰。但通常早在我们看见之前很久故事就已经开始了，风起于青苹之末，起于一个孤立的场景，一小批孤单的细胞受到环境的伤害，也许是因为呼吸的空气，或者吃下去的食物。隐匿的炎症它慢慢燃烧，终成燎原之势。说不定它游荡在我一个亲戚身上，她接触滑石粉多年后被诊断出卵巢癌；或者是一个朋友，他幼年时呼吸着严重污染的空气，当他诊断出右肺部有个快速生长的侵袭细胞团时，才刚当上爸爸。当然，这些都是空泛的臆测。要想实时看到事情发生之初是不可能的，也无法了解是谁、在哪里、如何以及为何一个好好的细胞（然后又带上其他好好的细胞）叛变的全部细节。但如果我们能挥退时光，希望找到某个完美的时刻来阻止癌症的发生，预防伤口（既是字面意义上也是形象上）从一开始的失控，隐匿的炎症是一个有希望的目标。在增加癌症风险方面，隐匿炎症可能与公开的炎症一样重要。

第五章

解剖上的紧密

40岁的医生凯莉一直都在和自己的体重搏斗。她长日里仔细照看病人，如是多年，堆积在她身体腰腹部的肉，还有她的血压、胆固醇和血糖水平都在膨胀。她知道，这让她有朝一日发作心脏病的风险变高了。凯莉很快就开始了严格饮食和锻炼计划，一天不落地去健身房，数着每一大卡的热量。在我离开我们的医院去另一个城市的时候，她看起来已经判若两人，好像所有的脂肪都融掉了，而且她感觉也前所未有地好。"但我老是饿"她说。

几年后我又去这个城市时见到了凯莉。她已经恢复了之前的所有体重，甚至更胖。尽管她受虐狂般地自律，但还是比以前更重了。凯莉问我有关减肥的手术，以及胃肠道医生把气球放进患者胃部帮助节食的事情。她知道自己对抗的不只是脂肪——她对抗的是自身的生物机制。

减重后，我们的身体会自动恢复那些减去的重量。我们会变得更饿，需要吃更多才会饱。大脑会奖赏过度进食，发送信号给肌肉让它们燃烧更少的卡路里。简而言之，身体捍卫自己的脂肪储备。但在凯莉的情况里还有另一种力量。和脂肪不一样，它是看不见的。它不仅是肥胖的基础，也和糖尿病等疾病相关，需要更复杂的武器来对抗它——凯莉有非常严重的炎症。

凯莉的体重在现代生活中虽是普遍难题，但人类历史的大多数时候，营养不良才是常态［直到20世纪仍然持续，比如说，赫伯特·胡佛（Herbert Hoover）在1928年的济贫竞选口号是"每个锅都能煮上鸡"就很说明问题］。肥胖问题在第二次世界大战之后稳定上升[104]。我们不再是狩猎和采集者，不再花费大部分精力寻觅植物和猎物，或者在早期农业中深陷农事的无常，我们人类拥有越来越多无尽的剩余食物，能不费什么力气就吃到。超重和肥胖的人数（这两种情况的医学定义都取决于身体质量指数）节节攀升。而慢性病和过早死亡的可能性也在跟着身体质量指数上升。

与此同时，文化对脂肪的观念开始转变。丰满的女性形象和大腹便便的工业大亨曾主导中世纪与文艺复兴时的艺术，这种偏好开始逐渐衰落。这些旧有的美丽、富裕和权力形象持续到20世纪，然后被公众对苗条的疯狂所取代。到20世纪60年代，英国超模莱斯利·霍恩比（Lesly Hornby）——爱称"崔姬"（Twiggy）——横空出现在时尚舞台上，以树枝似的身材成为青少年偶像。

医生的观点也发生了变化。虽然他们还是会鼓励人们多点额外的肉——多达23千克——以提供"活力"储备支持一个人度过疾病时期，随着肥胖的代价越来越明显（从18世纪以来的医学文献就有所注意[105]），他们的态度也开始改变。在20世纪开头那些年，人们发现超重与更高的死亡概率相关，而到了20世纪60年代，人们正经开始了肥胖研究[106]。脂肪与各种疾病联系起来：糖尿病、高血压、心脏病、癌症、胆结石、胃灼热、脂肪肝、睡眠呼吸暂停、自身免疫性疾病、关节炎、神经系统问题、肾病、不育、抑郁，等等。但它是如何让人生病的呢？传统上认为脂肪仅仅是人体能量的储存库，帮助身体缓冲和隔热，这些看法并未解释全貌。随着体重增加，脂肪细胞在体内变得拥挤，在压力下变形，这造成了结构缺陷，导致对各种器官的机械压力。这能够解释骨关节炎和静脉血液潴留之类的问题，但对大多数和脂肪过多一同发生的问题来说，这个答案不能令人满意[107]。

20世纪90年代初，利贝和里德克等人琢磨心脏病中的炎症这个不受欢迎的观点时，哈佛大学丹娜法伯癌症研究所布鲁斯·斯皮格曼（Bruce Spiegelman）教授实验室的研究生格克汗·霍塔米斯利格（Gokhan Hotamisligil）偶然发现了炎症与肥胖的关系。他研究肥胖小鼠和瘦小鼠时回忆起了自己的童年。他的家乡离帕加马只有几英里远，这曾是爱琴海岸伊兹密尔附近一个强大古城池，是古希腊医生盖伦的故乡。他想起盖伦在公元200年关于肝脏的论述，称人体内一个器官的结构对其功能、其营养进出以及维持稳态至关重要——和维持帕加马神庙屹立不倒是一样的平衡力量。胖小鼠虽然和瘦小鼠的结构是一样的，却面临着因额外体重造成的巨大结构压力。

但霍塔米斯利格感到，在它们的肉体中存在着超出结构压力之外的秘密。他把注意力转向了炎症因子TNF-α，这是弗朗西丝·鲍克维尔实验中似乎会促进肿瘤的那种分子。他一时兴起测试了胖小鼠和瘦小鼠的TNF-α表达。他在它们的脾脏里发现了高水平的TNF-α[108]，就富含免疫和炎症细胞的器官来说这倒不出意料。但他还惊讶地发现了脂肪组织里的TNF-α。胖小鼠的脂肪组织产生了高水平的TNF-α，但瘦小鼠没有。几年后，霍塔米斯利格发现人身上也是这样[109]。他心想，像TNF-α这种炎症因子，在脂肪组织里头做什么？

在霍塔米斯利格做研究的时候，脂肪已经不复旧日那种单纯的多余能量储备库形象。像瘦素这样的分子——脂肪细胞制造的一种调节食欲的蛋白质——开始描绘出脂肪组织的复杂形象，它们有自己的激素、受体和遗传。脂肪参与控制代谢过程，让细胞能够将蛋白质、碳水化合物和脂肪转化为构建组织、支持其他维持生命活动的能量。由于这些过程发生在全身，代谢问题会影响多个器官。摄入太多不健康的热量、动得太少，意味着更高的肥胖风险及其相关并发症。所谓代谢综合征，也就是凯莉被诊断的问题，意指一组与患上心脏病和糖尿病有关的风险因子：胃周围的脂肪、高血压、高血糖和不健康的胆固醇水平。

1993年霍塔米斯利格的工作给这个图景增加了一个新的转折。传统上，代谢（或者说能量管理）和免疫响应被视为功能迥异的不同实体，各自要通过专门的研究路径来调查，少有交集。代谢控制维持生命的过程，如将食物转化为能量和处理废物，而免疫响应则负责保卫身体。但脂肪组织在其代谢功能之外还产生炎症因子——不仅是TNF-α，后来研究还发现了更多[110]，如IL-6、IL-1β、IL-1和γ干扰素（IFN-γ）。这是连接脂肪和炎症的范式转变的开端。

2003年，其他研究所科学家发表的两项研究得出了同样的突破性结论，揭示了脂肪发炎潜能背后的免疫细胞。哥伦比亚医学中心的安东尼·费兰特（Anthony Ferrante）和当时在马萨诸塞州千年制药公司的陈宏（音），发现小鼠和人类脂肪中居住的巨噬细胞，对脂肪组织里出现的大多数炎症因子负有责任[111]。梅奇尼科夫的"警察"又在意想不到的地方出现了，它没有冲向入侵者，而是打击起了体内多余的肉。在瘦小鼠和瘦人类身上，巨噬细胞在脂肪细胞中形单影只；而在肥胖动物的体内，巨噬细胞集中起来，有时甚至完全包围脂肪细胞，就好像在慢性炎症疾病如类风湿性关节炎中的形态。与此同时，小鼠和人脂肪中巨噬细胞的数量与脂肪细胞的大小和体重成正比增长，它们在脂肪组织中的百分比从瘦人的10%以下，到肥胖者的40%，乃至明显肥胖者的50%。在这些明显肥胖的人的血液里也流淌着更多的巨噬细胞。

巨噬细胞响应压力，但身体还没有演化到能管理暴食——现代生活中最大的压力之一。在纤瘦健康的人身上，脂肪组织里的巨噬细胞通过许多路径帮助维持抗炎状态，包括分泌抗炎因子。而在肥胖个体中它们行为发生了变化，怒冲冲的免疫反应随之而来。肥胖对身体造成的压力和感染很相似[112]，激活了一些相同的细胞间应激通路。而且，在肥胖情况，一个脂肪细胞（斯蒂芬·奥拉希利医生将之描述为在塞满脂肪的沙滩气球上面煎蛋）由于其结构而面临破裂和死亡风险——细胞躁动，濒临崩溃。臃肿的细胞里塞满脂质，没有多少空间给常规细胞器执行日常细胞职能。当超载的脂肪细胞开始吐出有害内容物时，巨噬细胞跑来清理，使炎症反应加剧。应激的脂肪细胞吐出炎症因子，产生更少的脂联素（一种帮助控制炎症的重要蛋白）。

费兰特让实验室致力于了解免疫和代谢系统如何相互作用，据他估计，肥胖者的脂肪组织里有一半的细胞实际上是免疫细胞[113]。在巨噬细胞发挥重要作用的同时，数据表明这当中也涉及其他先天和后天免疫细胞[114]（如 T 和 B 淋巴细胞）。比如说，T 细胞产生炎症因子，帮助招募巨噬细胞到脂肪组织里来。这时他有了个狂野的想法：在建筑结构乃至代谢的作用之外，多余脂肪也许有着超出过去想象的不祥秘密。它本质上是个免疫器官。

霍塔米斯利格观察到，与肥胖相关的炎症不是自古描述的那种急性炎症之火，那种强大的、会快速平息的火焰（带来红热肿痛），也不是各种自体免疫性疾病里那种喧闹的炎症。不如说这种新的炎症水平很低、慢性地闷烧着，能逃过检测，却像到处泼洒汽油、只待一点火星一样危险，它就像里德克用 CRP 测试寻找的炎症或癌症之前的副炎症。它需要一个名字。霍塔米斯利格称之为"代谢炎症"（*metainflammation*）。

尽管强度、血液水平上的炎症分子增加不多，但越来越多的证据表明，代谢炎症会对代谢通路造成重大影响，它在糖尿病、高血压、高胆固醇和心脏病中发挥作用。而来自脂肪的代谢炎症或许还会令人发胖。其中一个方式是，慢性炎症可能促使身体将更多热量存储为脂肪，而非燃烧它们获得能量。一个被称为免疫代谢的生物医学研究领域正在兴起[115]，集中关注炎症与代谢之间的紧密联系。

从演化视角来看，免疫系统和代谢之间的相互依存[116]并不奇怪。代谢是所有物种都有的原始过程，和生命一同来到世间。而代价高昂的免疫系统虽比代谢年轻，却比许多其他系统都古老，依赖于巨量能量储备来为宿主提供防御设施。能量效率和有力攻击感染的能力，对生存皆不可少。它们共同演化，选择出既能存储营养也能挥舞强大（有时过度敏感）免疫响应的强健之人。在果蝇之类的较低等生物身上，免疫和代谢反应受到同一器官控制，即所谓脂肪体。

巨噬细胞和脂肪细胞在我们的演化历史中从同一种细胞先祖分化而来[117]，这种细胞同时参与免疫响应和代谢，而且有许多共同的功能。两者都可以分泌细胞因子，而脂肪细胞也能变成类似巨噬细胞的吞噬细胞，吞掉外来物质。细胞因子发出信号的受体，和响应胰岛素等激素的受体还有一些相同的通路。

在显微镜下，脂肪中的巨噬细胞围住脂肪细胞，紧紧拥抱它们[118]，这种解剖学上的紧密，说明了一种复杂的功能关系——居于免疫响应和代谢之间关联的核心。脂肪组织里的许多激素如瘦素，都有双重角色。瘦素控制食物摄入，调控体重，但它同时也是一个炎症分子。在肥胖情况下身体会耐受瘦素，脂肪细胞会分泌越来越多瘦素，促进饥饿和发炎。

免疫和代谢响应彼此，如同彼此的傀儡师般互相监视，维持身体稳定的精妙平衡，食物摄入太少（或太多）可能打破这种平衡。一方面，在这个光谱的一端，挨饿和营养不良会削弱免疫系统，使之无力与外来侵略作战；另一方面，脂肪会导致慢性、低水平的炎症，或代谢炎症，它是联系起脂肪及其并发症的一种潜在机制[119]。

在炎症上，不是所有脂肪都平等。20世纪中期，法国医生让·瓦格（Jean Vague）观察到，身体脂肪分布[120]是代谢风险（如糖尿病和心脏病）的一个重要决定因素。他的观点当时被忽视了，但科学家逐渐意识到，皮下脂肪（皮肤下方的脂肪）当垫在大腿、臀部或上臂等部位时基本是无害的。事实上它可以作为一个蓄水库，保护其他组织免受过多营养的毒害。但肚子周围的皮下脂肪是危险的。过多腹部脂肪表明一个人内脏脂肪也过多——身体腹部器官周围有着"深层"的脂肪。这类脂肪具有高度炎症性，有更多的巨噬细胞，释放出一系列炎症因子。它和肥胖的多种并发症相关，包括糖尿病、心脏病和癌症。内脏脂肪也预示着任何原因引起的过早死亡的风险升高[121]。其他器官周围的多余脂肪，如心脏及其血管[122]，也会招来炎症，加剧慢性病风险。

减重能减少脂肪组织中巨噬细胞的数量，逆转其发炎潜能，降低血液中的炎症标志物水平。然而有些体重指数正常的人或许不认为自己胖，但他们的器官间可能隐藏着强大的内脏脂肪，让炎症分子渗入血液。这可能是由于不健康饮食、缺乏运动或两者皆有。这类脂肪和它引起的炎症一样隐匿难见。

多年以后，凯莉腰围难减，最终被诊断为2型糖尿病，目前这是世界上最普遍的糖尿病。正常情况下，吃过饭以后胰腺中的β细胞会分泌胰岛素，这种激素会把葡萄糖从血液里推进脂肪和肌肉，在那里得到利用。2型糖尿病患者的躯体开始对胰岛素产生抗性，于是胰腺必须分泌更多的胰岛素来让葡萄糖进入组织。最终胰腺难以支绌，也不那么能够生产胰岛素了。

血糖水平上升，导致饥饿、口渴和尿频。

虽然遗传因素会影响2型糖尿病风险，但它通常更典型的是与关键生活方式问题有关，如饮食不当、缺乏运动，以及肥胖。而1型糖尿病是一种典型的自体免疫疾病，通常在童年就发病了。剧烈的炎症过程破坏了许多胰腺的β细胞，使之不能产生足够的胰岛素。1型糖尿病的遗传标志在出生时就存在，远早于实验室的测试能表明血糖水平异常之前，血液中针对胰腺的自身抗体就已经出现了。

1型糖尿病是广为人知的自体免疫疾病，而2型糖尿病一直是与免疫分开看的。但随着证据累积，2型糖尿病也开始偏离我们对它的传统理解，同时作为免疫和代谢疾病[123]出现。它与肥胖和心脏病一样，也与慢性、低水平的炎症有了关联。

胰岛素信号影响身体如何存储糖和脂肪，它是人体内最重要的代谢通路之一。胰岛素抵抗和炎症一样，是保护性的演化力量所塑造的。它在从果蝇到人类这样的生命体身上都很常见，在数百万年的演化变迁中一直发挥着重要作用。在人类深受重重压力的年代里——从病菌、捕食者到饥饿——胰岛素抵抗协助对抗这些古老杀手，将葡萄糖从肌肉分向炎症细胞，滋养免疫反应，或在高压环境下保住大脑的葡萄糖供应。在"战或逃"反应中的主要压力激素皮质醇导致了胰岛素抵抗。在饥荒时，胰岛素抵抗帮助人类用脂肪保存更多热量，以供未来使用。它还有利繁殖，为怀孕中的胎儿发育保存营养。今天，在许多具有强烈炎症反应的感染中都能观察到胰岛素抵抗，如丙肝、艾滋病毒或败血症——身体对感染的致命炎症应答，这种病通常是细菌造成的。

在肥胖症中，胰岛素抵抗的初衷是好的。多余热量可能对脂肪和其他细胞有害。没有胰岛素抵抗来限制脂肪细胞吸收葡萄糖，脂肪细胞会膨胀和死亡，让多余营养失去存储库。接下来是恶性循环，越来越少的细胞要承担太多热量涌入的巨大负担。在脂肪组织崩溃后，肌肉和肝脏细胞会面临相同境地，生物体会把自己吃死[124]。

但在凯莉这样的病人身上，过度胰岛素抵抗造成了长期不受控的血糖，导致了 2 型糖尿病。这种病的严重并发症包括心脏病、中风、眼部和神经损伤以及肾病。糖尿病患者需服用胰岛素敏感药物或注射胰岛素来控制血糖水平。

抗炎药阿司匹林曾用于 2 型糖尿病患者，这暗示了糖尿病与炎症之间的某种联系。在 1876 年 6 月的《柏林临床周刊》中，威尔海姆·艾布斯坦医生（Wilhelm Ebstein）写道[125]："似乎可以肯定，在某些糖尿病病理中使用水杨酸钠①对糖尿病症状有影响。这些症状……有可能完全消失。这对患者是很大的好处。"在艾布斯坦的报告发表 25 年后，英国曼彻斯特的医生理查德·威廉森（Richard Williamson）偶然有了同样的发现[126]：给糖尿病患者大剂量阿司匹林可以减少他们尿液的葡萄糖。

他们的观察直到 20 世纪后半叶才引起了人们的注意，当时，一名正在接受胰岛素治疗的英国糖尿病患者，因为风湿热

---

① 水杨酸是一种化合物，阿司匹林是水杨酸的衍生物。水杨酸钠是水杨酸的钠盐，它的特征与阿司匹林相似但略有不同。

引发的关节炎去了医院。医生给了他高剂量的阿司匹林治疗关节炎，然后惊讶地发现他不再需要每日注射胰岛素了。后续研究大为鼓吹用高剂量阿司匹林治疗糖尿病。但医生不知道阿司匹林为什么或如何帮助了他们的患者，而且它的代价也不小，大剂量阿司匹林有可怕的副作用，包括持续耳鸣、头疼、头晕和胃溃疡。医生还是继续使用补充胰岛素的药物，它们耐受性更好，而且符合他们对糖尿病发展过程的理解。

20世纪90年代，霍塔米斯利格发现肥胖小鼠的脂肪组织的行为就像免疫器官一样，会释放出炎症标志物如TNF-α，与此同时他也被另一个现象所震惊：在TNF-α和胰岛素抵抗之间存在关联。阻断TNF-α可以减轻小鼠的胰岛素抵抗。此外，当霍塔米斯利格给肥胖糖尿病小鼠注射针对TNF-α的抗体时，它们的糖尿病得到了缓解。TNF-α似乎会导致胰岛素抵抗，而在1996年，霍塔米斯利格揭示了这一切是如何发生的：TNF-α在胰岛素结合受体之后干扰胰岛素信号[127]，阻止其发挥功能。

后面几年里，霍塔米斯利格和其他科学家继续揭晓，多种脂肪组织里的炎症分子在诱导胰岛素抵抗中发挥了重要作用。脂肪细胞、巨噬细胞和T细胞释放的细胞因子，尤其是白介素-1（IL-1），被发现抑制了胰岛β细胞分泌胰岛素[128]，并导致它们被损毁。出乎意料，研究表明2型糖尿病患者的巨噬细胞不仅充满脂肪组织，而且胰腺里也有很多[129]，与它们本应削弱破坏的细胞相依相伴。胰腺的β细胞表达了自己的炎症细胞因子。

重要的是，去除脂肪并未改变发炎与胰岛素抵抗之间的关系。给较瘦的动物注射炎症分子也会造成其胰岛素抵抗，这表明发炎本身就是这场变故里的重要环节。炎症细胞往往无视胰岛素指令，促使胰腺分泌越来越多的胰岛素，把葡萄糖推进组织。

与此同时，人类研究了血液中炎症标志物与胰岛素抵抗的紧密联系。1999 年，《社区动脉粥样硬化风险研究》（*Athero-sclerosis Risk in Communities Study*）表明，炎症标志物或可预测 2 型糖尿病的发展。此后有更多研究肯定了这一发现。例如，里德克团队在 2001 年观察到，血液中高 CRP 或 IL-6 水平的患者，更可能被诊断出 2 型糖尿病[130]。

尽管如此，许多批评者怀疑炎症是否仅仅是特定代谢疾病的一个症状[131]，而非潜在的原因。说到底，过度进食带来的高血糖或不正常的胆固醇水平也会造成炎症，破坏胰腺 β 细胞。但霍塔米斯利格和其他科学家坚定不移地指出，演化力量在这里现身，塑造了肥胖和胰岛素抵抗。炎症、脂肪和胰岛素之间的相互作用曾经是为了适合环境，但在现代生活中却产生了毒性。霍塔米斯利格写道，慢性炎症是破坏性的，而且是这个过程的罪魁祸首[132]。他指出，一些实验表明干预炎症会逆转疾病，这种生物反应可以上溯至远古，而且不同类型的动物现在也都有这样的反应。例如，糖尿病的果蝇模型能够通过阻断炎症通路治疗糖尿病，糖尿病小鼠也可以。但他提醒，在更高等生物中（如人类），涉及的通路要复杂得多，需要更多研究来发现特定疾病中需要被操控的确切机制。

血液中糖过剩，或者身体脂肪过多，不总是与慢性隐匿的炎症有关，或必定不利于健康。肥胖在野生动物中很少见，但有些动物如海豹或北极熊，能在险恶环境下生存得益于一身肥膘。但是，它们的天然脂肪与现代人类的肥胖不同，风险也不同。每年秋天，像熊和蝙蝠这样的动物都会把自己吃到病态肥胖的地步，有些物种会增加80%的体重。对大多数冬眠动物来说，它们和人一样会出现代谢综合征的迹象：高血糖、高血压、不健康的胆固醇水平。但胰岛素抵抗对这些动物是有利的。胰岛素帮助将葡萄糖运送到细胞中，而胰岛素抵抗促使细胞使用脂肪而非糖作为能量来源，为身体的冬眠做好准备。

冬眠动物不会因为短期肥胖造成严重后果。它们在冬季会消耗掉多余的脂肪，不会发展出心脏病或糖尿病这样的长期问题。现代人类肥胖症中持续、低水平的炎症不会在它们身上肆虐。它们的胰岛素抵抗稍纵即逝，像急性炎症一样倏忽来去，在消失之前能得到充分利用。但凯莉不是这样，她身上的炎症主要来自内脏脂肪组织，但也来自其他器官（程度较轻），包括心脏、脑、肌肉、胰腺和肝脏。

肝脏和脂肪一样是个重要的代谢器官，在消化、营养合成和存储及解毒方面发挥重要作用。肥胖症个体的肝脏里沉积着脂肪。库普弗细胞（Kupffer cell，肝脏的巨噬细胞）变得活跃，把肝脏变成代谢功能紊乱和炎症的主要次级中心。代谢炎症本身就会助长肝病[133]，从单纯的肝脏脂肪团（发达国家最常见的肝病）到严重炎症，最终造成疤痕。

肥胖几乎影响每个器官系统，这种普遍性通常只有最严重的急性炎症才会出现。例如，败血症会损坏多个器官，导致低血压、呼吸急促和精神状态改变。对败血症患者来说，康复和死亡几乎以同样的速度逼近，撑过去以后就没事了。但对有内脏脂肪的人来说，低水平的代谢炎症可能会静静地削弱他们的健康，逃避检测，静待时机，终日徘徊且看不到消退的尽头。

凯莉总是睡不好。一方面，颈部和胃部增加的脂肪压迫她的呼吸道，导致呼吸阻塞和睡眠呼吸暂停。她血液中间歇出现低氧水平，加剧了隐匿的炎症。另一方面，在某几个春天的黑暗夜晚，等待乳房X射线结果时，她的睡眠问题越发严重了。她在自检时在左乳房发现了一个小小的肿块，而且她知道，这个小小的细胞团可能会减少，或者不可逆转地改变她剩下的人生。她深受癌症的可能阴影所困，即使家族里无人有此病史。

多种机制支持着肥胖和癌症之间的强关联，包括胰岛素抵抗、高血糖和高胆固醇——全都是代谢混乱的证据。炎症会造成额外的重大风险[134]。脂肪细胞产生的细胞因子是一种危险共生关系的开端。在和癌细胞一起生长时，脂肪细胞也会鼓励它们产生更多的细胞因子。而癌细胞反过来诱使脂肪细胞制造更多的细胞因子，从而帮助肿瘤生长。如果癌细胞能够转移到脂肪组织里，它就会跳进细胞因子的大垃圾坑，增进生存能力。在超重和肥胖患者中，脂肪细胞倾向于过量表达炎症细胞因子，如L-1β、IL-6和TNF-α，这些都与发展癌症的风险更高有关。因此，无怪乎许多癌症通常就在脂肪细胞旁边恶化（如乳腺癌），或生长于脂肪细胞近处，如胃癌、结肠癌和卵巢癌。脂肪细胞培养出的环境适合它生存在厚厚的脂肪组织层里，对肿瘤生存也一样有用。

凯莉很快得知乳房肿块不是恶性的。但她在一年内需要再做一次乳房检查，确保这个肿块不变大不闹腾。她大松一口气。在40岁出头的时候，维克多·雨果（Victor Hugo）所说的"年轻时代的老龄"，看起来似乎还有大把时光。她于是决心再次与脂肪作战，按需采取医药和手术方法。但对凯莉而言，保持健康不仅意味着减掉多余的肉，去除身体负担，也意味着对抗一种力量——这种力量徘徊在她感到的痛苦或镜中之影背后，改写着她身体的每一个细胞。隐匿的炎症、扭曲的胰岛素信号和其他瘦素之类的代谢调控器在滋长她的饥饿。她所寻求的任何饮食，都需要能够对抗这种低水平的炎症。

寂静燃烧的炎症可能揭示了肥胖如何产生一系列使人虚弱的疾病，有助于解释为何同一人身上会出现心脏病和糖尿病等不同类型的风险因素——代谢综合征。这里出现的是一个复杂的互相关联的网络，炎症为其核心，"共同土壤"的假说将当代最严重的健康威胁联系到一起。慢性病往往一同出现，不仅包括心脏病、中风、癌症、糖尿病和肥胖，也包括神经退行性疾病如阿尔茨海默病。一个患有其中一种疾病的人，也更可能患上其中任一种别的病。事实上，这些代谢性疾病在衰老过程中出现绝非偶然。

第六章

灰色存在

随着年龄增长，埃利·梅奇尼科夫肚子上的肉变多了。记者描述他"杂乱无章的头发像雷雨打过的麦子一样堆在头上"[135]。他四处走动，穿旧的外套口袋里塞满报纸和信件，"就像出没于塞纳河码头的波希米亚猎书人或印刷品收藏家"。他把雨伞忘在火车上，在家里忘记脱鞋，而且经常把帽子和眼镜乱扔。但在整理成堆研究论文或实验室设备时，他总能立即找到自己要的东西。梅奇尼科夫一辈子都是个无神论者，对来世没有幻想。相反，他开始痴迷于寻找年老的"解药"。他发起了第一个关于衰老的方法学研究，在1903年发明了"老年医学"这个术语。他说，大多数百岁老人都生活朴素。他年轻时的科研重点大多在巨噬细胞上，但现在他开始更细致地检视这些宝贵的吞噬者。巨噬细胞保护机体免受入侵者伤害，但它们也同样维护身体组织。梅奇尼科夫怀疑，巨噬细胞在许多老年衰弱性疾病中都起到作用。也许，他灵光一现地想到，它们不仅是英雄，也是反派，同时还是介于两者之间的所有灰色存在。

梅奇尼科夫对巨噬细胞和衰老的看法在他的时代只有小范围内流传，但到了20世纪这个观点复兴了。科学家发现，巨噬细胞不仅在衰老中有一席之地，而且在其伴随的疾病中也有所作为，包括神经退行性疾病如阿尔茨海默病，甚至抑郁等精神疾病。

20世纪90年代，意大利老年医学家路易吉·费鲁奇（Luigi

Ferrucci，现为美国马里兰国家老龄研究所科学主任）正琢磨着衰老的神秘机制。他见过一些老年患者在轮椅上辗转挣命，而另一些却在跑马拉松。用年龄衡量健康似乎太过变化莫测。费鲁奇想，有没有什么办法可以评估生物学年龄？也许有某种可靠的血液标志物，可以确定哪些人"老"得更快？

新兴研究把慢性、低水平的炎症和心脏病、肥胖、糖尿病、癌症、阿尔茨海默病等各种疾病联系起来，费鲁奇对此很惊奇，这正是他的患者饱受的那些折磨。他决定专注于细胞因子 IL-6[136]，它被证明预示着心脏病、中风、糖尿病甚至死亡。它漂在肥胖人群的血液里，释放它的不仅有免疫细胞，还有脂肪和肌肉组织。费鲁奇测量了健康、活动自如的中度老龄人群血液中 IL-6 的水平，跟踪他们4年，发现高水平 IL-6 能预测谁最终会失能——日常活动需要协助进行，如走路、进食、梳洗或使用厕所。

这些发现让费鲁奇很受震动。他把结果发给了著名期刊的编辑，但受到了冷待甚至嘲笑。审稿人称费鲁奇的发现很荒诞，认为他所揭示的炎症只是疾病的结果，或许是由于老年人的隐性感染所致。炎症有可能是衰老这样的复杂过程的中心（或仅仅只是在其中发挥重要作用），这样的看法似乎荒诞不经。费鲁奇的数据经过多次被拒，最终才得以发表。后来他意识到，IL-6 作为预兆不够完美：有些人没有高水平的 IL-6，但还是会出现衰退。但他热情不减。他想，IL-6 只是故事一角，而不是全部。

世纪之交一个宁静的夏日傍晚，费鲁奇与他的朋友和同事克劳迪奥·弗兰切斯基（Claudio Franceschi）在意大利的摩德纳一起吃晚饭。弗兰切斯基是意大利国家老龄研究所的负责人，这对友人一如既往地聊起了炎症和衰老之间的联系。他们知道，通常低水平炎症会随着年龄增长而上升；老人血液中炎症因子水平更高，与年轻人相比表达更多涉及炎症的基因。研究表明标志物如IL-6、CRP、TNF-α、IL-1β和IL-18等，与老年人中慢性病、残障甚至死亡风险升高有关。这类炎症需要严肃对待，弗兰切斯基觉得它需要一个恰当的命名。他称之为炎性衰老（*inflammaging*）：衰老中出现的隐藏炎症状态。

在年轻人会出现炎症的各类诱因之外，老年人还面对额外的炎性衰老问题。有些是肉眼可见的。体脂会随着年龄增长从身体外围朝中间转移，造成多炎症的腹部内脏脂肪。性激素如雌激素和睾酮等下降也会引起炎症。这些激素控制着巨噬细胞和其他免疫细胞，后者在激素消失后会变得狂野。例如，雌激素会调低骨组织中巨噬细胞的活性。绝经后的低雌激素水平会让骨质分解快过重建的速度。慢性炎症自身也会降低性激素，维持一个破坏性的循环。

自从2013年弗朗切斯基提出炎性衰老这个术语后，近些年里它变得越来越重要[137]，人们认识到它是"衰老的标志物"[138]之一，是可能驱动人类衰老的某个关键生物学机制。例如，基因会随着时间推移变得脆弱，容易发生突变和表观遗传改变。受伤的分子和其他压力因素在老化的身体里累积，而且它们还越发支绌于应对这些压力。补充整个身体特殊细胞的干细胞开始衰落，端粒也同样如此。端粒是短的DNA序列，就像染色体末端的缓冲器，而染色体是我们细胞里的线绳，它们蕴含着绝大多数我们的遗传信息。端粒就像鞋带头上的塑料帽子那样保护它们，防止鞋带磨坏。研究表明，端粒长的人比端粒短的能活得更久、更健康。

炎性衰老既是一种标志，也是将其他标志联合起来的共同力量。这一标志不是独立实体，而是高度相互关联的过程，它们汇集在炎性衰老上，并通过它辐射出去，就像车轮上的辐条一样。任何一个标志都能助长炎性衰老，这是一种弥漫在老年期的、低烈度的缓慢火焰。在其核心是对先天免疫系统的持续诱导，而正如梅奇尼科夫所怀疑的，巨噬细胞在其中至关重要。

随着我们老去，身体积累了许多生物碎片。受损或死去的细胞、错误折叠的蛋白，以及其他破碎、变异或错位的分子碎片自行堆积在组织和器官里，对系统造成压力。细胞内无所不在的细胞器——产生不可或缺的能量滋养人类生命的线粒体——可能会受损或失去功能。所有这些垃圾会激发巨噬细胞[139]和其他免疫细胞。它们试着清理这些"垃圾"，就像面对坏蛋病菌一样做出反应，在此过程中促成了炎性衰老。我们的身体堆积生物水平的趋势不仅是时间所致，也有环境的影响。事实上，任何发炎或抗炎环境影响（包括食物选择）都能有力影响一个或多个老化标志[140]。

炎症破坏细胞的潜力远远超出简单引发免疫反应的范围。受损细胞可以修正缺陷或自我毁灭，保护身体不受意外后果影响——如肿瘤从有缺陷的遗传材料中自行生出。但还有第三种选择：有些受损细胞就只是在时光中放弃了[141]。它们不能再执行功能，停止生长和分裂，但却还是活着，进入一个称为"衰老"的退休阶段。衰老细胞起初会分泌一些物质，帮助修复受损组织。但随着时间流逝、数量增长，它们开始扰乱器官和组织的结构。衰老不是按下某个开关，而是一个渐进的演变过程，从短暂、可逆的状态，变为长期且不可改变的。而衰老细胞在摆脱了自己的传统责任以后也没有闲着。它们成了有力的炎症媒介，喷出炎症因子 IL-6 和 IL-1β，改变附近和全身各处正常细胞的行为——也包括免疫细胞。随着它们随年龄增长而堆积，人体各种组织中都能发现它们，包括皮肤、肝脏、肺、脑、血管、关节和肾脏。它们会充塞于胰腺里制造胰岛素的细胞，以及心脏的肌肉。它们在动脉粥样硬化斑块中掀动炎症，使斑块更容易破裂，也在内脏脂肪里躲躲藏藏。它们促进多种慢性炎症性疾病。衰老细胞也许是与衰老相关的许多疾病背后的根本病因之一。

50 岁以后，梅奇尼科夫开始恐惧死亡。他经常在讲座、著作和论文里谈及死亡。在实验室里，他想要勾勒出死亡飘忽形象中的某些明确性。在他的肾脏无法像过去那样过滤毒素、陷入挣扎时，他的焦虑变得尤为严重。他怪巨噬细胞让他生出华发，断言它们吞掉了头发的色素。我们今天知道这种说法部分是对的：巨噬细胞在头发生长周期中确实参与了去除色素的过程，而动物研究表明[142]，先天免疫活动的持续炎症可能会造成头发褪色。但这个过程很复杂，部分根植于遗传学。在 70 岁出头的时候，梅奇尼科夫遭受了多次心脏病发作，最终死于心脏病。他不知道巨噬细胞已经浸透了他的死亡，同时也充塞了他的生命。他把遗体捐献给了医学研究，允许人们出于科学目的解剖和损毁。

梅奇尼科夫知道，身体老化的病痛往往会聚在一起出现。肾脏衰竭可能预示着其他疾病——也许某个疾病会演变为致命打击。衰老缓慢发生，无法诊断出某个临界点，在混乱的雪崩里找不到那片作为元凶的雪花，一个器官变得迟钝；骨头和肌肉变得松弛；人变得虚弱、失能，或许有迟钝和抑郁。贯穿这些传统上各自独立的疾病的，是一种无声酝酿的炎症。研究将许多老年常见病与炎性衰老相关联，包括心脏病、肥胖、糖尿病、癌症、肾病、关节炎、肺病、肌肉萎缩、骨质流失、虚弱、阿尔茨海默病和抑郁。

隐匿的炎症可能会增加肾病风险[143]，反之亦然。当肾脏开始出问题时，身体会积累废弃物等发炎的因素[144]。它充满液体而膨胀，让肠道发炎、导致脂多糖等毒素渗出。脂多糖存在于某些细菌的外壁，是一种内毒素。这种细菌毒素会引发炎症，是先天性免疫系统最强力的激活剂。它在血液中循环，模拟低等级感染，引发炎症细胞因子如 IL-1β、IL-6 和 TNF-α 的释放。除此之外，患病的肾脏无法充分清除炎症细胞因子，让它们游荡于血液和组织。炎症使已有的肾病恶化并催化其他炎症并发症，如心脏病，这是肾脏疾病患者最常见的死亡原因。

炎症还造成骨质流失和关节炎。它干扰骨骼修复，并推动破骨细胞（骨组织的巨噬细胞）和其他免疫细胞积极分解骨骼，部分造成了过度的骨质流失。骨关节炎曾被认为只是一种

"磨损"性质的关节病，如今人们已经发现它部分是一种炎症性疾病[145]。骨关节炎的炎症比类风湿性关节炎更细微，其中占主导的是先天免疫反应①。巨噬细胞响应连年损耗或使用过度造成的机械压力和组织损伤，跑进了骨关节炎患者的关节，而后天免疫系统的白细胞——T和B淋巴细胞，则往往在类风湿性关节炎中占主导地位。受压关节的细胞也产生自己的炎症因子，帮助破坏正常组织。许多炎症性疾病会增加骨质流失的风险，包括自体免疫疾病、肥胖，以及老年时性激素的缺乏。

肌肉和骨头一样受到时间的摧残。大多数人在中年早期就开始失去一些肌肉质量和力量，但随着时间推移，有些人的速度明显会加快。虽然可能是营养不良或缺乏锻炼所致，但科学家还指出，隐匿炎症对肌肉有害[146]。而且和骨头一样，巨噬细胞在其中扮演重要角色[147]。

炎性衰老的老年图景十分凄凉。器官退化，步履缓慢甚至停滞，力量急剧下降，连握手都觉得费力。摔跤、骨折或任何形式的意外伤害几乎不可避免。重病、失能和死亡悚然逼近。

这些虚弱的人不可避免地更易遭受脑与心灵疾患。也许这就是梅奇尼科夫在失去躯体之外最害怕的——思想的衰退与未竟的无数工作。在他去世近百年后，现代科学开始揭示炎症在这些可怕疾病中耐人寻味的作用。

1906年，德国精神病学家、神经解剖学家阿洛伊斯·阿尔茨海默（Alois Alzheimer）研究了56岁、刚刚去世的患者奥古

---

① 巨噬细胞组成了骨关节炎患者滑膜组织中免疫细胞的60%，T细胞大约占20%。

斯特·迪特（Auguste Deter）的大脑微观景象。迪特几年来一直是他在法兰克福附近的一家精神病院的病人，在她开始表现出异常偏执、激动、混乱和记忆问题后，她丈夫将她送到了这家医院。阿尔茨海默在迪特的神经元周围和内部发现了反常的纤维和团块。"奇特的物质。"他写下了自己的发现[148]，还手绘出他看到的东西。他还画出了小胶质细胞——脑中的巨噬细胞，它们紧挨着神经元。那年晚些时候他在图宾根的精神病学会议上介绍了这个病例，但没有引起什么关注。

阿尔茨海默病曾经很罕见，但现在已经是老龄化社会中痴呆的主要原因。痴呆是一个广泛的术语，指一个人思考、记忆或决策能力的缺陷。阿尔茨海默看到的那种"奇特物质"是由称为淀粉样蛋白和tau蛋白的东西组成的。在阿尔茨海默病中，大脑会堆积错误折叠的淀粉样斑块和tau缠结，这两者被认为是这种疾病的标志。阿尔茨海默病的发展中有基因的作用，但世界上有至少1/3的病例归因于后天风险因素[149]，如缺乏锻炼、吸烟、空气污染、高血压、肥胖、糖尿病、高血脂和大脑创伤。

但不是每个人都会遭受迪特的命运。尸检结果表明，有些人在老年时脑中积累了斑块和缠结，但没有出现阿尔茨海默病的症状。尝试揭开这个谜团的科学家，将注意力部分投向了免疫系统和炎症。

这个想法和许多炎症与疾病的关联一样，都能追溯到菲尔绍，他不仅将炎症与心脏病、糖尿病和癌症等联系起来，也提及了大脑。在1858年的《细胞病理学》一书中，菲尔绍对大脑中非神经元的支持细胞的小小球形的勾勒，像极了现代人所称的小胶质细胞[150]。当费鲁奇在20世纪90年代中期的研究开始将炎症与痴呆联系起来时，大多数科学家假定炎症是组织损伤的反应。一位波恩大学的神经科学家米夏埃尔·黑内卡（Michael Heneka）却有不同的想法。他想起阿洛伊斯·阿尔茨海默对小胶质细胞的描绘，他一直怀疑炎症自身也是造成疾病的积极因素。在2010年5月，他在一个易患痴呆的小鼠品系里敲除了一个炎症基因（编码NLRP3炎症小体）。此后，这些小动物在记忆测试里表现优良，没有出现任何智力障碍。

黑内卡感到难以置信[151]。他的工作表明，炎症可能在痴呆发作中发挥了一部分作用。研究越来越指向炎症在神经退行性疾病（如阿尔茨海默病、帕金森症和其他痴呆，甚至较轻类型的脑功能障碍）中的作用。近年来，科学家开始发现越来越多的涉及阿尔茨海默病的基因。它们几乎都与免疫系统有关[152]，特别是先天免疫系统，包括将小胶质细胞从保护性转化为病理性的变异。

小胶质细胞是我们脑中除了神经以外数量最多的细胞，它是炎症和神经退行性疾病之间关联的核心[153]。和身体其他地方的巨噬细胞一样，它们也参与组织修复，尝试保护大脑免于感染、毒素或其他任何伤害神经的东西。阿尔茨海默病特征性的晶体状淀粉样斑块，其表面分子与某些细菌相似，像是先天免疫反应千百年来训练精熟的外敌。小胶质细胞尝试吃掉淀粉样斑块，就像动脉粥样硬化斑块中的同行细胞用胆固醇塞满自己一样。它们在此过程中释放出大量细胞因子如 TNF-α、IL-1β和IL-6，激活其他小胶质细胞。这个过程通常是短暂的，但在阿尔茨海默症中变得连绵无尽，小胶质细胞高度紧张、过分活跃。随之而来的慢性炎症破坏了神经元，助长了痴呆。当神经细胞开始发炎，它们之间的连线开始变得不擅学习和存储信息。炎症还会直接助长斑块和缠结生长[154]，或让小胶质细胞清除它们的能力下降，来给斑块和缠结开绿灯。

2013年，哈佛的神经学家特蕾莎·戈麦斯-伊斯拉（Teresa Gomez-Isla）解剖了一些充满淀粉样斑块和tau缠结的大脑[155]。奇怪的是，这里面只有部分人生前出现过痴呆迹象。戈麦斯有了一个惊人的发现：比起没有症状的人，痴呆患者的脑有多得多的炎症细胞。她想，脑中的斑块和缠结可能需要有炎症才会表现出来[156]，就像心脏病中斑块和炎症之间的关系。也许炎症比斑块和缠结本身更能推动神经死亡、造成记忆丧失，以及其他认知问题。

几个世纪以来，科学家相信脑部是不受身体炎症影响的，有一个强硬的血脑屏障保护着它，严密的内皮细胞屏障只有遭遇灾难性脑损伤这类情况时才会被打破。直到几十年前，人们还认为身体各处漂浮的免疫细胞和炎性蛋白都抵达不了大脑。我们现在知道，巨噬细胞和细胞因子能够穿透血脑屏障，或者通过内皮细胞传递炎症信号，促使斑块和tau缠结生长，刺激小胶质细胞并损害神经。在阿尔茨海默病中，小胶质细胞无法再好好清除淀粉样斑块，从全身招来的巨噬细胞加入它们的工作，加剧了炎症。

身躯在四五十岁甚至更早些时候的中年发炎与晚年的精神衰退有关[157]。中年时血液中高水平的炎症标志物预示着大脑体积缩小[158]、记忆问题和其他认知问题或阿尔茨海默病等痴呆症状的全面爆发。那些与慢性炎症斗争的人正是这种情形，包括心脏病、糖尿病、肥胖、高血压、关节炎和炎症性肠病。预防或治疗慢性炎症疾病是维持老年精神活力的重要一步。

普通慢性感染，如唇疱疹或牙周炎[159]，也会增加未来痴呆风险。短期但严重的感染如重症肺炎也是。败血症患者对感染发生过度免疫反应，导致全身炎症和多个器官失调，往往会经历急速心智衰退和谵妄。在某些情况下，炎症还会导致一定程度的永久损伤。而在较温和的感染如普通感冒和流感中，脑部炎症则会有时造成暂时性的"脑雾"，伴随着疾病发生。

中风或脑外伤也会增加痴呆风险。在许多中风情况下，炎症是原因也是结果。危害心脏血管的同一炎性过程，也会损伤支持脑部的血管。遭受脑部创伤的人，如经常脑震荡的足球运动员，可能会出现持续的发炎、tau和淀粉样斑块在脑部的累积[160]。中风和脑外伤让大脑炎症不仅导致认知问题，也会导致抑郁症等情绪紊乱。今天，科学家在隐匿炎症和神经退行性疾病以及精神健康间都找到了关联[161]。

忧郁的梅奇尼科夫曾试图用感染性疾病使自己的身体产生炎症；一个世纪之后的20世纪80年代，科学家开始指出疾病与抑郁之间的相似性。让身体发炎的疾病也会改变心灵。患病的人在精神上会感到和身体一样的疲惫。他们阴郁而焦躁，远离其他人。他们少食、动作缓慢，睡眠糟糕，生活了无生趣。生病时行为的演化或许是为了帮助我们专注于与疾病斗争，不分心在寻找和消化食物这样的次要事情上，并让人们远离他人不要传染。这些行为源于先天免疫反应，而它们与抑郁症状惊人地相似。

梅奇尼科夫第一次试图自杀时还是个年轻人，他深爱着妻子柳德米拉·弗多洛维奇（Ludmilla Feodorovitch），一个患有肺结核、体弱多病的女子。她在婚后没几年就去世了，梅奇尼科夫吞了一瓶吗啡想要淹死他的悲伤。在实验室辛勤工作时，他继续与抑郁发作斗争，直到他的第二任妻子奥尔加患上了伤寒，而政局动荡又恶化了他在大学里的工作环境。这一次，梅奇尼科夫尝试给自己接种伯氏疏螺旋体细菌（Borrelia burgdorfei）从而自杀，这会导致反复发热。他活了下来，奥尔加也是，他们后来在巴斯德研究所过上了更快乐的生活。

抑郁传统上被认为是大脑血清素水平低所致，许多抗抑郁药物被推定有增加血清素的功能。这种药物之一，氟西汀（Prozac），在20世纪90年代初进入了市场，年营收达到数百万元（最终达到数十亿元）。与此同时，圣何塞的精神病学家R.S.史密斯（R. S. Smith）在一个不知名的医学期刊上悄悄发表了一篇不合体统的论文[162]——《抑郁的巨噬细胞理论》。他认为，巨噬细胞产生的炎症因子会进入大脑，导致抑郁。[①]有许多被忽略的其他论文也将免疫系统和抑郁联系起来。与此同时，基础研究科学家发现，向实验室小鼠注射炎症刺激物，如感染性细菌、脂多糖或细胞因子，会使之表现出受到心理压力的行为。

巨噬细胞影响情绪是个疯狂的颠覆性概念，它不仅挑战了

---

① 迄今为止的研究表明，抑郁患者中可见先天和后天免疫系统的失调。

生物学教条，也叫板了认为精神与身体决然分立的二元论哲学——它可以追溯到笛卡尔。情绪障碍远远超出了生理疾病范畴。血脑屏障是这种信念在身体上的具现，但它很快就动摇了——它的哲学基础也一样。

新研究表明，炎症可能不仅会影响身体健康，对精神健康亦有作用，包括抑郁[163]、自杀、焦虑、创伤后应激障碍、精神分裂症、双相情感障碍和孤独症。基因在精神健康中的确有影响（在一些疾病如精神分裂症和双相情感障碍中，比在抑郁等疾病中的影响更大）。许多与抑郁有关的基因与神经及免疫系统相关。

21世纪早期，科学家开始在抑郁患者体内找到平均而言更高的炎症标志物水平（如CRP），或是在一些确诊抑郁之前的人身上发现血液中潜伏着低水平炎症。研究还指向了一种线性的关系：一个抑郁患者炎症水平越高，他的症状就越难。例如，一项2013年的大型研究[164]评估了7万余人的心理问题或抑郁症状。研究发现，随着被试的炎症进展（用CRP水平来衡量），他们患上心理问题、抑郁症甚至重症抑郁的风险有所增加。同时，许多研究用上了先进脑成像技术，表明身体发炎能直接影响大脑和情绪[165]。在人体和动物研究中，脑成像揭示了身体发炎影响特定大脑部分，包括那些与抑郁等情绪障碍有关的脑区，改变大脑的功能。

慢性炎症病患者（如心脏病、癌症、肥胖、糖尿病、痴呆、中风、类风湿性关节炎、炎症性肠病、红斑狼疮、哮喘和过敏等）相比其他人更容易发生抑郁。这些影响不能完全归因于带病生活所致的生活改变。同时，抑郁本身也会增加慢性炎症疾病的风险，使病程恶化。而且，和早期动物实验一致，引入炎症刺激似乎会在人类中诱发抑郁，即使此前从未有过情绪障碍。研究表明，获得炎症性因子α干扰素（IFN-α）治疗癌症或慢性感染的病人中，约有半数后来受到抑郁困扰。甚至一剂疫苗也会引发足量的炎症[166]，唤起轻微抑郁症状，升高血液中的细胞因子，以及改变抑郁相关脑区的脑活动。

动物实验对炎症可能导致抑郁的可能途径有所启示。被身体发炎激活的小胶质细胞，产生炎症因子破坏大脑神经连接，影响情绪和行为。大脑发炎降低了神经间流动的血清素水平。细胞研究认为，炎症还会抑制脑细胞新生、加速现有细胞死亡而增加抑郁风险。

目前还不能说，炎症潜伏于每一个抑郁或痴呆个案的根基上。但正在积累的证据表明，炎症在许多神经退行性疾病和精神疾病中发挥了作用，这推动着我们在这个庞大且基本未知的领域中前行。这些证据还与不断扩大的现代炎症与慢性病相关知识保持一致，这一宏大叙事出现在不同医学领域，在现代性的致残与致命疾病间串起线索。沉默酝酿的炎症不仅是这些疾病的结局，也是一个可能的原因。而且即使隐匿的炎症不直接造成疾病，它也可能降低身体忍受逆境的门槛。

20世纪末人类非常偶然地几乎同时发现了代谢炎症和炎性衰老，这说明各种形式的隐匿炎症之间紧密关联。虽然代谢炎症来自对肥胖小鼠的研究，而炎性衰老来自对老年人的研究，二者对隐匿炎症达成了相似的观点，分别指向了代谢疾病和衰老中慢性、低水平的炎症。虽然代谢炎症和炎性衰老的触发原因有时相异，有时重叠，但维持它们的分子机制有些是共同的。

如此之多不同慢性病的根源可能都在于隐匿炎症，身体中各个部分和系统看似不相关，却有着深层生物学联系，这个看法曾一度惊世骇俗、缺乏证据。隐匿的炎症在很长时间里无声存在，一呼一吸。然后某一天它揭竿而起。心脏病似乎是晴天霹雳般降临的，癌症倏然确诊。或许，甚至是在健身房的普通一天里出了问题，最终导致了毁灭性的残疾。也许在杰伊颈部受伤之前很多年，炎症已经在他的血液中飘荡，多多少少导致了他身上后来发生的事。风湿病专家承认有这个可能。一个有着无声隐蔽炎症的人，更可能有自体免疫性疾病煌煌现身。

1812年，就在菲尔绍出生前几年，《新英格兰医学杂志》出版了第一期。它认为感染是最常见的死因之一[167]，包括霍乱、肺结核、天花、原因不明的发烧（它也指出了当时的其他致命疾病，如腹泻、昏厥、喝冷水和精神错乱）。在20世纪中期，随着卫生条件的改善和抗生素的出现，感染导致的死亡（免疫学的经典战争）在世界上很多地方逐渐相对减少，新的疾病开始盛行。接下去几十年里，西方国家开始蔓延炎症性的自体免疫和过敏性疾病。恐惧自体免疫，即身体对自身的攻击，从过去被科学忽略的边缘领域成了一种与罕见自体免疫病（如杰伊的例子）和常见疾病（如炎症性肠病、乳糜泻、类风湿性关节炎、多发性硬化症、哮喘、1型糖尿病和狼疮）斗争的现实。

在自体免疫之外，还有另一些慢性病出现了：心脏病、中风、各种癌症、肥胖、糖尿病、高血压、神经退行性疾病和精神病等。和自体免疫疾病一样，这些疾病在今天被认为（至少部分是）炎症性疾病，过去几十年的科学进展支持了这一观点。炎症性疾病是今日世界最常见的病因和死因。隐匿炎症潜伏体内，直至有朝一日引发（或加剧）多种多样的障碍，它或许就是核心所在。菲尔绍对炎症和疾病的许多观点在当时被忽视了，但如今已明显复兴。

梅奇尼科夫的"贪吃王"——几个世纪前他看到游荡在小海星幼虫体内的细胞，又在同行试图扑灭其生机时保住了它的生命力——也在缓慢上升到惊人的地位。巨噬细胞既是狼也是羊，几乎参与每件事，是免疫和炎症的中心。它们与病菌和肿瘤战斗，促进组织修复；它们在大多数慢性炎症（包括自体免疫性疾病）中到处都是，与后天免疫系统的细胞并肩工作。它们还在隐匿炎症中至关重要，这些炎症交织在现代的致命疾病之中。巨噬细胞在心脏病的每个阶段现身，吞噬动脉硬化斑块中的脂质、喷出几十种炎症分子，并预示着最有可能破裂导致心脏病的斑块。它们藏身于身体脂肪里，包裹住脂肪细胞，从多余的肉里释放出大多数炎症。它们缩在胰腺里，密谋撕碎胰岛素生产细胞。它们放任自己被肿瘤劫持，最终背叛身体。它们参与了衰老和随之而来的疾病。在大脑中，它们参与了灵智的溃散。

20世纪早期，葡萄牙哲学家费尔南多·佩索阿（Fernando Pessoa）生活在里斯本一个小公寓里，以数卷笔记本的丰盈写作填满孤寂。佩索阿总是用不同名字的新身份写作[168]。他不称之为化名，认为这个词无法涵盖他不同自我的真正智力深度——而是称为异名者（heteronyms）。其中有阿尔伯特·卡埃罗，这个异名者与姨母住在乡间，只受过小学教育；还有阿尔瓦罗·德冈波斯（Alvaro de Campos），研究机械工程学，创作暴力、愤怒的诗歌；还有里卡多·雷耶斯（Ricardo Reis），他敦促读者在当下时刻发现愉悦，而非追求雄心。如此等等，一个人产生了近百个奇异单独的自我。佩索阿一生中大多数时候都在默默无闻中书写，直到在胃痛和发烧中迎来终局。他在圣路易斯医院临终时写道："我不知道明日将带来什么。"恰在他引发世人关注狂潮之前。[169]

炎症就像佩索阿的异名者一样，有着多种形式。急性或慢性，隐匿或公开，它们的途径和主体取决于身体的何处、为何以及如何发炎。扭伤的脚踝会产生凯尔苏斯所说的红热肿痛迹象；普通感冒的咳嗽流涕是鼻子和喉咙黏膜发炎的产物；流感病毒会点燃全身炎症，导致肌肉关节疼痛。慢性、隐匿的炎症在外观和感受上都与明显的自身免疫不同，但仍是同一个作者、同一个创造力在挥舞笔杆。炎症组织通常会遇到免疫细胞浸润，新血管诞生，以及细胞数量增加。走进我工作的医院大厅，涉及炎症的细胞会因楼层而不同——心脏的内皮细胞、肠道的肠细胞——但背后的炎症应答是相似的，细胞的交互是一样的，尽管每个组织或器官表现都独一无二。在某种程度上，我们似乎都在注视着相同（但又不同）的东西。隐匿炎症高超地伪装在千面之下秘密前行，直到混乱爆发。这提出了难题：怎么才能预防、捕获，或者治疗这一寂静之火，在地狱之火熊熊燃起之前做出干预？

第七章

消退

黑便——含有消化道血液的黏稠黑暗的粪便——的气味独特而难忘。我在一个秋天的早晨走进纽约长老会医院重症监护室，这股气味令我窒息。凝结的老血加上铜和铁，烧焦的味道，混合着粪便，某种甜、酸、腐败之物，和你在屠宰场看到的东西不太一样，但阴森之意有过之而无不及。

患者呕吐出一团团看上去像粗磨咖啡的东西，呕吐物里混合着被胃酸变黑的血液。当我给她翻过身做直肠检查时，水样的黑色血块从她的肛门中涌出，喷落到我的手套上。我在她喉中插入内窥镜，这是一个我食指粗细的蛇形管子。当抵达她的胃部时，我看到一大片坑坑注注的白色斑块，鲜血从一个血管中喷涌而出。我在溃疡周围注射了肾上腺素，一种可以收缩血管并帮助止血的药物。我顺着内窥镜的活检通道送进去一个夹子，这个装置末端有钳状爪子，能抓住并压迫组织。血管上放了两个夹子以后出血终于止住了。病人一直因背痛服用阿司匹林——大量的阿司匹林。

阿司匹林这样的抗炎药是人类用的最早的药物之一[170]。古埃及医学文献《埃伯斯纸草卷》提到，柳树皮可以作为抗炎药消除疼痛。几千年后，凯尔苏斯首先描述了炎症的红热肿痛症状，他用柳树皮来缓解这些症状。在18世纪末，英格兰一位乡村牧师爱德华·斯通（Edward Stone）偶尔尝了一口他用于治疗发烧的柳树皮[171]。它的苦味让他想起用来治疗疟疾、含有奎宁的金鸡纳树皮。

1828年，德国慕尼黑大学的药学教授约翰·毕希纳（Johann Buchner）成功提取出了柳树治愈力的关键成分[172]：苦味的黄色晶体，他命名为水杨酸。到了1897年，一位名叫菲利克斯·霍夫曼（Felix Hoffman）[①]的年轻化学家在拜耳制药公司制造出了一种化学上纯净稳定的乙酰水杨酸，用来缓解他父亲的风湿病。1899年，拜耳以阿司匹林作为商品名推出了这种药物，用玻璃瓶分销这种粉末物质。这种药大获成功，令拜耳享誉全球。

阿司匹林起初被用于治疗疼痛、发烧和炎症。它降低了NF-κB和许多炎症分子（包括CRP、IL-6和TNF-α）的活性。它也是一种抗血小板药物，用于预防血栓。今天，它是常规处方药，用于抵御心脏病复发、中风和一些癌症。它和布洛芬、萘普生和其他常用药一起，属于称为非甾体抗炎药（或NSAID，非类固醇消炎药）的一类药物。

非甾体抗炎药能从药店买到，在全球各地被用于缓解现代生活中的各种疼痛，从肌肉到关节，再到头痛、感冒、流感、发烧以及更多。它们的作用是阻碍环氧化酶功能，后者产生前列腺素，诱发疼痛和发烧，这是愈合过程的一部分。但抑制炎症是有代价的。前列腺素还有一个作用是保护胃内层免受胃酸伤害，通过凝结血小板促进血液凝固，对其抑制可能导致胃肠道溃疡。每年有数以千计的美国人死于非甾体抗炎药导致的出

[①] 霍夫曼可能是在同事阿瑟·艾辛格伦（Arthur Eichengrün）指导下进行的这项工作。霍夫曼后来还合成了海洛因。（Walter Sneader, "The Discovery of Aspirin: A Reappraisal," British Medical Journal 321, no. 7276 (Dec. 23–30, 2000).）

血[173]。这些药物还可能导致肝肾问题。有些非甾体抗炎药通过靶向特定的环氧化酶来减轻对胃肠道的副作用，但这些药物不太常用，因为它们可能会促进血栓，从而增加心脏病或中风风险。

纵观历史，抗炎药的发展集中在抑制或阻断炎症上。从柳树皮和非甾体抗炎药到针对新治疗目标的各种现代制剂，抗炎药总是试图朝燃烧的烈焰上泼水。但有越来越多的研究揭示出抑制炎症的根本性新策略。今天的科学家不仅研究如何抑制炎症，也在研究如何逆转它。

在 2012 年的那个夏天，当杰伊刚刚生病时，他服用布洛芬缓解脖子肌肉的疼痛。但没什么用，他的状况后来恶化了——进展到完全抬不起头、出现呼吸和吞咽困难，这时医生给他开了类固醇药物强的松。

类固醇是一种强效的合成药物，它类似身体自然产生的激素皮质醇。和非甾体抗炎药不同的是，它们不仅扑灭炎症，也更广泛、非特异地抑制许多不同类型的炎症细胞和化合物，从而抑制免疫系统。近一个世纪前，它们曾被视为奇迹之药[174]。20 世纪 40 年代末，梅奥诊所一位患有类风湿性关节炎的卧床妇女使用了这些药物，她严重的关节肿胀和疼痛消失了。卧床多年的她能够站起来走路（而且故事里还说她去了罗切斯特市区购物），这震惊了世界。法国画家拉乌尔·杜菲（Raoul Dufy）因为类风湿性关节炎致残，后来不得不用胶带把笔刷绑在手上，在得到类固醇治疗后明显好转——他斑斓而笨拙的画作也一样。

但同样的，使用此类药物是有代价的。非甾体抗炎药经常被描述得很纯良且时有滥用，而类固醇则以其糟糕的副作用而广为人知（这些问题促使了非甾体抗炎药的诞生）。在使用类固醇的几个月里，杰伊难以休息，睡不好觉。他增加了不少体重，脸也肿了。他的肾上腺开始停工，感到前所未有的疲惫、胃口不佳、肌肉无力。他身上常有淤青。用类固醇越久，他发生别的问题如严重感染、骨骼受损和糖尿病的风险就越高。在20世纪50年代可以自由开处方的时候，类固醇的副作用让医生极为审慎地使用这些药物，特别是长时间使用。在我自己的病人中我极少开这种药，只有开给最严重的炎症病例，大多是为了给更新、更安全的药物起效争取时间。

不过在出现炎症危机的时候，类固醇还是能拯救器官（和生命）的。随着时间推移，我眼巴巴地等待着类固醇能阻止杰伊的炎症，带来奇迹般的康复，或者至少是缓慢、渐进的恢复。但在他身上，使用最大剂量仍无济于事。

我们对抗炎症的许多武器都含糊得令人无力。非甾体抗炎药和类固醇的威力，前者如弹弓，后者如巨锤，在试图阻止炎症、抑制免疫系统时都没有明确目标。它们针对泛泛的目标，产生难以避免的后续副作用。寻找抑制免疫系统新药的核心是特异性概念，就是说尽可能选择性地抑制免疫响应，关掉出问题的通路，同时保留身体保护自己的能力。这可以追溯到保罗·艾里希的染色实验，以及他在抗体及其目标之间精确锁定的钥匙和锁的看法。在20世纪初，艾里希本人将抗体、受体的概念应用在了寻找药物上，设想可以定制药物杀死特定的病菌，就好像从枪里发射一颗子弹去打一个特定的目标。他把这种假设的药物命名为 Zauberkugel [175]——"魔法子弹"，并最终开发了砷凡纳明（Salvarsan），即首个能有效治疗梅毒的药物。

今天，人们正在努力研发针对炎症的魔法子弹。困难在于，枪口是朝内瞄准身体的，瞄准的是一种被演化所塑造、对生存不可或缺的机制。早期，试图操纵免疫系统的历史主要努力在加强免疫反应以对抗病菌，比如开发疫苗。严格抑制免疫是一个相对较新的想法，这源于科学家日益意识到需要克制过度活跃的免疫，无论其病理学是来自自体免疫性疾病，还是器官移植等医学干预。

20世纪的后半叶，人们开发出了一系列免疫调控药物。如果把这些药物想成楼梯，从普遍的开始，那么一级一级走上去会变得越来越有效力或有特异性（或二者皆是）。它们缓解了自体免疫性疾病，恢复了患者失去已久的功能；它们让外来器官（原本会遭到愤怒的免疫系统拒斥攻击）得以在新身体中平静安家。心脏、肺、肝脏、肾脏以及更多器官顺利地从脑死亡的捐赠者身体走向充满希望的新生。一个负责治疗炎症的医生不仅需要决定用哪种药物，还要决定从楼梯底部还是顶部开始；从小处着手逐步升级治疗，还是开始就用最大火力，根据需要再行缩减。这里选择的方法是由疾病过程决定的，取决于患者病得多严重，有多大的致残或死亡风险。

杰伊的风湿病专家，芝加哥大学的卡特医生，知道他得从台阶顶端下手，用上手里最强硬的工具。就算服用了其他医生开的类固醇，杰伊的情况仍在快速恶化，更糟的是他还要面对更严重的永久性损伤的风险。一度需要用布洛芬缓解的颈部劳损，现在已经变成了某种腐蚀性的症状，存在的每分钟都会偷走更多的颈部肌肉功能。杰伊拖着丑笨的支架艰难度日，这东西成了支持他行走世间的生命线，因为他的颈背部肌肉已经无法支撑他直立了。他害怕现代医学已无法对抗他的免疫系统，这免疫系统也许最终会完结掉它所启动的一切。他想知道，支架会不会永远成为他身体的一部分。

卡特所面对的是某种泱泱巨物。他无法彻底掌握这次追踪的炎症之形。它已经显示出灾难性的愤怒、导致功能严重丧失的能力，但其背后的过程仍疑云紧锁。炎症的主要迹象不仅无法用肉眼发现，而且现代医学测试也找不到。卡特无法预测杰伊会对治疗反应如何。每个人对免疫调控药物都有独特的反应，部分取决于他们的基因。而且，每一个药物靶标针对的都是体内无数炎症通路的某个特定方面。

对炎症下手是极为困难的，炎症是保护我们免受环境（包括与我们共同居住在这个地球上的生物）影响的一个原始机制。免疫应答（对维持生命至关重要）演化出了一些备份。它是由许多分子协调运作的，因此仅针对其中一个分子或几个分子可能是不够的。这个过程经过精密调整，具有内在的传感器和反馈通路。抑制免疫系统的某个关键炎症成分可能会引发另一个其他通路的补偿反应。就算解决了这些问题，跟服药抑制免疫系统能带来的好处相比，其风险可能是不可接受的，比如致命感染。

卡特决定孤注一掷，他尝试强行紧急关闭杰伊的免疫系统。他将动用自己手中的一些最强大的武器，一齐出击。杰伊被这个想法吓到了，但他也已到了孤注一掷的时候。卡特让杰伊继续用类固醇。此外，他还开了他克莫司（tacrolimus），这种药物通常是在器官移植以后使用的，用来防止身体激发炎症反应攻击外来组织。他克莫司抑制T淋巴细胞，而这种细胞帮助保护身体免受感染。这样做的严重风险包括肾损伤、癌症和严重感染。杰伊还需要避免与有感染的人密切接触，不能被割伤或划伤，以及远离某些食物——生牡蛎等贝类。卡特还在治疗方案里加入了硫唑嘌呤（azathioprine），这是一种化合物，通过抑制DNA的合成和减少免疫细胞的产生来抑制免疫系统，其副作用包括胃肠道问题、某些癌症，以及骨髓抑制（可能导致贫血）。

卡特还试了些别的方法。那年夏天，我去了一趟医院输液室，杰伊躺在一张粉红色躺椅上，他旁边的推车上挂着一个装着透明液体的静脉注射袋。这个袋子看起来就像单纯的生理盐水，但里面装的是来自大概1000个捐赠者血液的免疫球蛋白（或抗体）。这种混合物被称为静脉注射免疫球蛋白。在自体免疫疾病里用它是为了尝试让免疫系统分心，不再专注于当下正在搞的破坏，就好像给哭泣的小孩一个闪亮的新玩具，替代或中和掉那些已经向身体下手的抗体和细胞因子。

但这些都是一般性的理论——没有人知道或者确切证明了静脉注射免疫球蛋白是如何帮助炎症患者的。一周以前，杰伊焦虑地读了静脉注射免疫球蛋白治疗会出什么岔子，包括肾衰竭、心脏或肺部血栓，以及脑炎。但莫测的手法似乎正适合一种神秘的衰弱性炎症。他在椅子上坐了八个小时，闭着眼睛缓缓呼吸，刺穿他静脉的导管将液体滴进他身体里。这是今后许多同样输液里的第一次。

卡特对杰伊病情的紧急治疗在根本上可以说是传统的，就是为了抑制炎症。在这次大胆尝试之前大约20年，在1600千米之外的某个实验室，有另一位医生开启了应对炎症的全新方式。查尔斯·塞尔汗（Charles Serhan）不仅想搞清楚如何抑制炎症反应，也想知道如何逆转（或*解决*）它。1989年，他从日本返回波士顿，此前行遍东京和京都街头，在会议上发言，大吃各种美味的面条和小鱼，然后突然犯了重病。起初他觉得是前一晚的外卖，因为到了以后就没时间自己做饭了。他的胃部放射出尖锐的疼痛，硬得厉害又对触碰极敏感。症状没有减轻，他后来开始发烧，塞尔汗赶紧去了布莱根妇女医院——他最近刚入职这家医院的医学部门，开启作为研究者的职业生涯。医生诊断为肠穿孔，肠道上出现了一个小洞。外科紧急进行了手术，关掉这个裂口。

没人知道为什么会这样。塞尔汗是一个30来岁的年轻人，此前没怎么生过病。他没有憩室炎或者炎症性肠病这种肠道问题。当他躺在医院病床上，带着一个新造口——穿过皮肤的腹壁开口，肠道通过它排出粪便——他想知道他的身体到底发生了什么事。他让自己实验室里一个博士后研究员从自己的静脉中反复抽取血样，结果发现了高水平的炎症标志物。这对一个肠道发炎、刚经历过手术的人来说也是意料之中。但塞尔汗在止痛药作用下处在一种朦胧梦幻的状态，他比过去更好奇他体内微型角色上演的这场戏剧。他觉得自己的医生并不了解炎症。

经过第二次手术重新连接肠道，塞尔汗回到了实验室，他决定作进一步的调查。他在小鼠身上重现了一度在他体内肆虐的炎症。在小鼠体内，就和他体内一样，急性发炎是对抗伤害的第一道防线，是由不同细胞（包括中性粒细胞和巨噬细胞）聚集而成的。它们泵出强力的炎症介质，如细胞因子和趋化因子，把火烧得更旺。血管扩张，血流增加，液体和蛋白渗入组织。一旦刺激减弱（无论是病菌还是创伤）炎症细胞就会离开现场，炎症随之消退。

塞尔汗和当时许多科学家不同，他最感兴趣的是后一种现象——减弱的火势，战后的死细胞和碎片。这一消退过程在有显微镜以来就得到了很好的文献记录，但它被认为是被动的，免疫细胞和它们分泌的化学介质会随着时间逐渐自然减少，影响减弱。在小鼠中，塞尔汗仔细观察了这个阶段发生的事件。他注意到炎症细胞首次开始撤退的时刻以及它们彻底消失的时刻，详细描述了炎症反应消退的速度。他想知道这里是不是还有别的东西，有没有隐藏的信号引导着这些细胞的命运。他想，说不定全世界都搞反了，也许炎症性疾病的主要困境并不涉及点火，不是打开开关，而是消退过程坏掉了——关不上了。

塞尔汗和他的团队在20世纪90年代持续工作，到了21世纪，他们发现炎症的消退确实是个积极的过程[176]。炎症组织不会理所当然地恢复到什么都没发生过的时候。清理混乱、修复系统的举动依赖于特定的抗炎细胞因子、生长因子和其他分子。巨噬细胞和中性粒细胞这些促进急性炎症的细胞，在炎症消退时会换开关，释放出新的化学物质——正是塞尔汗寻找的隐形介质。他将这些分子命名为消退素（resolvins）。

塞尔汗团队与世界各地科学家一起，在后面几十年里不断发现越来越多的这些分子，集合成一个"特异性促炎症消退介质"超级家族[1]，包括消退素、脂氧素（lipoxins）、保护素（protectins）和噬消素（maresins）。促炎症消退介质是独特的免疫信号分子，它们大多来自脂质而非蛋白质。它们帮助炎症关闭，清除体内任何残留的炎症细胞因子和碎片。它们减缓免疫细胞的浸润，推动巨噬细胞去吞噬死细胞——这是驱动巨噬细胞切换到抗炎状态的信号之一。在许多动物研究和一些人类研究中，这些小分子表现出逆转疾病中的炎症，放大愈合反应，促进组织再生和创伤修复的功能。促炎消退介质能减弱肿瘤生长，改善癌症治疗和减少炎性体脂。它们能预防缺血性中风和阿尔茨海默病。塞尔汗的工作表明，手术期间血流恢复到缺氧组织时，促炎消退介质可以促使炎症消退。它们还特别善于关闭炎症中最烦人的症状之一：疼痛。

促炎消退介质刺激特定白细胞，即调节性T细胞（Tregs）。这种细胞对维持炎症稳态、抑制过度炎症非常重要。只要轻轻一碰，它们就能调低另一种免疫细胞的活动。它们管理和安抚

---

[1] 巨噬细胞和中性粒细胞产生大多数在炎症消退过程中发现的特异性促炎症消退介质。研究表明，肌肉和脂肪组织也会产生特定的特异性促炎症消退介质。特异性促炎症消退介质在其他组织（如胎盘、人类乳汁）中的产生起源尚不明确。特异性促炎症消退介质在本文中被称为"促炎症消退介质"。（Charles Serhan, interview with author, Feb. 2019.）

各种先天和后天免疫细胞，包括巨噬细胞、树突细胞、B细胞，以及与慢性病和器官排斥有关的特定的高度炎症类型T细胞。调节性T细胞产生抗炎细胞因子，如IL-10，这是保护身体免受不必要免疫反应和消退炎症的一个组成部分。它们告诉身体容忍自身抗体，防止恐怖致命的自身免疫。它们帮助移植患者接受外来的身体部分，避免器官排异。调节性T细胞在许多与隐匿炎症有关的疾病中都很有用，包括心脏病、肥胖、糖尿病、炎症性肠病、类风湿关节炎和狼疮。它们不仅在淋巴组织（如胸腺、骨髓、淋巴结和脾脏）中大量存在，也存在于皮肤、头发、肺、肝脏、脂肪、脑和胎盘中。肥胖者倾向于在脂肪组织中积累炎症T细胞，代价是失去调节性T细胞。

让炎症消退不等同于抑制它。当传统抗炎药物把炎症通路关掉，造成不必要伤害的风险会变大。促炎症消退介质则同时具有抗炎和促消退特性，其目标是解决背后的问题，而非掩盖问题。它们加强而非阻碍演化了几千年的信号通路，征用天然的抗炎机制而不用冒着免疫抑制的风险。实际上，它们会积极协助身体杀灭病菌。消退通路和炎症一样独特。患有同一疾病的不同的人和同一人的不同组织，都可能有独特的消退通路。如某个科学家说的那样，这就像走进一个酒吧斗殴现场，不知道是谁先动的手，也不知道会怎么结束。不过，消退策略在本质上范畴比传统方法要大。

大多数现代药物对促进消退没什么用——有些还会主动破坏消退。例如，非甾体抗炎药会降低炎症程度，减少红热肿痛，但也延缓了消退。平静些的炎症也许会在体内不为人知地停留更久。阿司匹林是个例外①，它阻断炎症介质，但也会导致产生一些促炎消退介质。阿司匹林起源于古代医学，是少有的几种既能抑制又能逆转炎症的现代药物之一。促炎消退药物的开发还在起步阶段。有一种漱口水被认为可以安全用于牙周病；有些眼药水里含有眼泪中类似的促炎消退介质；还有一些开发中的促炎消退药物，用来防止或治疗神经退行性疾病，以及自体免疫性疾病如炎症性肠病等。

　　治疗隐匿炎症的矛盾部分在于怎么检测出它：怎么找到一种我们看不见、感觉不到，但在几年或几十年里可能会酿成大祸的东西。在这一点上，消退素也发挥了作用。慢性低水平的炎症可能隐藏在组织、器官或血管里。至今为止大多数检测方法都集中在测试血液中的炎症颗粒，其成本和效用各有不同。在所有触发炎症或炎症性疾病患者的身上会产生细胞因子 IL-6，肝脏应答 IL-6 从而产生 CRP 分子。里德克早期实验高度敏感地检测出微量的 CRP 升高，它能揭示隐匿炎症的存在，可用于预测心脏病风险。更昂贵的检测还能寻找细胞因子 TNF-α、IL-1β 和 IL-6，它们在各种炎症性疾病如心脏病、肥胖、糖尿病和特定的自体免疫性疾病中都有所作用。虽然现在有与各种炎症性疾病乃至死亡风险相联系的血液标志物，但用这些标志物来常规检测隐匿炎症是不行的。它们就像血液检测的一幅快照，能宣告炎症的存在，但无法揭示它们为何存在、存在多久

----

① 　阿司匹林不是让环氧化酶失活，而是改变其功能，使之停止产生促炎的前列腺素，开始产生促炎症消退的介质。

了。比如，正常人割伤或者感冒造成的急性炎症带来的某些标志物，它们和那些慢性病相关的隐匿炎症产生的邪恶标志物是一样的。

随着研究积累证据，许多额外标志物的特定模式和集群（炎症"签名"，即炎症的特征）可能不仅有助于定义所谓寂静炎症的状态，也将揭晓其在身体中的来源。我们还将能够不仅仅测量特定个体炎症标志物的浓度，还能获知其响应炎症时的相对变化[177]。影像学检查如MRI或计算机断层扫描则可以为炎症增加宝贵的定量数据。例如，这些研究能够标记和检查血管周围的炎症，或指向动脉粥样硬化斑块上预兆破裂的炎症。

一些常规血液检测也有助于揭露炎症。其中，包括空腹胰岛素和血红蛋白A1c水平。血红蛋白A1c是携氧与葡萄糖结合的血液色素。高水平的空腹胰岛素水平或血红蛋白A1c指示着与糖尿病等疾病有关的过度炎症。血红蛋白A1c也被用来检测糖尿病的控制情况。血液中的一种氨基酸——高半胱氨酸（homocysteine），则是心脏病的风险因素，可以通过饮食等生活方式选择来改变。高半胱氨酸过多与炎症标志物和慢性炎症疾病有关。

但塞尔汗相信，量化炎症消退介质也有助于诊断隐匿的炎症。他开发了一种方法来检测患有慢性炎症性疾病的患者相对较低的促炎消退介质的循环水平。比如说，糖尿病患者不仅血液里游着太多的细胞因子，促炎消退因子也过少。他推断，关掉炎症的开关可能和打开炎症一样，在一系列疾病当中都有所作用，如慢性伤口、典型自体免疫性疾病如类风湿性关节炎，以及其他与隐匿炎症有关的现代病：心脏病、癌症、肥胖、糖尿病、神经退行性疾病等。

在21世纪，隐匿炎症的新兴检测与治疗方法所依靠的策略，与典型慢性炎症疾病相似。但隐匿炎症的状态是由独特调控回路所定义的，那些为经典病症所定制的重型武器对它未必合适。对于一个不知如何停止的隐匿炎症，也许低风险解决方案是最合适的，能让它轻缓退场，将附带伤害降到最低。

没有什么魔法子弹能治杰伊的病。但他克莫司、硫唑嘌呤和多次注射免疫球蛋白，总算遏制了他的持续性炎症，防止了进一步的伤害。经过几年的物理治疗，杰伊恢复了颈部肌肉一半的正常力量，其中一些肌肉过度增大，代偿了那些受损的肌肉。他总算能丢掉支架，能骑自行车和徒步了，但跑步还是不行。由于残存的肌肉虚弱，他很难在跑起来时维持核心稳定保持直立姿态。每天结束时他脖子的沉重感都会回来，这使他很难忘记那些丧失功能的过往，同时，也对未来产生深深的恐惧。

卡特在一次国际风湿病学会议上介绍了杰伊的病例。杰伊的病情可能是一种非典型的免疫介导坏死性疾病，免疫系统狂暴攻击颈部肌肉和身体其他部分。正如衰老和老年病、自我和非自我，甚至先天和后天免疫之间的人造界限，炎症的各种面貌也是一种"连续光谱"上不断变形的实体。传统上，我们从识别炎症一步跨到用药物抑制它。多种致残甚至致命发炎过程可以用药治疗，这在杰伊和许许多多其他患者身上已得到证明。

但隐匿炎症提出了一种独特的困境。在肥胖和衰老，抑郁和心脏病这样截然不同的疾病之中，它可能是一个共同的生物学机制，这个想法提出了对人类健康的新理解。它推动我们思考整体地去预防和治疗这些疾病，而非分头治之，要考虑患者身心的整体性，包括我们体内和体表的细菌一起。19世纪的生物医学框架——用器官系统划分、认为特定原因导致特定疾病的理解——对时至今日困扰人们的大多数健康状况已不再有效。

想要有效打击隐匿炎症，要从研究其根源入手。人类的遗传学一直保持着相对稳定，较长的寿命不能单独解释慢性炎症性疾病在过去几十年里的快速飙升[178]。我们的命运在很大程度上是生活方式塑造的。隐匿炎症是许多环境诱因和相关疾病之间的一个重要机制性关联。例如，大多数癌症和心脏病——21世纪的两大杀手——都是现代生活的产物[179]。基因在这里的作用要小得多。环境致癌物和生活方式（包括吸烟、饮酒、污染、饮食和慢性感染）会损害DNA，使组织发炎，为癌症入主和生长提供了力量环境。它们还能与高血压和高血糖一起伤害冠状动脉内壁的单层内皮细胞，使之发炎，而这种细胞是为心脏供血的细胞，是身体血管的生命支柱。

隐匿炎症非但不能保护我们免受现代生活的最大杀手，反而还为它开疆拓土。这种无声的灼烧很大程度上被我们的现代环境火上浇油，其中食物是最要命的一员[180]。

第八章

细语

奥莉薇亚30多岁，留着精心打理的褐色直发。她工作时间漫长且辛苦，不是为了热爱工作或为了钱，而是为了对抗闲暇时产生的焦虑。来见我的时候，她穿着一件带花边的珊瑚色夏装，精心涂抹的指甲敲击着钱包，紧随室外雨点敲窗的声响。我们在哥伦比亚大学赫伯特·欧文医院八楼的胃肠道诊室会面。天空阴沉，房间逼仄。

几个月前，奥莉薇亚出现了严重的胃痛和便血。胃肠病学家在肠镜中寻找明显的粉色组织，结肠囊状部分像手风琴一样折叠，排列得整整齐齐，正常情况下结肠就是如此。但奥莉薇亚的黏膜（肠道内膜）上出现了坑坑洼洼的溃疡，夹杂着红色的条纹。黏膜肿胀变形，疾病斑块把平滑的褶皱变成了扭曲的马赛克。她患上了克罗恩病，这是一种自体免疫肠道炎病，免疫系统攻击肠道的内膜，导致发炎和出血。通常情况下，症状时好时坏，患者会有胃痛、血性腹泻、营养不良，还会遭受肠道之外的炎症问题，如口腔溃疡、皮疹、关节痛和红眼症。

奥莉薇亚的医生起初给她开了类固醇，它快速平息了她发炎的肠道，但由于其毒副作用不能长期使用。然后她一直在用硫唑嘌呤，卡特医生为杰伊也开了这个药。每隔几周，奥莉薇亚还要注射一种生物药（生物体中提取的药物），这种名为英夫利西的药物是一种基因改造抗体，靶向巨噬细胞等免疫细胞产生的炎症细胞因子TNF-α。阻断TNF-α会产生下游效应，因为TNF-α引发一连串在各种疾病中起作用的其他炎症分子，包括IL-1β（卡纳单抗靶向的细胞因子，卡纳单抗也被分类为生物药）和IL-6。有些时候，对最严重的肠道炎症病患来说，组合用药效果最佳。因为每种药物使用不同策略治疗炎症的肠道，它们就能协同发挥作用。

奥莉薇亚在这些疗法联用下增加了一些体重，感觉也好些了。但它们令她紧张。虽然这些药物相对类固醇而言长期使用较为安全，严重感染风险低，但还是存在危险。英夫利西单抗患者可能会遭受由TNF-α负责保护的某些感染，如结核。他们还可能有微小但真实存在的淋巴瘤风险，或遭受其他癌症。而且随着时间推移，许多炎症性肠病药物可能会失去效果。

药物能改善症状，并且预防克罗恩病的灾难性并发症如肠瘘和肠内狭窄，甚至癌症。但通常这没有办法治愈。因此，奥莉薇亚迫切想要抓住任何能防止或治疗她的炎症的东西。她特别关心营养方面的建议。互联网上充满了炎症性肠病患者改变食谱扭转肠道困境，从而重获新生的故事。大量书籍和博客声称抗炎饮食能治愈一切，从自体免疫性疾病到心脏病乃至癌症。但对这种饮食应如何组成似乎没有共识。可以有谷物（特别是含麸质的那些）吗？乳制品或豆制品呢？

奥莉薇亚不是孤例。许多患者走进我的诊室，想知道自己应该吃什么来防止或治疗炎症，从小麦过敏和食物不耐受的人，到那些患有严重自体免疫性疾病如炎症性肠病的人。甚至健康人也越来越意识到炎症和疾病的关联，想找到明确的答案。炎症成了主流文化里的一个流行语，而抗炎饮食则是最令人渴望却又令人迷惑不解的营养话题。流行病和瘟疫在21世纪的威胁仍然存在，人们渴望能在吃和生活方式上提高免疫力。

免疫系统大部分位于肠道，而肠道大量暴露于外面的世界。炎症诱因通过三个主要途径①进入我们的系统：皮肤、肺，还有（一个特别易受影响的进入点）消化道。消化道的表面积比皮肤大得多，而这个空心管道本质上位于身体里的"外面"。消化道从口腔开始，消化从这里启动，唾液在我们咀嚼时帮助分解食物。在吞咽后，肌肉发达的食道——一个空心管——把食物推进胃里容纳和混合。小肠，一条长长的盘状管道，拉直时长达20英尺②，使用胰腺里的消化酶和肝脏的胆汁分解粉碎的食物，也负责将营养吸收进血流。食物碎片和细菌组成的废弃物随后通过结肠，那里会吸收水分，接下来粪便被排入直肠，排出体外。如果把消化道纵向切开并平铺，黏膜部分（与外界物质接触的屏障那一面）表面积会和一个单人公寓差不多大。

先天免疫应答是数亿年演化力量塑造的古老机制，身体召唤它去对抗病菌、毒素和创伤。在现代，它也会对一种表面上无害的寻常侵入物做出反应：食物。在食物、肠道细菌和隐匿炎症的其他环境因素之间，我们免疫系统的最为原始的这一面扮演了关键角色。

我们吃下去的食物可以直接引发或抑制免疫应答。先天免疫细胞（巨噬细胞、中性粒细胞和树突状细胞）和肠道内的上

---

① 其他炎症诱因能够进入体内的途径包括眼、耳和泌尿生殖道。

② 译注：约6米。

皮细胞依靠原始的受体识别模式来仔细检查病菌和其他东西①。这些受体位于细胞膜，它们识别外来物质，引发强力免疫应答或抗炎响应，激活基因、产生一连串相当保守（昆虫、植物、人类皆有共性）的信号。它们甚至会对身体各处应激细胞释放的压力信号做出反应。简而言之，免疫系统厉兵秣马，准备好把食物当病菌来对付。[181]

食物还会通过体内微生物来影响炎症。若要全面细致回答奥莉薇亚的问题，需要探索食物、病菌和炎症之间精微奥妙的关系网络。抗炎饮食的真实故事藏在对食物和疾病的数十年研究中，也藏在对细菌——尤其是我们肠道里那些——快速发展的深入了解之中。这个故事的起源将我们带回到巨噬细胞（居于现代疾病中心的吞噬细胞），和它们与微生物的对话。

19世纪90年代初，第五次，也是最后一次毁灭性的霍乱大流行席卷世界，夺走了数十万生命。埃利·梅奇尼科夫和许多欧洲科学家都急于了解这种疾病。他最开始的实验非常危险：拿自己当豚鼠用，他喝了一壶又一壶充满钩形霍乱弧菌的水，这些菌来自塞纳河、凡尔赛宫的一处泉水，甚至感染者的粪便。梅奇尼科夫从这霍乱中活了下来，但他19岁的实验室助手却没能幸存。出于负罪感，他立誓不再进行鲁莽的人体试验了。

---

① 　模式识别受体，包括toll样受体，主要由吞噬细胞表达，但其他免疫细胞也有表达，包括后天免疫系统。事实上，几乎所有身体细胞都有某些类型的模式识别受体。模式识别受体不仅会被病菌激发，有些非感染性的物质也会激发它们，诱发"无菌性"炎症。

但梅奇尼科夫仍在纳闷一个问题：为什么霍乱会选择杀死某些人，而同一社区里另一些人却相安无事。他在实验室的培养皿里发现一些细菌会激发霍乱生长，但另一些会阻止它。他想知道人类肠道中是否也发生了类似的事情。也许是微生物决定了某人感染后是否会生病。"人们几乎从没调查过人类胃部的菌群[182]，更别说肠道了"他在1894年一篇关于霍乱的论文中写道。

梅奇尼科夫做了肠道细菌的测试，不仅在人体，也在蝌蚪、大鼠、兔子、豚鼠和猕猴身上做了。他还从印度订购了世界上最大的蝙蝠，一种狐蝠①。到了1901年，在梅奇尼科夫职业生涯的晚期，他指出肠道细菌可能无辜也可能致命。他写道："我的看法是准确界定这两种类型[183]，让有益的那类去对抗有害的。"他提出有些细菌（特别是大肠或结肠中的那些）会产生毒素，通过肠壁深入血液，导致动脉硬化和其他器官损伤。"肠道细菌，"他写道[184]，"是我们寿命过短的主要原因，让生命在达到其目标之前就逝去了。"他坚信微生物会与免疫系统相互作用，释放出毒素刺激人体的巨噬细胞，间接导致衰老和疾病。这个将微生物与巨噬细胞联系起来的猜想看似简单，但将产生他远远无法想象的巨大影响。

微生物在地球上已经居住了几十亿年，远在有复杂动物生命之前，它们已经在帮助植物从土壤中获取营养了。它们生活在我们身体上、身体周围以及身体内。细菌、病毒、原生动物

---

① 　译注：狐蝠属物种有些体长40厘米，翼展可超过1米。

和真菌，生活在我们皮肤上、肺部、肠道、口腔、生殖器，以及眼部。相比其他身体部位，肠道蕴含着较多微生物（物种也多）。微生物密度在口腔等窍穴里最大，在酸性的胃部少很多，而在小肠逐渐增加，到结肠数量暴增，组成了"肠道微生物组"，吸引了科学界对与我们共生微生物的绝大部分关注。肠道微生物组的细胞数量和遗传信息比人类宿主要多上好几倍。它的功能就好像一个重要器官，其代谢能力超过肝脏；如果微生物群发生了有害的变化，它也会生病；而就像生病的器官一样，它也可以通过移植来替代。

在一个匮乏的远古世界里，随着人类觅食，人与微生物之间逐渐演化出了一种互惠的共生关系。肠道微生物发酵我们不能消化的东西，从而获得能量，产生维生素、矿物质和其他有益成分。它们降解有毒物质，包括致癌物，并保护我们免受致命病菌的伤害。微生物会产生自己的抗生素来互相抗衡，与人类制造的抗生素相比，它们造成的连带损害很小。早期微生物组的研究发现了这些作用和其他一些关键功能。最终，科学家意识到，肠道微生物在免疫和炎症中也发挥着关键作用。

20世纪中叶至下半叶，科学先驱们研究了动物微生物组和疾病，但直到21世纪头十年，人们才开始认真审视肠道微生物组。随着研究者开始把隐匿炎症与常见慢性病联系起来，对微生物的研究也同时兴起。在接下去几年里，科学家监听了微生物与巨噬细胞和其他免疫细胞之间的对话。肠道微生物塑造免疫系统（也被其塑造），在免疫应答中扮演重要角色。微生物和免疫细胞之间的密切关系影响看似命中注定的种种事件，如遭受致命感染、患上季节性过敏，或者在接种疫苗后没能建立起免疫力等。它还影响机体是否会产生隐匿炎症及慢性炎症性疾病。

微生物和免疫细胞之间的对话有助于预防疾病的一个重要方法是训练我们的身体区分无害和有毒的食物和细菌。这些交流有很大一部分发生在肠道里。肠道里有人体中最大的巨噬细胞库[185]。它们的生活通常艰难而短暂，不断被血液里年轻的新细胞替换掉。它们在那里不仅像别处一样愈合创伤、对抗细菌，也需要学会与众多肠道微生物一起生活，于肠道免疫系统的层层结构中恪尽其责。

在肠道内壁，"自我"和外界的边界上，矩形的上皮细胞像砖块一样紧密排列在一起，限制有害物质进入。这些细胞吸收营养，分泌出滑溜溜的保护性水样黏液层，覆盖着消化系统，内含一种称为免疫球蛋白A（IgA）的抗体，防止毒素和坏细菌侵入。这种黏膜免疫系统不仅存在于肠道，也存在于其他暴露于外部环境的体腔，如鼻、肺、眼、口腔和生殖器。来到肠壁深处，免疫系统的语言凝聚到了一起，过去各自为政的免疫学片段于此统一。在上皮细胞的栅栏外是固有层（lamina propria），这是个松散排列的组织，里头有着绝大多数肠道免疫细胞、血液供应和淋巴管。先天和后天免疫细胞，包括巨噬细胞、树突状细胞、B和T淋巴细胞等，在这里都玩到了一起。固有层内有肠道相关淋巴组织，它是人体内最大的淋巴器官，由整个肠道内的特定淋巴组织和整个腹腔内的淋巴结组成。这些区域里的大量免疫细胞随时准备对敌人引爆炎症攻击。

当病菌和其他物质侵入身体、试着挤过肠道屏障进入血流时，免疫系统的先天和后天武器齐心协力把这些不需要的东西拒之门外。先天免疫是第一道屏障，巨噬细胞担任着哨兵。然后树突状细胞会赶紧示警后天免疫系统，激发 T 和 B 淋巴细胞采取行动。

面对源源不断的食物抗原、微生物以及其他任何经口进入的东西，肠道免疫系统必须决定欢迎哪些、禁止哪些。这活儿令人生畏。身体要从致命病菌手中保护自己，同时面对无害的食物颗粒或有益的细菌时还要保持冷静。在创造这种精妙平衡时，肠道倾向于容忍[186]，压抑它的免疫应答，这个特性的演化是为了防止对良性物质大惊小怪地激活免疫和炎症。与其他地方的巨噬细胞不一样，肠道巨噬细胞是肠道安宁的守护者。健康的肠道巨噬细胞受训而变得包容，它们识别微生物结构、引导炎症应答的能力被削弱了。它们受到微生物挑衅时会保持耐心，常尽量不去制造炎症细胞因子，尽管一有需要它们仍会吞噬一切大杀四方。但有时候，这种反应会出错，基因和环境共同作用下扰乱了这里和谐交融的平衡，造成食物过敏、乳糜泻、炎症性肠病或其他问题。虽然肠道的免疫细胞学习了忍耐微生物和其他物质，但它们的模范行为断非侥幸：对肠道微生物和免疫细胞相互作用的深入调查发现，微生物本身也帮助培养了这样的耐性。

在微生物组研究早期，大多数科学家认为，免疫系统就只是无视了肠道微生物。加州理工学院的微生物学家萨尔基斯·麦兹玛尼安（Sarkis Mazmanian）在开始研究生涯的时候，同事们认为他的工作属于边缘科学。在几千种肠道细菌物种里只有一小部分真的会伤害到人类。为什么要研究一大堆实际上不会造成疾病的微生物呢？

麦兹玛尼安对这些细菌很着迷，虽然他在大学里主修英语而且在写诗上很有才华，但他上了一门微生物必修课以后，就头也不回地走上了科学道路。21世纪初，麦兹玛尼安想知道为什么无菌小鼠的免疫系统如此贫乏。这些小鼠通常通过剖腹产诞生，然后立即从母亲身边拿走转移到塑料隔离仓里。它们食用消毒过的食物和水。它们体表和体内都没有细菌生存，严格的实验室流程确保它们远离所有的细菌。随着这些小鼠在各自的隔离仓里长大，往往会表现出严重的健康问题：心脏和肺萎缩、肠道畸形、脑部缺陷，以及永远停留在婴儿时期的破碎的免疫系统无法抵御感染，动辄攻击自身组织。2005年，麦兹玛尼安表明有一种常见的肠道细菌脆弱拟杆菌（*Bacteroides fragilis*）可以改善无菌小鼠的某些免疫系统问题[187]，恢复一类关键的T细胞。他注意到小鼠并不需要整个细菌来实现这些效果：只要细菌外壳上一个特定的糖分子就够了。麦兹玛尼安的研究最早证明，免疫系统与肠道细菌的对话，对免疫系统的发育十分关键。

这些年来科学家发现了更多的联系。纽约大学免疫学家丹·李特曼（Dan Littman）和伊瓦伊洛·伊万诺夫（Ivaylo Iva-nov）在小鼠中发现了一种特定的细菌[①]，能极大增加称为Th17

---

① 伊瓦伊洛·伊凡诺夫作为丹·李特曼实验室的博士后获得了这一发现，他们在日本的合作者本田贤也对此作出了不可或缺的贡献。

细胞①的炎性 T 淋巴细胞[188]，它生产细胞因子 IL-17。Th17 细胞与各种自身免疫疾病有关。在东京，庆应义塾大学的微生物学家本田贤也（Kenya Honda）对无菌小鼠缺乏调节性 T 细胞感兴趣。调节性 T 细胞帮助管理炎症，在肠道中数量众多，对其耐受细菌至关重要，它们还会抑制 Th17 细胞。本田贤也在寻找能够引导调节性 T 细胞繁荣兴盛的细菌，他找到的不是一两种，而是一群称为"梭菌聚类"的抗炎细菌，它们是一种名叫艰难梭菌（Clostridium difficile）的有害细菌的远亲，但在体内的作用大相径庭。和艰难梭菌不一样，梭菌聚类引导调节性 T 细胞，平息炎症。在一项人体研究中[189]，纪念斯隆·凯特琳癌症中心的生物学家胡奥·泽维尔（Joao Xavier）和同事们发现，血液中不同类型免疫细胞浓度的变化与肠道微生物种类改变有关，这支持了这么一种观点：微生物可能会影响骨髓中免疫细胞的生产及其随后在全身的增殖。

免疫系统的复杂图景开始展露真容。无菌小鼠与世隔绝的困苦说明了这一点：一个动物自身遗传编码的存在尚不足以建立起成熟健康的免疫系统。微生物必须协助这项精微奥妙的工作。在人类、蝇、斑马鱼这些截然不同的物种中，微生物对免疫系统的发展都至关重要。它们参与免疫细胞及其储备细胞的建立；它们在身体各部位邂逅免疫细胞，如呼吸道、皮肤和生殖器，但主要是在肠道中它们开展了最为重要的对话——塑

---

① 　Th17 细胞在防御病原体方面确有作用，但由其诱导的过度炎症也是许多自体免疫疾病的原因之一。

造和定义免疫行为的对话。在肠道里，免疫和上皮细胞见识了纷繁多样的细菌、病毒、真菌和寄生虫。微生物以各种形式影响免疫细胞：从类似人类拥抱的物理接触，到微生物分子的化学信号，甚至改变基因表达。自打出生起这场永恒的共舞就已开场：微生物不仅操纵先天免疫细胞，也改变后天免疫细胞包括 B 和 T 淋巴细胞。雕琢免疫系统是它们最重要的工作之一。

肠道里生活的免疫细胞可以选择去身体其他地方。它也许会现身于心脏、肝脏或脊液这些基本无菌的地方，和新伙伴分享从肠道细菌那里学到的课程，提醒组织危险将至。因此，微生物不仅在区区肠道，也在全身各处调校免疫系统[190]，密切接触先天免疫系统的古老细胞。

粪菌移植疗法的潜力再次说明了微生物和免疫细胞之间发生的这些对话。移植肠道菌群（就像移植器官一样）能改变受移植者的微生物组，平息肠道炎症。在现代粪菌移植的起步时期，我遇到了奥斯卡，一位枯瘦的八十多岁的老人，他用塑料容器带来了他妻子的粪便。当他躺在床上准备做结肠镜时，护士和我给这些排泄物加上水，转移到搅拌机里。恶臭腾空而起，前所未有地溢满内窥镜检查室和我们的感官。

过去一年里，奥斯卡患有严重的肠道炎症，他因艰难梭菌所致胃痛和腹泻前来就诊。最后一次发作让他血压下降，损害了肾脏，几乎夺去他的生命。我给他开了好几种抗生素，包括持续数月的间歇性用药方案，但都无济于事——感染仍在持续。有鉴于此，我们不再尝试消灭顽固的病菌，而是开始尝试相反的方案。粪菌移植也许能让他的肠道充满细菌，最好是能替代掉艰难梭菌。这是最脏的一种疗法。我将窥镜穿过奥斯卡的结肠，一路播撒着液体粪便。这之后他在恢复室里睡了一会，一天之内，他的腹泻消失了。在接下来的数月乃至数年，艰难梭菌再也没有死灰复燃。

粪菌移植不是新事物。古代吠陀医学文本推荐吃牛粪治胃病，四世纪的中国医生使用"黄汤"治疗严重腹泻的患者，其成分是新鲜或干燥的粪便。许多动物不像人类那么厌恶粪便，它们不时会吞食彼此的排泄物来获得微生物。在西方医学中，第一例粪便移植是 1958 年由科罗拉多外科医生本·艾斯曼（Ben Eiseman）所作[191]，用于治疗一名艰难梭菌造成危重症的患者。不久之后，抗生素万古霉素被用来治疗艰难梭菌，粪便移植退居了幕后。但 21 世纪的前 20 年里人们对肠道细菌重燃热情，粪便移植也再度兴起，最终的形式是把志愿者捐赠的粪便做成药片来服用。研究越来越支持使用粪菌移植来治疗某些顽固的肠道炎症，对抗生素无效的复发性艰难梭菌患者的治愈率可达到 90%。

粪菌移植似乎通过用无害或有益的新细菌替代掉致命的肠道细菌来起作用，但奇怪的是，就算用不含微生物的无菌粪便滤液，它对艰难梭菌也有效果。粪菌移植揭示了肠道微生物改变带来的惊人治疗潜力[192]，也凸显出深入理解这种治疗的必要性。怎么解释无菌粪便的作用？是什么区分了微生物组的生病和健康？

2004 年，圣路易斯华盛顿大学的医学家杰弗里·戈登

（Jeffrey Gordon）和他的团队给小鼠移植粪便，他们回答了上面的问题。戈登把肥胖小鼠的粪便移植给纤瘦的无菌小鼠[193]，他惊讶地发现无菌小鼠变得肥胖了。几年后，戈登从一胖一瘦人类双胞胎身上获取微生物，移植给纤瘦的无菌小鼠。他发现了同样的现象：得到双胞胎中胖的一方的微生物的小鼠也发胖了。肥胖似乎就像传染病一样，能从患病微生物组那里"感染"得到。

戈登大多数时候都在实验室里，回避媒体关注，他是第一个在动物中探索微生物如何潜在导致肥胖的人，他把聚光灯打向了肠道细菌。科学家开始将菌群失调（dysbiosis）与各种疾病联系在一起，包括肥胖、心脏病、糖尿病、自体免疫性疾病、肝病、癌症和神经退行性疾病与精神疾病。"菌群失调"这个词常用于描述菌群[194]，可理解为微生态失衡。失调的微生物组是个被扰乱的生态系统，微生物种类发生改变，它们制造的化学物质和激发的基因也变了。菌群失调看起来不仅是肥胖和其他慢性炎症性疾病的一个潜在原因（在某些疾病中数据较强），似乎也是一个结果，是一个不断自我强化的恶性循环的一部分[195]。

失调的菌群往往构成炎性的微生物组，它与隐匿或公开的炎症相连，可能始于肠道然后交织在整个体内，造成疾病。在法国克莱蒙奥弗涅大学，戈登的早期实验启发了年轻的贝努瓦·沙桑（Benoit Chassaing）攻读微生物学的博士学位。沙桑觉得肠道细菌导致肥胖的观点很迷人，想搞清楚这是怎么发生的。机制很含糊：失调的微生物肯定会影响能量获取，让人吸收更多食物热量、利于脂肪堆积。①但沙桑认为这不是全部。他想到格克汗·霍塔米斯利格的工作表明了慢性低水平的炎症——代谢炎症——可能会驱动肥胖、糖尿病、心脏病和其他代谢并发症。

肠道微生物在健康和疾病中塑造免疫应答，像人偶师调木偶一样精调炎症的程度和持续时长。它们帮助免疫系统按需激发（和抑制）炎症，对威胁做出反应但不过度反应，阻止致命感染和慢性炎症性疾病。随着微生物组的研究进展，科学家在人类和动物研究中都发现，肠道中不同量的炎症可通过移植肠道微生物获得传播，就和肥胖一样。沙桑的研究以及世界各地同事们的工作表明，失调的微生物组对健康造成不良影响的一个重要机制是透过慢性炎症造成的[196]。

炎症性肠道微生物组的状态发生了严重改变，其细菌群落大量繁殖，变得易激和具有破坏性，迫使巨噬细胞和其他免疫细胞没来由地发狂。但这些状态没有严格的定义。某些微生物看起来是"抗炎"的，比如本田的梭菌群，或者有些是"炎性"的。有些拥有细长鞭状附属物（"鞭毛"）、细胞壁带有特定毒素的细菌更有可能是炎性的。但大多数细菌都很难完全贴上仁善或邪恶的标签。就像狄更斯小说里的角色（和大多数人类）一样，它们的性格有很多层次，会随着环境变化而演变。

---

① 研究不断指出，微生物在我们提取、存储和消耗从食物中获得的热量方面发挥着重要作用。

许多微生物物种扮演着双重角色，健康和疾病它们都可能促进，这取决于其影响和周围环境。例如，幽门螺杆菌会导致胃溃疡、增加少数人的胃癌风险，这带来了一场激进的根除运动（1997年《柳叶刀》的一篇文章声称，"唯一的好幽门螺杆菌是死幽门螺杆菌"）。但幽门螺杆菌，在哥伦布到达新世界之前很久的北墨西哥木乃伊身上就已存在，它在人类中已经普遍存在了五万年，并且帮助调节免疫系统[197]。它激发调节性T细胞的生产，降低胃灼热、过敏、哮喘和其他炎症性疾病风险。它甚至似乎还能防止某些类型的食管癌[198]。经过抗生素治疗，幽门螺杆菌不会被父母传播给孩子。随着每一代人的成长，它已经越来越从西方国家的大多数儿童胃肠道中消失。

人类和微生物之间由演化打磨的共生关系不是完美的，若无适当管理会充满潜在龃龉。单独的物种和整个微生物联盟中都潜藏着伤害宿主的意图。像艰难梭菌，通常只是平和地待在健康人肠道中，在肠道里与其他安居乐业的细菌竞争的过程中受到约束。当抗生素摧毁了这些其他细菌时，艰难梭菌就会大行其道，变得有毒。同伴不对的时候，有害（甚至有益）细菌会改变行为、变得致命。

奥斯卡的妻子捐赠粪便治好了一种无情的疾病。她认为自己的肠道微生物组稳定而健康。然而评估微生物组健康的困难之一就是缺乏可靠的参考。微生物在体内、在不同身体之间都差异巨大。人的一个手上可能就有上百个不同微生物物种，一个人双手上、不同人的手上可能只有几个物种是相同的。虽然科学家已经确定了细菌的"核心"，或者说经常出现在特定人群里的细菌物种，但一个人肠道里的微生物数量和范围，和指纹一样独特。"胖"菌群和"瘦"菌群的差异在任何单项研究里都是明确的，但要在不同研究里准确指出稳定的差异却很难。而且，肠道细菌会随着时空不断变化，随着日出日落、最近一顿饭，或者与宿主细胞的交谈而发生变化。事实上，"抗炎"和"发炎"微生物组的多种版本都可能存在。但研究确实揭示出健康微生物组有一个模糊但决定性的特征：物种丰富性，或者说多样性。多样的肠道微生物组更可能由抗炎（而非促炎）的细菌所组成。发现人类肠道多样性蕴含的力量——就像世界上的生态系统多样性的力量那样——这并不令人意外。没有多样性，炎症性疾病就会占上风，感染性细菌会找到入侵的沃土。

微生物生活在哪里、正在做什么，这可能比它们是谁更重要。研究表明，肠道细菌的位置和功能是激发炎症的核心。一个微生物可以在肠道里是有益的，到了血液里就要命。在肠道内壁，上皮细胞挤挤挨挨，阻拦细菌和毒素的侵入。它们分泌出滑溜溜的双层黏液膜。微生物将自己固定在松散的外层，吞食周围的碳水化合物。大多数微生物不愿意去质地紧密的内层，那里充满了致命的抗菌分子。黏液为免疫细胞和微生物都提供了私人空间，这是个可以开展对话的安全通道。黏膜微生物可能比肠道内发现的更能影响免疫系统。沙桑发现，当微生物违反社交礼仪涌入黏膜内层时，将随之引发低水平炎症。

微生物产生数以十万计的化学信息或代谢物，通过它们与身体交流，促进健康或疾病。这些代谢物可能是炎症性的——促使巨噬细胞产生如 TNF-α、IL-1β 和 IL-6 等细胞因子——也可能抗炎。它们能模拟人类抗原，催生自身免疫问题，甚至可以离开身体在空中飘荡，传达远处的信号。微生物虽然通常被拒于血液之外，但它们的代谢物往往能自由穿过黏膜和上皮细胞屏障，不仅与免疫细胞互动，也能影响其他类型的细胞，包括神经元。这些代谢物在血流里穿行，抵达遥远的器官如大脑，招惹全身的免疫细胞，影响炎症水平。代谢物是微生物与免疫细胞对话的命脉，是细菌在干什么的证明。无菌的粪便滤液，或者说没有微生物的移植粪便，可能充满了能重新编程免疫系统或执行其他功能的代谢物 [199]。

与传统的疾病观念所描绘的线性因果二元视角不同（传统观念认为疾病由不同的病原体引起），炎症、肠道细菌和疾病之间的关系往往是循环的。比利时鲁汶天主教大学教授帕特里斯·卡尼（Patrice Cani）研究食物、肠道细菌和导致慢性病的低水平炎症之间的相互作用。他办公室门上挂着个牌子，上面写着格言"堪信衷肠（in gut we trust）"。2007 年，他和研究团队让一组小鼠摄入猪油和玉米油为主的高脂饮食，同时给对照组提供普通饮食 [200]。一个月以后，高脂小组的小鼠体重明显重得多并产生了低水平炎症、胰岛素抵抗和脂肪肝。血液里微生物分子脂多糖（一种激活先天免疫引发炎症的内毒素）升到正常值的 2~3 倍。当卡尼给一组新的小鼠注射纯脂多糖，使之血液中脂多糖水平升高到与高脂小鼠相当时，他发现这些新小鼠奇异地出现了同样的健康问题，体重和高脂前辈们增加得差不多，而且也出现了低水平炎症、胰岛素抵抗和脂肪肝。细菌毒素能够通过肠道屏障，进入血液，令身体发炎，可能造成代谢疾病。卡尼将这一现象称为"代谢内毒素血症（metabolic endotoxemia）"。

在卡尼最初的测试里，是食物给炎症性肠道细菌带来了勃勃生机。肠道微生物组是体内内毒素的一个主要来源，科学家已经发现，一模一样的微生物组可能会产生数量截然不同的脂多糖和其他炎症分子。这是故事的重要转折：猪油和玉米油可能不仅影响肠道中微生物的类型，还影响它们的核心行为，让它们通过免疫系统的语言来表达对某些食物的反感。2018年，一个人类中的类似测试支持了卡尼的发现[201]。在六个月的随机对照试验中，中国青岛大学的研究者让200多名年轻的成人每天随白米饭或面粉食用不同浓度的脂肪（以大豆油形式，这是亚洲最广泛食用的食用油）——大约占他们每日热量的20%、30%或40%。随着大豆油在参与者饮食中的量增加，他们的微生物组变得炎症化，多样性减少，出现更多脂多糖和其他炎症代谢物，而抗炎的代谢物变少。血液中的炎症标志物CRP也随着饮食中脂肪量增加而上升，意味着全身性的炎症。

卡尼等科学家为炎症、细菌和疾病描绘出一幅错综复杂、循环往复的图景。一种或几种环境刺激（如食物）可能会改变肠道细菌的平衡和行为，然后侵入肠道黏液屏障，表达脂多糖这样的炎症分子，造成肠道中的隐匿炎症，然后——随着更多脂多糖被血流吸收——行经全身。炎症的肠道上皮细胞松开了路障，造成了"渗漏的肠道"，让更多物质（如食物抗原、细菌毒素或其他不该有的元素）进入肠壁深层，或通过血流。微生物也可以直接改变影响肠道渗透的基因或蛋白质表达。炎症既可以是渗漏肠道的起因，也可以是其结果，这和许多慢性炎症性疾病有关，可能不仅表现在肠道，也可能出现在胃肠道其他部分，如食道。然而，健康肠道也不可避免会出现小小渗漏——包括在运动或其他环境压力下——免疫系统可以借此机会遇到外来物质，并从中学习。

炎症性的微生物组散播着隐匿或公开的炎症，导致代谢综合征、肥胖、心脏病、糖尿病、肝病等。患有一种或几种以上疾病的人大致上会显示出细菌的基因数量少，因为缺乏微生物多样性、高水平脂多糖及血液中炎症性细胞因子高。脂多糖浸润脂肪和肝脏组织，激活巨噬细胞产生炎症基因和蛋白。它甚至能抵达大脑，影响情绪和行为。细胞因子会改变响应胰岛素、瘦素和其他控制身体脂肪分子的受体的工作，或进入堵塞的血管导致斑块破裂。疾病强化了菌群失调，形成同步的潮流。在肥胖症中，脂肪组织会产生额外炎症，令肠漏和吸收炎性细菌代谢物更为恶化。陷入持续暴力循环的炎症性微生物组会深深地伤害宿主。

但是，即便健康微生物组也难免产生脂多糖这样的炎性分子。人类肠道作为一个免疫器官，出现于此的大量细菌总会引发人们的关注。它引发炎症低语，一种低沉持续的嗡鸣——这是微生物和免疫细胞之间互利关系的证明。肠道微生物引来血液中的巨噬细胞，把它们拉入肠道。因而，所谓病理性炎症微生物组是个相对的概念，而非明文规定。肠道微生物造成的隐匿炎症趋于伤害的临界值可能模糊不清，但它肆虐身体导致的疾病，却毋庸置疑需要做出应对预防。

对奥莉薇亚来说，抗炎饮食可以从一些简单但沉闷的饮食开始。最新的临床试验表明有两类饮食干预最利于平息炎症、缓解炎症性肠病患者病情：要素饮食和聚合物饮食。要素饮食是由氨基酸、单糖和脂肪酸等组成的，就是蛋白质、碳水化合物和脂肪这些基石被分成了基本元素，还有维生素和矿物质。聚合物饮食稍微复杂一点，有完整的蛋白质和更复杂的碳水化合物和脂肪。这些液体混合物不太好吃。出于这个原因，它们通常在医院通过鼻饲管"一步到胃"。

尽管有缺点，要素饮食和聚合物饮食是有用的。去掉了一餐饭里各种食物抗原对免疫系统造成的负担以后，它们可以对炎症性肠病发挥强大的抗炎效果，某些案例中与类固醇药物相当，但没有那些可怕副作用。事实上在全世界它们经常被用于患有炎症性肠病的儿童，以保护他们的骨骼生长发育等，以及避免类固醇的其他严重副作用。

有证据表明，食物——剥到只剩下最基本要素和核心定义，即一种能够让人吃喝下去给身体提供营养和帮助维持生命的物质——能够发挥强大的抗炎作用，足以缓解最严重的自体免疫疾病病情，这说明了"食即药"的非凡潜力。但要素饮食和聚合物饮食只是冰山一角，是疗愈性食物世界的区区一隅。

也有某些饮食不仅好吃，也能帮助抑制和消退炎症。虽然大多数药物都缺乏消退素，许多食物里却有不少。真正的抗炎饮食也是能促进炎症消退的，可能与药物一样强大——甚至更强大。除了影响炎症，食物和其他生活方式因素也同样能改变免疫。重要的营养物质能滋养免疫系统，增强它们保卫身体的能力，而营养不良或不健康饮食和生活习惯则会抑制免疫。

随着人们持续发掘抗炎饮食的故事，揭晓这些日常饮食的基本要素，它揭示出食物和病菌如何合谋影响炎症、促进健康或疾病。最早开始研究这一想法的大规模科学工作是营养科学史上浓墨重彩的一页，它开始于近一个世纪前，旨在探索饮食与心脏病之间的关系。

第九章

脂肪战争

在明尼苏达大学，生理学家安塞尔·凯斯（Ancel Keys）管着一个特别大的研究所，大到需要安在足球场上。起初，体育场是唯一能研究体育系运动员的地方[202]，他们是凯斯早期研究的人群。他的生理卫生实验室虽然起初规模很小，在几十年里它已逐渐扩张到体育场27号门的1858平方米之巨。在这些临时搭建房里走出了凯斯的食物与健康研究，为现代营养科学的理解奠定了基础。

凯斯出生于1904年，父母是科罗拉多斯普林斯两个没有大学文凭的青少年，他是刘易斯·特曼（Lewis Terman）1500名"天才儿童"纵向研究的参与者。一种不安分的、波希米亚人的精神在他年轻的时候陪伴他度过了短暂而多姿多彩的时光。他干过伐木工，在沃尔沃斯商店当过店员，在威尔逊总统号轮船上当过油工。在漫长而炎热的几个月里，他在亚利桑那州的沙漠里把大堆蝙蝠粪铲进麻袋。最终凯斯进了大学，从伯克利获得了生物学的博士学位，还获得了哈佛大学和梅奥诊所的研究职位，之后定居在了明尼阿波利斯。

20世纪40年代末，凯斯正在关注一群特殊的明尼阿波利斯人[203]：他们去他的实验室作定期身体检查。这些人一般都轻微超重，衣冠楚楚。大约1/4的人是知名企业的总裁或副总裁。他们的钱包和胃都鼓鼓囊囊——但容易过早死于心脏病。20世纪20年代心脏病还是个相对罕见的疾病，但到了20世纪中期[204]，它正以可怕的速度侵袭中年男性，成为一个主要死因。这个国家的总统德怀特·艾森豪威尔（Dwight Eisenhower）也遭受了几次心脏病发作。

凯斯给这些明尼苏达企业家抽血，发现了很高的胆固醇水平，他怀疑这就是罪魁祸首。脂质假说此时正开始获得科学界接受，人们一般有此共识：血液胆固醇水平越高，越容易发生心脏病。但凯斯想，什么食物会导致血液胆固醇上升呢？

当时，刚刚起步的营养学很大程度上因发现维生素而闻名，但少有医生进行饮食与疾病关系的正规实验。杜克大学一位生理学家沃尔特·肯普纳（Walter Kempner）的工作让凯斯印象特别深刻，肯普纳给高血压和心脏病患者开的处方主要是白米饭和水果。他写道，大多数患者情况有所改善，血压也下降了。但凯斯对饮食和疾病所提出的关键问题不只是关于胆固醇水平的。他的工作当时默默无闻，但这是人类首次试图严格地理解食物是如何影响炎症性疾病的。

1951年，凯斯在英国牛津休假。他和妻子玛格丽特一起，她是生物化学家，也是他的科研伙伴。在罗马的一次国际会议上，意大利生理学家吉诺·贝尔加米（Gino Bergami）向凯斯提到在他工作的那不勒斯"心脏病并不常见"。凯斯热切地想知道这是不是真的。他把一些实验器材搬上一辆小车，在1952年和玛格丽特一起前往那不勒斯，去那不勒斯大学做客。他们在暴雪中开往瑞士，好不容易赶上了火车，穿过19.3千米的隧道来到意大利，迎接他们的是和煦微风与啁啾鸟鸣，以及在多莫多索拉享受第一杯意式浓缩咖啡。凯斯后来写到这一天说，

"我们感到处处都暖洋洋的，不光是强烈的日照，还有人们的热情，我们后来在整个地中海地区，从直布罗陀海峡到欧洲的尽头都体验到了这种感觉。"[205]

在那不勒斯，凯斯测量了消防员和其他城市雇员的血液胆固醇水平，发现比明尼苏达商务人士要低得多。正如意大利同事的信誓旦旦一般，公立医院里很少有心脏病案例，这很奇特。事实上，意大利南部是世界上百岁老人最集中的地方之一。

在旅程中凯斯经常尝试那不勒斯人的简单食物：自制通心粉汤、各种新鲜烹调的意大利面配番茄酱（偶尔配上一点奶酪或肉块）、丰盛的豆类菜肴、"出烤箱不过几小时"的各种面包[206]、大量新鲜蔬菜，还有可能一周一两顿的少量鱼或其他肉类。甜点总是新鲜水果——其他甜食则留给特殊场合。和美国人相比，他们的饮食里肉、乳制品和蛋很少。凯斯提到，他们吃的肉类和美国人有本质区别。最普遍的是鳕鱼，当地人对任何不够新鲜的鱼都不屑一顾。鸡老而瘦，因为饲料里大量天然胡萝卜素而染成了黄皮。明尼苏达人吃的大块雪花牛排在这里被瘦肉取代——当地人喜欢的是小牛肉，比成年牛的肉要瘦一些。这里的人不偏爱高脂肪、有条纹的培根，他们喜欢意大利熏火腿，瘦肉多、生鲜、腌制处理，是这里最珍贵的火腿。

凯斯发现他的观察里有一些例外。例如和消防员、城市职员、码头工人和钢铁工人不同，那不勒斯扶轮社的有钱人喜欢吃更多的肉和乳制品。他们的血液胆固醇水平很高，与明尼苏达商务人士更一致，而不像其他的那不勒斯人。他们在舒适的私人诊所里应对心脏病的威胁。凯斯偶尔会在丰盛晚宴里得到这些人的款待。在那不勒斯大学这座19世纪建造，拥有庭院、棕榈和雕塑花园的建筑的一个窗台边，凯斯制订了一项雄心勃勃的宏伟研究计划[①]，这是此类研究的开端——为了测试他日益强烈的预感，即饮食和疾病错综复杂地交织在一起。

如今非常著名的七国研究始于1958年，就在弗莱明翰研究的研究者第一次发表心脏病风险因子之后一年。七国研究和弗莱明翰研究一样是观察性研究。凯斯打算记录全球健康男女的饮食，收集血压和血液胆固醇水平等其他数据。随后他会对受试者进行多年观察，以确定各组心脏病（或死亡）发生率，弄清是否某种类型的饮食（或任何其他基线测量）与心脏病风险增加有关。

在一个缺乏商业飞机、计算机和互联网的时代，凯斯组建起了一个国际合作团队，这群知名科学家对研究成功至关重要，同时也证明了凯斯的政治和人脉技能。他招募了大约12000名中年人，他们来自美国、意大利、希腊、芬兰、荷兰、日本和南斯拉夫。所有参与者都来自乡村地区或小社区。他关注这些地区不仅是因为这些国家之间饮食模式大相径庭，也是物流和预算决定的。凯斯在他已经建立起人脉的地方得到了支持。他找的是那些能够提供研究所需资金和基础设施的国家，在那里有充分的机构与政府间合作，有组织完善的医疗系统和

---

① 1952—1956年，凯斯和玛格丽特大量旅行（通常由波士顿心脏病学家保罗·怀特陪同），让他们开始规划七国研究。他们最初在马德里、撒丁岛、南非、芬兰和日本进行了试点研究，这让凯斯有信心进行正式的系统性比较，也就是后来的七国研究。（Henry Blackburn, email to author, May 2021.）

可靠的人口数据。他对某些近期被纳粹占领的地区十分谨慎，正如他在后来一篇论文中指出的，"战争及其后果，对许多国家造成了不容忽视的长期影响。"有些国家如法国、瑞典、西班牙等没参加，因为缺乏兴趣、资金或二者皆无。凯斯在葡萄牙发现了"最纯粹"的地中海饮食。但葡萄牙的统治者不想自己国家的名字跟某些被称为"穷人饮食"的研究扯上关系。

凯斯实验室的一个信条是，数据必须是"最高水准的[207]、有效的、可靠的，并与科研问题最为相关的"。由于各国往往用不同方式描述同一种疾病，他开发了一个标准代码来分类七国研究中的健康诊断，并坚持将所有心电图都送到明尼苏达大学进行分析。即使以现代标准来看，他也做到了竭尽所能去确认饮食数据的真实性。营养学研究通常得依靠参与者对所吃食物的记忆，而凯斯特意让营养师给每组参与者的饮食称重，并把冻干的这些食物送到明尼苏达大学进行化学测试。

在他的世界之旅中，凯斯做了仔细的记录[①]，日本和意大利一样少有心脏病。年轻的日本心脏病学家木村登（Noboru Kimura）曾在凯斯的实验室共事过，他从福冈大学医学院收集了一万例尸检数据，发现心脏和动脉状况比凯斯在美国看到的要好得多。但加利福尼亚州的日本移民和明尼苏达人看起来就

[①] 七国研究的数据收集工作持续进行，在第一、第五、第十年做了系统化调查，并在50年后做了系统化跟进。安塞尔·凯斯在漫长职业生涯接近尾声时对这项研究的设计、开展和发现做了说明，并讨论和解释了其重要性。"流行病学家和历史学家一样，"亨利·布莱克本写道，"都在回顾凯斯等人1986年的文章，因其可读性、实质性的内容和总结性的结论，也因为对流行病学和公共健康的影响力。"

无甚差别。蔬菜、米饭和豆类食品是日本美食的核心。但值得注意的是，日本的人均盐摄入量最高，高血压和中风的发病率很高。大多数盐来自餐桌，但也有部分来自酱油，家庭生活中会整升地买。凯斯回想起食用大量盐的大鼠更可能出现高血压，建议不要大量摄入盐分。

在芬兰，凯斯和卡累利阿的伐木工一起蒸桑拿。这些人体形匀称、强壮且健美，和明尼苏达商务人士颇为不同。但他们虽然有让人羡慕的体格，却是心脏病发病率最高、寿命最短的欧洲人群。凯斯看着他们吞下面包片那么大的奶酪，上面涂着厚厚的黄油，用啤酒冲进肚里。住到后来，他深深想念蔬菜和水果。

凯斯观察到芬兰、荷兰和美国人对脂肪的偏好与意大利和希腊形成了鲜明的对比。"这里的油脂，"他描绘地中海地区时说"都来自橄榄。几乎没人知道黄油，牛奶放在小罐子里，烹饪时很少用，但橄榄油啊！它是唯一的烹饪用油。"[208] 在希腊的克里特岛，橄榄文化有四千多年的历史。考古学家发掘出了米诺斯文明的巨大陶罐，就是用来存储橄榄油的。首次压榨的橄榄油（"初榨"）从摘下不久就开始了，在密封避光隔热的容器里，这些油可以保存数年，经常生食以保留它们细腻的风味。一部分橄榄完整地进入厨房。成年人一天大约吃6个小橄榄，包括烹饪所用。在地中海大部分地区，一个人每天15%~20%的热量来自橄榄和橄榄油。

但克里特人吃的是凯斯所知的"高脂"饮食，他们每日有1/3的热量来自橄榄油。然而和意大利朋友一样，这里的人也很少出现心脏病。凯斯猜测，"地中海与美国饮食相比的一个重要差异是，美国饮食的肉、奶及其他乳制品中存在着大量看不见的饱和脂肪。"[209]饱和脂肪包括固体动物油脂如猪油、牛油和黄油。饱和脂肪里的脂肪酸链大多是单键，因氢化而"饱和"。许多蔬菜油包括橄榄油都是单不饱和或多不饱和脂肪酸，这意味着它们结构中缺失一个或多个氢原子（不过椰子油和棕榈油是饱和脂肪酸）。

在七国研究的最初5年和10年数据追踪后[210]，凯斯的数据表明一个人的年龄、血液胆固醇、血压和吸烟状况，与发生心脏病有关，这与其他研究发现一致。但他的研究首次在大范围上发现食物也与这一风险有关。他的全球味觉体验——那些激发他所有感官的经历——归纳在那些黑白打印的图表中，凸显出一个突出的饮食元素：饱和脂肪，它与血液胆固醇水平和患心脏病风险一同上升。凯斯认为，是饮食决定了为什么美国人心脏病是意大利人的两倍，是希腊、日本和南斯拉夫人的四倍。他强调，摄入的脂肪类型是关键因素，而非脂肪比例。美国人需要少吃富含饱和脂肪的肉和乳制品，吃上更多植物性食物，以及在橄榄、坚果、种子和牛油果中发现的不饱和脂肪。

凯斯提到，饱和脂肪似乎会把血液胆固醇水平提高到比饮食中实际含量更高的水平。在撒丁岛的卡利亚里，许多家庭会养鸡，经常吃鸡蛋，这是饮食中最丰富的一种胆固醇来源，"要不是在动脉壁上的不幸沉积，它是个重要且非凡的物质，"凯斯写道。胆固醇对维持生命是必需的，尤其是对脑和神经细胞而言。就算饮食中完全没有含胆固醇的食物，身体也能制造出所有需要的东西：几乎所有的人类组织都能制造胆固醇。凯斯发现，一天吃一个鸡蛋的人血液胆固醇含量并没有比那些一周吃一两次鸡蛋的人高。他在后来一篇论文里写道，"为了控制血清水平[211]，不应完全忽略饮食中的胆固醇，但仅关注这一因素意义不大。"地中海饮食通常胆固醇和饱和脂肪酸含量较低，它们往往一起出现在同样的食物里。

和其他研究一样，七国研究也有包括实验设计等方面的局限[212]。例如，它试图通过大范围的饮食模式探索饮食和疾病，而非通过随机选择的人群阵列。若要将研究结果推广到研究的时空以外的人群，会有许多差池。例如，20世纪中期所有人群阵列的饮食都没有太多超加工食品，而此物在今日世界已经甚为普遍。

但七国研究开发了重要的标准化营养研究工具。凯斯的同事在50年间一直在报告受访者的后续数据。如果用最新的广泛营养学研究背景（包括其他大规模观察性研究、随机控制的饮食干预试验，以及不断增长的食物、细菌与炎症关系的数据）来理解，七国研究对饱和脂肪过剩的饮食模式提出的警告是恰如其分的。正如我们今日所知，这种脂肪不仅和血液胆固醇水平过高有关，也与炎症相关，二者都会推动心脏病。

越来越多的证据，包括培养皿和动物实验及人类中的观察和干预，指向了脂肪类型如何决定巨噬细胞等免疫细胞的行为[213]。饱和脂肪激活[214]NF-κB，刺激炎症分子如L-6、CRP和TNF-α。它们驱动巨噬细胞发炎[215]，损害正常功能，推动它们组装NLRP3炎症小体，后者释放出几十种炎症分子，包括细胞因子IL-1β。研究慢性炎症疾病如心脏病、糖尿病、癌症、神经退行性疾病和关节炎的科学家已经对IL-1β琢磨很久了。棕榈酸（最常见的饱和脂肪，存在于黄油、芝士、牛奶、肉和棕榈油中）含量高的饮食会增加人体IL-1β水平。饱和脂肪比不饱和脂肪更有可能进入脂肪组织，在那里增加巨噬细胞数量，增强身体脂肪发炎的可能性。它们还会改变HDL，一种抗炎的"好"胆固醇，令其功能失调和发炎[216]。

脂肪大多是在小肠里消化吸收，但部分能到达结肠，在那里喂养肠道细菌。过多的饱和脂肪会降低微生物的多样性，滋生炎症细菌[217]——包括一些与炎症性肠病等肠道炎症有关的细菌物种——及其代谢物。被饱和脂肪淹没的细菌靠近肠黏膜，产生强效内毒素如脂多糖，它能进入血液循环，模拟低级别的细菌感染，导致出现隐匿炎症和肠道渗漏。在饱和脂肪帮助下，脂多糖更容易穿过肠道屏障进入血液。

饱和脂肪与人类演化密切相关，过量时却容易刺激免疫系统，很难调和这两种看法。毕竟，饱和脂肪在很多食物里都有，甚至在橄榄、种子、坚果和牛油果的植物性脂肪里也有，就是量比较小。重要的是，不是所有饱和脂肪在促炎能力上都一样。例如，在黑巧克力里的饱和脂肪就没有牛排里的促炎[218]。虽然饱和脂肪的量影响炎症，但如何摄入它也有影响，不仅仅是整体饮食模式，也包括个别食物的细节。在大多数植物性食物中，饱和脂肪被淹没在不饱和脂肪、纤维、维生素、矿物和有益营养物质如多酚等之中。在母乳中，饱和脂肪为婴儿提供易于吸收的能量，它的旅程同消退素相伴。然而在大多数现代动物性食物中，它常与促炎的成分相伴。

不是所有脂肪都会以同样的方式影响免疫系统（以及健康）。在凯斯启动七国研究之后数十年，另一个科学家帮助证实了这个观点[219]。在沃尔特·威利特（Walter Willett）还是个小男孩的时候，他就发现了培养各种绿植的诀窍，在密歇根州哈特市的本地四健会①捧回一个蓝丝带。他13岁时父亲因脑癌去世，他失去了一直鼓励他追求学术成功的家人。几年后，威利特进入密歇根大学就读，大部分学费都是靠在邻居的农场里种甜玉米、西红柿和其他蔬菜挣来的。威利特后来成为世界上最负盛名的营养学家之一，获得了医学和流行病学学位，最终加入了哈佛公共卫生学院的营养学系。

1980年，威利特开始收集约十万名护士的饮食习惯数据[220]，这些工作属于"护士健康研究"，是营养学历史上最大的流行病学调查之一[221]。他的研究产生了数千篇论文，阐明了饮食对疾病无所不在的影响。他揭示出脂肪和碳水化合物的细微影响，指出这些宏量营养素的来源很重要，这在主流营养学家中激起了反对声浪。当时，远离饱和脂肪的知识已经演变成了拒绝一切脂肪的口号。人们用精制碳水化合物和糖代替了富含饱和脂肪的动物性食物。威利特的数据表明，这种换汤不换药的举动并不健康。重要的是，他的证据支持了凯斯历史性的观察，表明单不饱和脂肪和多不饱和脂肪（多存在于植物性食物

---

① 译注：四健会（4-H club）是美国农业部的农业合作推广体系所管理的一个非营利性青年组织。

如橄榄、坚果、种子和牛油果中）有助于抵御我们现在认为的慢性炎症疾病，包括心脏病和癌症这样的头号杀手。

在众多植物油中，橄榄油——它和完整橄榄是地中海饮食中的主要脂肪来源——受到了医学文献最多的关注[222]。当替代动物性食物中的饱和脂肪时，它能通过降低低密度脂蛋白（LDL）胆固醇水平和炎症，预防心脏病。橄榄油大部分是由单不饱和脂肪组成，也含有抗炎多酚物质橄榄油刺激醛（oleocanthal）。和非甾体抗炎药一样，橄榄油刺激醛能抑制环氧化酶的作用。威利特最喜欢的脂肪来自坚果，在频繁旅行的时候，他把这些坚果和沙拉水果一起放在自己的午餐盒里。坚果富含不饱和脂肪。来自观察性研究和随机对照试验的大量数据表明，它们能帮助人们抵御许多种慢性炎症性疾病，包括心脏病、中风、糖尿病，和任何原因造成的过早死亡。它们降低了胆固醇水平和炎症水平[223]，尤其是在替代掉肉类、奶类、蛋以及精制碳水的情况下，能降低炎症生物标志物如 CRP、IL-6 和 TNF-α。它们富含纤维、多酚、维生素和矿物质。每天吃一小把坚果可以降低慢性炎症疾病风险和延长寿命。

在 20 世纪 90 年代的波士顿，查尔斯·塞尔汗医生在特定不饱和脂肪酸和消退素之间发现了出乎意料的联系。他在实验室小鼠中找消退素，想知道身体如何生产这种珍贵的物质。然后他吃惊地发现，小鼠用来制造消退素和大多数其他促炎消退的介质，来自一种特殊的多不饱和脂肪，称为 ω-3（omega-3）。实验室喂给小鼠吃的饲料，那种跟粪便似的干巴颗粒，强化添加了 ω-3。

ω-3是必备脂肪酸。身体需要它们，但和胆固醇不一样，身体自己制造胆固醇，但ω-3只能从食物中获取。它们最初在植物中制造，光合作用产生的能量和碳水化合物可促进ω-3的生成。它们充斥着叶绿体的膜，帮它们收集阳光。许多植物性食物里都富含ω-3，如深色绿叶菜（特别是野生型）、核桃、亚麻籽、大麻籽、奇亚籽等。ω-3在藻类中（包括海藻）含量充沛，一路进入海洋生物食物链，在海鲜里也会累积，如牡蛎、沙丁鱼和鲑鱼等。越来越多的研究显示出ω-3在一系列慢性炎症中的重要性。

人类的大脑是身体中脂肪含量最高的一个器官，它渴求ω-3。一些科学家假定，缺少ω-3会导致如孤独症和注意力缺陷障碍等问题[224]。ω-3可以稀释血液，有助预防血栓。在动脉粥样硬化患者中，它们可以预防心脏病[225]、中风甚至死亡。影像学研究表明它们能缩小动脉硬化斑块[226]，并有助于稳定这些斑块，减少破裂风险。人群研究表明饮食中更高的ω-3水平与全因死亡风险较低相关。

ω-3对免疫系统影响很大[227]。它们抑制炎症基因调节器，如NF-κB，并激活抗炎基因调节器，帮助防止巨噬细胞迁移进动物和人的脂肪组织，消减它吐出的炎症。它们能降低炎症细胞因子和血液中生物标志物（CRP、IL-6和TNF-α）的水平。它们的副产品既降低也消退炎症。例如，二十二碳六烯酸（DHA）和二十碳五烯酸（EPA）是两种ω-3脂肪酸，它们对制造消退素和其他促炎消退介质来说必不可少。

多年来，ω-3都不在食品供应之列。因为它们比其他类型的脂肪更容易酸败，植物培育者经常会选择ω-3比较少的作物。食品工业用更稳定的不饱和脂肪酸ω-6来代替ω-3。广义上讲，ω-3脂肪产生了强大的抗炎化合物，而ω-6脂肪则容易促炎，推动血栓形成。不过如果不看这种非黑即白的说法，两种脂肪在身体中都有其重要作用，研究者仍在努力探索和理解它们。事实上，ω-6脂肪有时也会走上抗炎通道。坚果和种子含有不同数量的ω-6和ω-3，它们协同工作以促进健康。

ω-3和ω-6的真正矛盾在于体内平衡。因为它们会竞争相同的酶和细胞膜内的空间，它们之间的博弈是零和的：饮食中ω-6太多，就会抑制身体利用ω-3、产生大量化合物控制解决炎症的能力。和橄榄油不同，许多（但不是所有）植物油的ω-6含量极高。提取植物油的方法可能会浓缩ω-6脂肪，它已经成了加工食物和许多餐厅产业的核心成分；除了糖以外，它们是最便宜的热量来源。我们的祖先消耗的ω-6是ω-3的四倍，但现代饮食里是20倍，导致ω-3大为匮乏。一般来说，用不饱和脂肪代替饱和脂肪是健康的，但饮食不均衡可能会促炎。

均衡摄入不饱和脂肪酸能对免疫细胞产生有利的影响。不饱和脂肪酸，特别是ω-3，可能引发巨噬细胞的善意，进行组织修复和消退炎症。ω-3脂肪影响巨噬细胞，随之带来抗炎作用，包括IL-1β、IL-6和TNF-α减少，抗炎细胞因子IL-10增加。不饱和脂肪酸，尤其是来自完整植物性食物如坚果、种子和牛油果的那些，作为益生元或健康食物，滋养肠道细菌，促进人类健康。这些脂肪会催生抗炎微生物种类和行为。ω-3特别能促进微生物多样性[228]，激励产生短链脂肪酸和多方有益人体健康的代谢物的细菌生长。它们有助于对抗饱和脂肪酸对肠道细菌的害处。

早在凯斯的七国研究之前很久，一种制造植物油的新化学工艺造成了 ω-3 在食品供应中的短缺，并造就了或许是迄今为止最隐蔽的脂肪。在 20 世纪初，人们用固体动物油脂（通常是猪油）炒菜。他们也用柔滑的黄油或硬一点的牛羊油烹饪。植物油被认为不能吃，在厨房里没有立足之地。但德国化学家威廉·诺曼（Wilhelm Normann）想出了办法，通过加入氢把液态的蔬菜油变成固体脂肪，这被称为氢化工艺。美国企业家威廉·普罗克特（William Procter）和詹姆斯·甘布尔（James Gamble）抓住了这个机会。氢化棉籽油，一种来自棉花生产的农业废料，看起来和做起菜来和猪油差不多，但它便宜极了，几乎不要钱。于是"科瑞（Crisco）"在 1911 年面世了——第一种完全来自植物油的烹饪用油。它的名字旨在唤起新鲜和洁净的感觉，来自"结晶棉籽油"[229] 这个词组（crystallized cottonseed oil）。科瑞没有特殊的味道或口味。它与用它的人一样低调无声。

在 1906 年厄普顿·辛克莱（Upton Sinclair）的《丛林》倒了美国人的嗜肉胃口之后，科瑞的营销以动物脂肪的"纯净"替代品面世。辛克莱生于一个被内战扫空财富的古老弗吉尼亚家族，是"一个有着男孩子气魅力的落魄南方贵族"[230]。他发现了屠宰场里人和动物的可怕而恐怖处境，大为震惊。在大型肉类加工区，堆满牛粪的畜栏里散发着臭鸡蛋和腐肉的味道，这气味与附近酒店厨房里熟牛肉和土豆的香气混在一起。

辛克莱描述了移民男女和儿童拥塞在城市垃圾厂旁边的经济公寓里，在黑暗闷热的房间里从事着危险的工作。他们在装配线上像"杀戮团伙"一样工作，有"敲碎者""撕裂者""断腿者"和"开膛者"[231]。长满疖子、患有结核的牛仍会被送上装配线[232]。磨碎的老鼠填塞进腐败的香肠和火腿里，而"装进香肠里的某些东西让被毒死的老鼠也自叹弗如"[233]。内脏、骨头和脂肪等下脚料被制成猪油和化肥。一听"鸡肉罐头"里，可能含有猪脂肪和牛肉渣。工人在这里经常失去身体部件——甚至性命。辛克莱对掉进冒烟猪油桶里的人的描绘很有名："经日无人搭理，直到他们除了骨头以外身体其他部分全都作为达勒姆纯板油流向全世界。"[234]

"在我看来，我面对的是一个真正的奴役堡垒。"[235]辛克莱对肉类加工业如是写道："这是这个国家最有权力、最成功的产业。如何攻破它的壁垒，或者说如何翻越它，是一个军事问题。"辛克莱的现实主义小说搅动了全国。作家杰克·伦敦称《丛林》是工资奴隶的《汤姆叔叔的小屋》，指出"它鲜活而滚烫。它是活生生的残忍。它以血汗写就，哭喊呻吟。"[236]《丛林》引起的震动促使总统西奥多·罗斯福（Theodore Roosevelt）签署《纯净食品及药品法》，禁止对食品和药品进行误导性标签，也促成了美国食品药品监督管理局（FDA）的形成。

与此同时，这个世纪所行未久之际，即见证了一个天才的营销套路，说服艺术的大师巨作：宝洁（Procter & Gamble）公司说服美国人让实验室植物油流进他们的锅碗瓢盆，替代掉熟悉的动物脂肪，如黄油和猪油。这种蓬松乳白的产品被装在罐头里，用白纸包裹，强调它的纯净无瑕。

它的广告轻松愉悦，在一个渴望洁净、时尚的国家里敲着进步主义的钟声。几十年来，美国的科学家已经从农场转向实验室。衣冠整洁的专家肯定能搞定一切。历史学家苏珊·斯特拉瑟（Susan Strasser）写到，美国人正在使用古怪的新玩意，如牙膏和玉米片。在这种情况下，科瑞的出现是一种"正在形成的文化的人工制品"[237]。面世之后没几年，到1916年，科瑞的年销量就达到了2721万千克。蓬松的派、蛋糕和面包里塞满柔滑坚硬的植物脂肪，填满美国儿童和成人的口腹。宝洁出了一本免费烹饪书叫《科瑞的故事》，里面有615个用科瑞植物黄油的食谱。这本书反映了这个时代的饮食偏好，食谱有蛋饼、烤脑子、百叶、油醋汁小牛头、酿馅心脏、炖牛舌、煎胰腺和小牛羊胸腺肉。它写道，"美国被称为消化不良的国家。而它正在变成一个健康饮食者的国度，让人们更快乐。消化进步的每一个促进者都应当获得感激与认可。"[238]

其他公司纷纷效仿。部分氢化的植物油不断进入食品供应，把猪油赶出了美国人的厨房。许多人造黄油和植物油都是部分氢化所制。第二次世界大战后的黄油配给推动了这一转变。很快，这些油改头换面成了健康食品，成为食品工业里有史以来最重要的一种成分。部分氢化油相比起传统油脂如天然橄榄油之类的要便宜得多。它们可以作为防腐剂，生产盈利高、保质期长的包装食物。它们可以在快餐公司的商业批量油炸机械中反复使用。

但到了世纪中期，随着关注饮食在慢性病（如心脏病、癌症、肥胖和糖尿病）中作用的研究增多[239]，科学家们开始意识到在实验室里给植物油注入氢的改造脂肪会生产一种独特的物质，即"反式脂肪"。氢化也会使ω-6大增，同时减少ω-3。

免疫系统受不了反式脂肪，这东西在体内不是简单地被当作脂肪储存下来。它们会替代掉每一个细胞膜里的正常脂肪酸，将自己最终秘密编入我们的生理系统。如此一来，细胞就不能发挥应有的作用。它们会产生过量的自由基，一种易变的分子，它们会伤害健康的细胞。自由基对维持生命是必需的，巨噬细胞和其他免疫细胞通常会在对抗细菌毒素等过程中制造自由基。但堆积如山的自由基会导致氧化应激，此时身体无法生产足够的抗氧化物中和掉这些自由基。来自食物热量（或环境因素）的氧化应激，无论是数量不对还是性质不对，都会增加炎症基因的表达。它将最终破坏蛋白质、脂质、遗传信息和我们身体里的其他物质，刺激免疫系统并对细胞功能造成不良影响。慢性炎症是氧化应激的原因也是结果。例如，LDL胆固醇在过量自由基氧化以后会加重炎症，激活巨噬细胞并引起有害的炎症应答。动脉粥样硬化斑块中有许多胆固醇由氧化的LDL组成。

许多研究表明，反式脂肪与慢性低水平炎症有关[240]，并伴有血液中的炎症标志物增加。反式脂肪会通过激发自由基形成或直接影响细胞膜的先天免疫受体，开启NF-κB——激活炎症基因和细胞的高手。它们加剧脂肪组织和动脉粥样硬化斑块的炎性环境，欺压巨噬细胞使之活动加剧。它们令血管内皮细胞炎症[241]，让它们制造的一氧化氮减少，而一氧化氮是平息炎症和预防血栓的重要物质。反式脂肪不仅通过炎症影响心脏病风险，它们还会影响脂质——急剧增加LDL胆固醇水平，效果远超饱和脂肪所为，以及增加甘油三酯（另一种与心脏病有关的脂肪）。而且和饱和脂肪不一样，反式脂肪会降低HDL，一种有助预防动脉粥样硬化的"好"胆固醇。

到了世纪之交的时候，研究已经把反式脂肪和心脏病、中风、高血压、肥胖、糖尿病、癌症、生长发育问题、学习障碍和不育联系到了一起。伊利诺伊大学香槟分校的教授弗雷德·库莫罗（Fred Kummerow）从1957年就开始对反式脂肪敲响警钟，但他孤立无援、不受重视，而且不时会面对行业巨头的怒火。他发表了数百篇该领域的论文，直到生命尽头仍在发声。2013年，在他98岁的时候，他对FDA和美国卫生与公众服务部提起诉讼，希望迫使他们回应他的请愿书，其中要求禁用部分氢化食用油。到2015年6月，FDA最终规定反式脂肪不再"公认安全（GRAS）"，要求将之从食品供应中全面去除。GRAS这个术语引入于1958年，允许公司评估他们自己的物质并认为其可接受，之后美国食品和药物管理局可以审查该评估，或选择不审查。GRAS允许生产者在不告知FAD的情况下采用新食品添加剂并推入市场。到2018年，大多数食品供应商都从产品中去除了反式脂肪。

反式脂肪的故事是一个教训，要求我们像外科医生挥舞手术刀一样精细地操作食物，并明了自己手势轻重所关乎的利害。反式脂肪是一个最早的案例，表明人造食物就像外来器官一样有可能被人体免疫系统所排斥。但和移植肾肝肺造成的明显急性排异不同，前者可见、可被医疗测试捕获，而经常摄入反式脂肪和其他炎症性食物引起的炎症可能更为旁敲侧击，是一种低语，一种随时间推移产生的细微暗示，但却一样来势汹汹。

脂肪数量和质量上的失衡会造成炎症，糖、精制碳水化合物和盐过量也一样。早在七国研究和忽视健康研究等系统性的营养学研究出现之前很久，一位19世纪的医生就直觉地意识到了这一点，并坚信人们吃进嘴里的东西对健康至关重要。他很快就产生了一个想法，将颠覆食品工业——也改变了他自己的生活。

第十章

甜的，咸的，要命的

约翰·哈维·凯洛格（John Harvey Kellogg）是一个新英格兰拓荒家庭的第五个儿子[242]。这家人离开在马萨诸塞州的哈德利繁衍六代的家族，来到林木繁茂的西部。为了逃离在贫瘠土地上的辛劳，他们来到密歇根边远地区的一片土地，在那里建起农场，在荒野中终日劳作挣出生路。凯洛格的父母是巴特尔克里克市新成立的基督复临安息日会成员。在安息日会教堂领导者的资助下，凯洛格进入了贝尔维尤医学院，在1875年他23岁时完成了学业。

贝尔维尤医院是美国最早、最大的公立医院。年轻医生怀着满腔抱负走进它的大铁门和倾斜红砖大门，穿过实验室、病房、手术室和停尸房等等组成的重重殿堂。他们期望能从公共病房泛滥的苦难中学习。在凯洛格的年代，痛苦而贫困的纽约人成群结队来到医院，夜夜填满这里的一千多张病床。但以当时的医疗水平，有超过15%的患者在收治入院后死亡。有效医疗手段很少，外科医生的手术刀更可能致命而非治愈。医疗人员很少洗手或丢弃沾了血迹和呕吐物的外袍。感染肆虐无忌。

同一时期，尤其是在内战后的几十年里，19世纪下半叶的好日子在味觉上就是挥霍无度。美国人倾尽所能地沉迷食物。富人的午餐包括肥腻主菜和肉汁、奶油蔬菜、面包黄油、奶酪、全脂乳，布丁水果派等甜点。晚餐有过之而无不及，而且所有脂肪都被视为美味健康之物。在密歇根偏远的森林地区，自耕农们在宴请时吃大量的腌猪肉和湿卤牛肉。节庆期间可能会上小牛肉、羊肉或牛舌，或其他一些猎物在抓到后很快吃掉。糖蜜和蔗糖浆随时听候甜食党指教。但当地人（甚至农民）都面临着鲜食短缺。能吃到什么取决于资金和季节。水果蔬菜都是通过罐头、腌制和做成凝冻来保存的。这些早期存储技术造成的风味损失，靠大量用盐来弥补。

早餐少有质朴无华的食物，准备早点很花时间。除了谷物和土豆，还有用凝固油脂煎炸的咸味腌肉如火腿熏肉等。食物历史学家阿比盖尔·卡罗尔（Abigail Carroll）写道，"19世纪中产人士的早餐里，热牛排这道菜逐渐被视为不可或缺。"[243]这些食物带来的盐分流淌在体内，口渴让饮品变得必不可少。供应酒精的酒吧一早就开门了，也有足量供应的咖啡、茶和可可。

当时最常见的病是消化不良（dyspepsia），这个词用来描述从胀气和烧心到腹泻、便秘和胃部不适等各种情况（今天诊断消化不良依据更具体的标准）。1858年，沃尔特·惠特曼（Walt Whitman）写到，消化不良是美国之大害[244]。胃肠道问题是流行病，对其讨论没完没了，报纸杂志大幅报道的程度正如肥胖、心脏病和癌症等慢性病之于今日世界一般。事实上，19世纪的一篇《新英格兰医学杂志》文章认为消化不良是人类的头号杀手[245]，与传染病并驾齐驱。企业家兜售新的补药和药剂来治疗肠道问题。但凯洛格认为那些瓶瓶罐罐提供不了解答。他会告诉热切的听众，"我还是孩子的时候，我们对饮食一无所知……我认为没有什么比烤成浓郁棕色的牛尾巴更好吃的了。"[246]

凯洛格回到密歇根州时，是个获得了著名学位的新出炉的外科医生，他的资助人让他担任西部健康改革研究所医学主任一职。他们许诺他能基于最新科学来放手领导机构，不会受到基督复临会干预。凯洛格接受了，但他的观点极有雄心。那个时期被后世的人们描述为"美国大胃痛时代"，那个时代的烹饪风俗令他困扰，他相信公众需要健康自然的生活方式的指导。将基督复临会信仰结合了科学及医学背景，他将这家机构重新命名为巴尔特克里克疗养院，后来被称为"San"（反映他的愿景）。在凯洛格的领导下，疗养院从一个两层楼住宅改建的建筑，逐渐演变成一个巨大豪华的医疗中心。

穷人和富人都频繁来到这里，而且也不乏名流。凯洛格不仅提倡进食和锻炼来改善健康，而且他支持许多当时有进步意义的思想，如巴斯德的细菌理论，和利斯特的手术室无菌技术。不过他也（特别在晚年）支持"优生学"，这是当时流行的科学理论。虽然他拒绝在疗养院里对非裔美国人实行种族隔离，他在这里培训了非裔的医生护士，并与妻子艾拉一起培养了四十多个不同种族背景的孩子，但他在帮助美国优生学运动的传播上发挥了积极作用，优生学始终被认为是种族主义的且不科学的，是他传奇人生的一个污点。

凯洛格是最早告诉病人食物对健康至关重要的医生之一。"猴子吃什么你吃什么——简单的食物，别吃太多。"[247]他这么建议患者。疗养院的食谱包括奶油花椰菜、炖葡萄干、开菲尔茶、菠萝酱和全谷物饼干。这些朴素的食物里没有添加糖或动物产品，与19世纪的典型饭食形成鲜明对比。他们还大量减少了盐摄入，缓解了口渴和炎症。

人体生存需要盐就像需要水一样。盐能够帮助调控体液平衡，让肌肉神经能够正常工作。但剂量是关键。传统上，高盐摄入与不同健康问题联系在一起，包括心脏病、高血压、特定癌症、肿胀和中风。

后来，科学揭示了盐改变免疫功能的潜能[248]。少量盐在皮肤伤口中累积，推动巨噬细胞愈合（这给"伤口撒盐"这个说法赋予了新含义）。但大量的盐会让巨噬细胞陷入无序，驱使它们组装NLRP3和其他炎症小体，喷出几十种炎症分子。它们还会产生过量自由基。

过量的盐能够直接或通过巨噬细胞激活炎症性的Th17细胞，这与许多自体免疫疾病有关。在实验室培养皿里，浸泡于饱和盐溶液的先天和后天免疫系统细胞会释放出炎症标记物。即使只有几天的高盐饮食也会导致身体炎症，就像被细菌攻击或受害于自体免疫疾病一样。炎症细胞因子如IL-6和IL-23增加，抗炎细胞因子如IL-10减少。盐会让调节性T细胞失去功能[249]，这种调节性白细胞对平衡炎症至关重要。它会告诉身体容忍自身抗原，预防自体免疫疾病。它们制造IL-10，抑制炎症性的Th17细胞，帮助炎症的消退。

以高血压为例，过去它曾被视为单纯的血流不畅所致。不受控的高血压会导致动脉粥样硬化的硬厚动脉（反之亦然），以及心脏病和中风这样的致命并发症。我们从动物和人类的研究中了解到，高血压部分是一种炎症性疾病，这个观点可以追溯到20世纪70年代[250]。隐匿炎症与动脉硬化有关[251]，高血压患者血液中的炎症分子水平有所增加。Th17细胞与巨噬细胞、调节性 T 细胞和其他免疫细胞一起，在高血压炎症中发挥重要的作用。炎症可能是盐分导致高血压的一个途径。盐可能会帮助免疫细胞渗入肾脏和血管，释放出炎性细胞因子，使血管难以放松或让肾脏难以清除废物——二者都会导致高血压。

饮食中大量的盐会促进隐匿和明显的炎症，造成慢性炎症性疾病，包括类风湿性关节炎、红斑狼疮、多发性硬化症和肠道炎症等，甚至导致器官移植排异。一位研究者证实了德国儿科医生海因里希·芬克尔斯泰因（Heinrich Finkelstein）一百年前在《婴儿疾病教材》（*Textbook of Sickling Diseases*）一书中的观察 [252]，盐会导致皮肤变差，促成儿童湿疹等自体免疫疾病。虽然家常菜撒的盐可以适量使用而无损风味，隐藏在加工食物或快餐里的盐却不可小觑。流行餐厅一顿饭菜里的盐量，就能是推荐每日上限的好几倍。

疗养院的简餐没有多余的盐和动物食品，这里也是另一种现代早餐谷物的诞生地，它里面不含任何添加糖或精制碳水化合物。在凯洛格还是医学生的某个下午，一个杂货商卖给他一包"蒸煮"燕麦片。它要煮的时间和其他热谷物麦片一样长。凯洛格很失望。他心想，为什么谷物制作起来要这么费劲？为什么不能在商店里买到即食谷物？几十年后，他把这个体验描述成创造性生涯的转折点，他的"尤里卡"时刻。筋疲力尽的全国主妇们都在和同一个问题作斗争，她们黎明即起，守在烧木头的炽热炉子旁，一连几个小时搅拌大麦、碎麦、燕麦或玉米组成的粥。

多年后，在疗养院的厨房里，凯洛格和艾拉还有他弟弟威尔一起，想要造出既便利又健康的植物食品。一种花生制的稠厚抹酱，一开始名叫"果仁黄油"，未来将占领数百万孩子的午餐盒。第一种商业生产的替代肉"Nuttose"，也是用花生做的，吃起来像"冷烤羊肉"[253]。还有"Protose"，用坚果和谷物制成，用来模仿鸡肉或牛肉。凯洛格使用大量谷蛋白给这种素肉增稠塑形。他喜欢谷蛋白，很少看到它的不良反应，就算他的病人都是些肠胃特别脆弱的人群。

某天这三个人发现，与其把全麦粉碎成面粉，不如蒸熟以后用重滚筒压成片。这种麦片不仅可以用麦做，其他谷物也可以这么做。

谷物麦片在疗养院大受欢迎。病人的胃痛得到改善，肠道运动也更规律。威尔建议向公众销售这种麦片，但凯洛格拒绝了。他的主要目标是在诊所里改善消化，而非盈利。但多年来威尔悄悄完善了谷物配方。他系统而艰巨地探索完美的味道和质地，后来放弃了小麦，改用玉米——真正的美国谷物。它便宜、香甜、量大。威尔把玉米粒放在汩汩的烧水锅上煮，把芯子和油性的外层和胚芽分开。他把剩下的东西磨成"粗玉米片"。烘烤之后，就是一种口感清脆的金棕色玉米片，也就是后来广告宣传的所谓"玉米甜心"。威尔在里面添加了精确比例的糖和盐，使之有了坚果般的美味。

凯洛格发现威尔做的事后气坏了。他尤其觉得盐糖过量是不健康的。威尔离开了疗养院，开始做自己的食品生意。这兄弟俩再也不说话了，并在法庭上为谁有权使用家族姓氏（"家乐氏"）展开了漫长对决。威尔的公司后来惊人地成功，成为一个家喻户晓的品牌，并永远改变了美国人早餐的样子。仅仅几年，威尔就成了百万富翁。他在大萧条时期也仍然生意兴隆。

约翰·凯洛格的巴特尔克里克疗养院却遇到了困难。到20世纪30年代，疗养院债务超过300万美元，最终陷入破产清算。过去生机勃勃、备受赞誉的凯洛格走向默默无闻。在接下来的年代，许多塞满过量糖的流行早餐谷物占领了商店货架，美国主食开始用甜蜜开始一天。

20世纪50年代，凯斯正在对付饱和脂肪的时候，他最大的对头营养学家约翰·尤德金（John Yudkin）大声疾呼反对糖。在伦敦伊丽莎白学院，尤德金努力证明，饱和脂肪酸不是心脏病流行背后的主要（或唯一）潜在因素。"对糖没有生理上的需要，"[254]尤德金写道，"要是任何其他食品添加剂被发现与糖的已知后果有关，这种添加剂马上就会被禁用。"

尤德金说的不是完整水果里的糖，而是那些加勒比糖种植园生产的白色或棕色小颗粒，它们在奴隶贸易驱动下开启利润丰厚的现代糖工业。他在1972年出版的《纯净、雪白、致命的》一书中提炼了自己反对糖的想法和科学证据。尤德金解释说，饮食中糖过多可能导致心脏病、糖尿病、肥胖、蛀牙和一些癌症的高发病率——这些疾病往往在个体和人群中出现。他写到，糖还可能有害眼睛、关节和皮肤。它可能会导致消化不良，甚至严重肠道感染。这本书起初影响不错，但很快遭受了攻击[255]。世界糖业协会称之为"科幻小说"，英国糖业局说这本书充满"感情用事的断言"。性情温和的尤德金试图参与到政治辩论中，但最终未能成功辩护自己的观点。

凯斯的七国研究在糖和心脏病之间揭示出了联系，但经过更复杂的统计分析后被饱和脂肪与心脏病间更强的关联盖过了。而吃糖如何导致心脏病也没有一个广为接受的解释机制。另外，科学家知道饱和脂肪会提高血液胆固醇，从而堵塞动脉。但凯斯虽指责饱和脂肪导致心脏病爆发，并指出了尤德金数据中的薄弱之处，但他也不喜欢添加糖。他写道："营养学角度上说，如果我们用更多天然食物来提供如今从糖这种精制化学品中获得的大多数热量，那会更好……美食家们都同意，美国饮食的一个共同问题是太多糖，倒胃口的驹甜淹没了其他精细的味道。"

凯斯和尤德金都没有声称他们对饱和脂肪或糖的研究能证明这些物质造成心脏病。他们只是提供了线索，两人都带来了宝贵的见解，为现代营养科学引入关于炎症的争论。"盖棺论定，"凯斯写道，"在任何领域都不容易。对于预防像冠心病这样缓慢发展的疾病来说尤其困难。"

尽管二人争论激烈，但凯斯和尤德金都要与食品工业的反对作斗争。而凯斯数据的相对质量及其在大量研究中的地位，让他的观点获得了越来越多的支持。与此同时，尤德金不再受邀参加国际营养学会议，期刊也拒绝他的论文投稿。但与他们截然不同的人生轨迹不一样，他们对食品和健康的思考在很多方面差不多。凯洛格一定会赞同避免过量摄入动物脂肪、盐和糖的建议。

糖和盐一样不是天然的毒药。母乳中有乳糖，苹果中有果糖，葡萄糖每时每刻都游走在我们的血液里。身体不需要那些从完整食物里分离出来的糖，也不需要添加的糖。但正如毒理学之父帕拉塞尔苏斯在16世纪所说的，毒性是剂量决定的。

与盐和饱和脂肪一样，糖的剂量和它的消化环境决定了它对身体的影响。

《美国人膳食指南》第一版发表于1980年，警告人们不要吃太多糖，但不像对饱和脂肪的反对那么强。《美国人膳食指南》写到，就算糖不会造成心脏病，它也会腐蚀牙齿。但科学证据开始表明口腔里出的麻烦也影响心脏和其他器官。我们现在知道，牙龈炎等牙齿疾病会导致全身的隐匿炎症，这是心脏病和其他慢性炎症性疾病的一个风险因素。口腔疾病让嘴里溢出的细胞因子也会让血管壁出现同样的情况，这种影响在因基因或环境而容易出现炎症的人身上更严重。口腔卫生除了防止口臭和蛀牙，也能对抗隐匿的炎症。

在免疫系统看来，凯洛格的蒸压全麦片和完整水果与威尔的玉米粒完全不同，后者被剥掉了外层（和许多营养），然后缀以添加糖。身体分解谷物、蔬菜和其他碳水化合物，吸收其中的单糖，为细胞和器官提供营养。完整食物里的纤维引导葡萄糖分子，缓慢进入血液。它们促使胰腺释放出胰岛素，引导葡萄糖进入脂肪和肌肉细胞。人类演化出以这种舒缓的节奏从完整食物里获得有限的糖的方式。当它们反复遇到大量精制谷物和食糖，及剥掉纤维等营养成分的食物时，血糖和胰岛素水平快速陡峭地升高（也急速掉落），给身体造成压力[256]，并激活了炎症基因调节器，如NF-κB。

吃下一顿满是糖和精制碳水化合物的饭，血管内皮细胞制造的一氧化氮会更少，而脂肪组织里的巨噬细胞会造出更多炎症细胞因子。过量糖会对肝脏造成压力，它将饮食中的碳水化合物转化成脂肪酸[257]，最简单的脂肪分子形式。过量脂肪酸会引发全身自由基形成和炎症，激活 NF-κB 分子如 CRP、IL-6 和 TNF-α。习惯性地在早餐咖啡时吃糕点，午餐来杯含糖饮料，饭后再来一勺冰激凌，就足以增加死于心脏病的风险[258]。每天一罐含糖饮料[259]或几片白面包就能增加炎症性的血液标志物、LDL 胆固醇和肝脏及腹部脏器周围的脂肪——高度炎症性的内脏脂肪。

在 20 世纪后半叶，证据开始表明糖祸害的不只是牙齿。迄今为止的研究表明，过量糖和其他精制的、被剥夺营养的碳水化合物，和隐匿炎症及慢性炎症性疾病有关，包括心脏病、肥胖、高血压、糖尿病、癌症、脂肪肝、神经退行性疾病、关节炎和炎症性肠病等。

与精制谷物和食糖不同，新鲜的甜水果几乎可以放开吃[260]，而且往往能对抗炎症。凯洛格的菠萝泥就是一例，它含有菠萝蛋白酶，这是一种有力的抗炎酶，被用于治疗身体扭伤和拉伤后的疼痛。但如果经常把苹果榨汁后丢弃，或者去除小麦里的麸皮和麦芽，身体仍将消极以报。

在超过一个世纪的时间里，医生和科学家先驱们已经指出了不利健康的脂肪，以及过量糖盐的后果。但这些炎症性食物充斥着标准美国饮食，或者说"西方"饮食，它们在大多数工业化国家（以及越来越多的非工业化国家）都很流行。西方饮食有力诱发了隐匿炎症和慢性炎症疾病，它填满肥腻的动物脂肪、盐、糖、精制碳水化合物和加工食品。而在 21 世纪，对这类饮食的详细研究——它不仅侵袭人体，也影响我们共生的微生物——进一步阐明了其害处。

第十一章

喂养细菌

　　他们给奥莉薇亚做了手术，她有两周没能上班。她肠道里的炎症拒绝对药物做出响应。她的身体试着控制损伤，但修复肠道比别的事情——比如修复表皮——要复杂得多。尝试愈合造成了纤维化的疤痕组织，迫使肠道收紧扭曲，中空的管道因受到奇形怪状的束缚而变得狭窄，阻挡了食物和粪便通过。

　　外科医生切除了她很大一部分肠道，制止了炎症与疤痕的循环。他将肠道末端与胃壁相缝合，创造了一个造口——这对奥莉薇亚来说是个恩赐，她之前一直得忍受排便的剧痛。有一天她打电话给我，认命地倒在地上，觉得自己已经对身体失去了控制。她的房间里堆满了没开封的健康食品书。笔记本上的电子表格有许多事项已经逾期。手术还没过去多久，她声音有气无力且紧张。但她比以往任何时候都想要更多的答案。

　　巨噬细胞是个很情绪化而且反复无常的家伙[261]。在奥莉薇亚的肠道里，它们变得桀骜不驯。与通常隐忍、鼓励调节性T细胞和抗炎细胞因子（如IL-10）的肠道巨噬细胞不同，奥莉薇亚的巨噬细胞会激发炎症性的Th17细胞，产生大量炎症细胞因子。而且它们不擅长清除细菌或让炎症消退。在炎症性肠病（这种疾病影响所有类型的免疫细胞）患者身上[①]，这些狂

---

① 传统上，后天免疫系统被认为是炎症性肠病的主要致病机制。但先天免疫系统在这些患者身上也是个重要诱因。

野的巨噬细胞还很年轻，还漂浮在血液里，还没有一路进入肠道的时候就已经表现出一些惹是生非的迹象，而后在肠道里肆意妄为，造成（并进一步响应）强烈的炎症。

为什么奥莉薇亚深受这些刚愎之徒所苦？答案只有部分刻在她DNA蜿蜒的糖-磷酸链上。此事有个不可或缺的部分在于她的免疫细胞与"非我"之物——食物和细菌——永无止息的交流。微生物是可塑的，主要是生活方式尤其是饮食所塑造。食物会直接通过发炎或抗炎（甚至促进消炎）的途径影响人体。但食物也会通过微生物来影响炎症。我们如何喂养这些共存的细菌，会帮助决定炎症微生物种类及行为的存在与否，包括决定微生物代谢产物的特征，这是它们与免疫细胞对话的实质所在。

造就炎症性微生物组的罪魁祸首之一，是过量摄入现代的动物性食品，这和许多西方饮食中存在的炎症性食物一样，会让肠道细菌得不到一种最重要的营养物质：纤维。

约翰·凯洛格对食物、肠道细菌和人类健康之间的复杂关系有种直觉。在演讲中，他会切下一片波斯特酒馆（巴特尔克里克的流行餐馆）的牛排，在显微镜下面观察这块肉。他指出屏幕上的几百万细菌。"这两者有什么差别呢，"他说，"肉在肉铺里头腐败然后你吞下去和你先吞下去然后它再腐败?"[262]

他相信肉很难消化，会在肠道里腐败，产生所谓"坏细菌"放出各种毒素。他写到，美国人有"灵长类动物的软弱肠胃"却什么都想吃，包括"人造食物"，他总结说"无怪乎人类的肠胃机器已经崩溃，消化不良、便秘和描述各异的肠道困境在文明国度如此普遍。"[263]他认为重肉饮食不仅导致此时的胃肠道问题变得普遍，也导致许多其他疾病[264]。他相信美国人吃的蛋白质超出所需，可能有害身体。他强调，天然的人类饮食是全谷物、水果、蔬菜和坚果组成的。凯洛格经常说，生产一小块牛排需要大量的谷物，而这些谷物本可以用来让人吃饱。

凯洛格演讲之后许多年，另一位科学家得出了美国人吃太多动物蛋白的结论，让他不得不呼吁反对自己家庭世代赖以生存的食物。在T.科林·坎贝尔（T. Colin Campbell）还没有成为康奈尔大学营养生物化学教授的许多年前，他还是一个五岁的孩子，在家庭农场里挤牛奶，这个地方远离华盛顿特区（和最好的公立学校）。坎贝尔每日晨间做完家务坐下来吃早餐，全脂牛奶加顶上敲开的水煮蛋。有时候他也会吃到煎土豆，或一小条豪华稀有的培根。

20世纪60年代，坎贝尔的研究一直致力于推广动物蛋白。但随着他深入医学文献和进行自己的实验室试验，他开始质疑过去的教条。在职业生涯早期，他和菲律宾的孩子们一起工作，注意到了摄入高蛋白与肝癌之间的联系。他后来的大鼠研究表明动物蛋白和植物蛋白不同，会促进肿瘤生长，特别是当动物蛋白摄入超出每日热量的10%时。

动物蛋白刺激炎症，增加体内自由基水平，还削弱免疫、阻碍自然杀伤细胞抵御肿瘤。它鼓励细胞复制和致癌物进入细胞结合DNA，阻碍DNA修复机制。重温凯斯的七国研究后，坎贝尔注意到（一些其他的科学家也发现了）动物蛋白和心脏病之间的联系比饱和脂肪更强。

坎贝尔不满足于仅仅在大鼠身上测试，或把精力集中在单一的营养物质上。1983年，他和中国科学家合作，启动了一项后来纽约时报称为"流行病学拉力赛"的研究，也是中美之间首个大型研究项目，这项浩大的研究持续了数十年，研究对象是在同一个县里生活、工作了大半辈子的六千余名乡村居民。研究团队发放营养学调查问卷，直接测量受访者3天内摄入的所有食物，采集血液和尿液样本，分析本地市场上的食物。因为大多数中国乡村居民吃的植物性食物多于典型的西方人，坎贝尔实际上能够比较相对西方而言植物含量较为丰富与极为丰富的饮食。

这项和中国合作的研究（后文简称"中国研究"）显示出了在饮食和疾病之间数千种显著的关联，并且共同表明，动物性饮食和更高比例的慢性炎症性疾病如心脏病、糖尿病、癌症和肥胖等相关，而植物性食物则具有保护作用。坎贝尔很快放弃了自己儿时的饮食，包括任何肉、乳品和蛋类菜肴。他谨慎地承认中国研究不能单独拿出来证明饮食导致疾病。但它是更大图景中极为重要的一个章节。

多年后各种人类研究[265]发现了动物蛋白和炎症、各种慢性病的较高风险，甚至过早死亡有关。在凯洛格的波斯特餐馆讲座一百多年以后，科学家认识到，蛋白质与纤维发酵不同，在肠道中有过多的未消化的蛋白质被细菌过度发酵，这对人体有害。这个问题通常出现在我们吃了太多动物性食物的时候，这些食物里有高浓度蛋白质，缺乏纤维。当细菌在肠道中发酵，或者说"消化"蛋白质的时候（一个称为"腐败"的过程），会产生毒素，包括硫化氢[266]，这是一种闻起来像臭鸡蛋的恶臭气体，与炎症性肠病和结肠癌有关。硫化氢会损害DNA，令肠道发炎。在比较低的程度上，有些植物性食物的发酵也会产生硫化氢，但这些植物里的纤维和其他有益的营养物质会弱化其影响。微生物组科学家一直在指出[267]，动物性蛋白助长炎症性的微生物组，而植物蛋白的作用正相反。

除了特定脂肪和蛋白质，免疫系统对动物性食物里其他物质的反应也不佳，如红肉中的一种糖——N-羟乙酰神经氨酸——与慢性、低水平炎症和癌症风险升高有关[268]。还有肉中的铁——血红素铁[269]，因其易于进入血液而受到赞扬。但和植物中的铁不同，它会绕过人体调节铁吸收的精密机制，可能会过量累积。足量的铁对维持身体机能必不可少，但太多就会诱发氧化应激和炎症。血红素铁与多种慢性炎症性疾病有关。

正如凯洛格看到的，动物性食品中的大量细菌也会促成炎症。身体吃下去的每顿饭都会遭遇新鲜的微生物。有些对人有益，有些无所助益甚至有害。但在动物性食物中，它们的数量远高于植物。而且研究表明动物性食物含有过量的细菌毒素——内毒素，类似于卡尼微生物组研究中的内毒素，但它们不在体内——这些毒素是先天免疫系统和炎症的强力诱因。

2011年，英国莱斯特大学的科学家想知道，为什么在进食大量动物性食物以后，血液炎症标志物会明显上升。他们怀疑这个现象主要是食物来源的细菌造成的。他们测试了水果、蔬菜、肉和乳制品的内毒素，发现动物性产品（包括猪肉、家禽和乳制品）中的内毒素含量很高[270]。在培养皿中，这些食物的提取物会激活先天免疫活动，引发人类巨噬细胞分泌炎症信号，如 IL-6 和 TNF-α。无论细菌本身死活，内毒素都会存在，而且经得起各种加工，就算把肉煮上几个小时、浸泡于酸液，或者暴露于消化酶也不会消失。健康人的血液能耐受少量内毒素，但研究表明有些食物——如鸡蛋和香肠麦芬——含有大量死细菌，会释放出能让整个身体发炎的内毒素[271]，起初只是短暂的火花，但如果反复轻微发炎则会转为慢性，为疾病发展提供丰富的土壤。

西方饮食最大的问题在于：它们造成炎症的同时，还缺乏人类抗炎最需要的营养。在食物、细菌与炎症的关系里，三者间复杂互动的基石因素在于纤维。①

1980 年，斯蒂芬·奥基夫（Stephen O'Keefe）在伦敦大学读完营养和胃肠道学没多久，就去了非洲的开普敦行医。奥基夫对病人无瑕的结肠感到震惊，这些人基本上没有癌变前的息肉。和伦敦的病人不同，南非人几乎不得结肠癌或者其他肠道疾病，包括便秘、痔疮和憩室炎。

奥基夫想起了爱尔兰传教士医生丹尼斯·伯基特（Denis Burkitt，以发现儿童癌症伯基特氏淋巴瘤而著名），伯基特 20 世纪 60 年代在乌干达工作时有类似的发现[272]。他观察到，数百万乌干达人吃的是高纤维的饮食，含有全谷物和块茎作物，几乎不吃肉、奶、蛋或加工食品。他们几乎不会患上发达国家常见的致命疾病②，例如心脏病、癌症、肥胖或糖尿病。

----

① "纤维"一词在本书中指可溶性纤维、不可溶性纤维和抗性淀粉。

② 伯基特的观察结果中，只有部分能归因于西方国家的人预期寿命更长、年老的人更容易患慢性病这类因素。

伯基特在这个国家20年的外科工作中只取过一次胆结石。"一个国家里人们的健康状况,"他写道,"能从粪便的大小和沉浮来确定,而不取决于技术水平。"

多年来,许多大规模流行病研究证实并发展了伯基特的假设,认为纤维不足和高血脂、高血压、心脏病、各类癌症、感染、肺病、肥胖、糖尿病以及死于上述疾病和其他疾病的风险增加有关。但纤维是怎么发挥魔力的呢?

纤维是植物中人类无法消化吸收的部分,与蛋白质、脂肪和碳水不同。植物性食物富含纤维等营养,能够减缓胃部活动,通过激发肠道激素告诉大脑吃饱了,从而帮助我们减重。纤维充塞粪便,使之含有更多水分,对结肠壁造成压力,帮助刺激肠道运动,排出多余的胆固醇和激素、毒素及其他坏东西。它对腹泻和便秘都有好处,促进软粪便更轻松地通过,避免排便时因反复用力造成的问题,如痔疮、疝气、憩室、静脉曲张,甚至颅内出血。它能抑制血糖胰岛素饭后飙升。纤维能稀释并结合肠道中某些致癌物质,将其弄出体外。

纤维预防或应对现代慢性病(炎症性疾病)的最根本方式是操控免疫系统。纤维能消融内脏脂肪(炎症性器官)来降低炎症。研究表明,即使控制体重变量,高纤维饮食在特定组织和全身与低水平炎症标志物有关,包括 CRP、IL-6 和 TNF-α。

2015年,在美国生活了十多年的奥基夫来到匹茨堡大学的医学系工作。他的病人可能吃的是当地特色美食:蘸满黄油和糖浆的热烤饼,叠满马苏里拉芝士的比萨,塞满了炸薯条、培根和卷心菜沙拉的三明治,20世纪30年代的钢铁工人几分钟就能匆忙吃完这一整顿午餐连配菜。奥基夫注意到，吃着这些西方饮食在匹茨堡长大的非裔美国人，饮食里满是动物性食物、精制谷物、糖和盐，他们患结肠癌和其他疾病的比例骤升。奥基夫想到自己在南非的日子。如果非裔美国人吃几个星期的南非食物（或者反过来，南非人吃西方食物），对肠道菌群会有什么影响？他招募了匹茨堡的20个非裔美国人[273]，和南非夸祖鲁-纳塔尔乡村地区的20名本地人，来进行他的研究。

在改变饮食之前，他收集了被试的血样、尿液、粪便做了基线测量。他还做了结肠镜检查，通过微小活检取样了肠道组织。特殊染色方法表明美国人的肠上皮细胞分裂速度远快于南非人，预示着更高的结肠癌风险。将近一半美国人结肠中长有腺瘤性息肉，但南非人没有，他仔细检查了被试的粪便，不出所料，南非人肠道中生活着充满活力的多样细菌。

其他研究，包括一项比较了布基纳法索和意大利儿童的调查[274]，也发现高纤维饮食会产生更强健的肠道菌，有些在西方人的肠道里前所未有。地球上数十万种可食用植物里有着独特的纤维，提供各种各样的健康益处。可溶性纤维①（溶于水，大多数植物性食物中都有，有些含量比较高）被视为一种益生

---

① 有两种主要的纤维类型，可溶性和不可溶性纤维（还有第三种兼具二者特征的纤维，即抗性淀粉）。大多数含纤维的食物都同时含有可溶性和不可溶性纤维，但通常二者的含量不同。大多数可溶性纤维溶于水。它会吸收水，将之变成胶状物质。这有助于增加粪便体积，制造出易于排泄的软便。不可溶性纤维称为"粗粮"，与水结合不发生变化。但它也会增加粪便体积，通过消化道时吸收水分，增加结肠壁压力并帮助刺激肠道蠕动。

元①。肠道菌将之发酵，不仅刺激多样化的微生物组，也能激发具有抗炎行为的微生物，控制不良免疫反应，同时有效排挤或防御病原体。最佳可溶性纤维的来源包括豆类、燕麦、坚果、种子，以及某些水果蔬菜。

纤维等营养物可以直接或通过肠道菌间接地影响先天和后天免疫系统[275]。微生物的排泄物和人类一样会对免疫功能造成很大影响。当细菌发酵了可溶性纤维，它们会制造代谢物，调控几乎每一种免疫细胞，影响肠道和全身的炎症。奥基夫在南非人的粪便中发现了一种高水平代谢物丁酸（butyrate）——一种短链脂肪酸，以及乙酸和丙酸。这些物质能预防脂肪组织生长②和促进肠道激素降低饥饿、滋养肠道。对于单层肠道内皮细胞，这一人类与过量食物与细菌之间庞大而脆弱的屏障，丁酸是它的救星，是营养和健康的主要来源。它帮助肠道排出致癌废物和过量胆固醇，改变基因表达，防止上皮细胞失控增长，帮助消除可能转化成癌的细胞。

短链酸能影响免疫功能，阻碍隐匿炎症和慢性炎症疾病。它们迫使免疫系统更加容忍食物和细菌，避免过敏和敏感。它们诱导调节性 T 细胞[276]，抑制 NF-κB，后者是炎症响应的关键传导者，引起数百种炎症基因表达。它们有助于培养冷静的巨

---

① 出于各种健康原因，需同时摄入可溶性和不可溶性纤维。一般而言，可溶性纤维能被肠道菌发酵（尽管有些不可溶性纤维也可以）并促进有益肠道细菌的生长和维护。

② 短链脂肪酸降低脂肪细胞吸收脂肪酸的能力。（Rizzetto et al., "Connecting the Immune System."）

噬细胞[277]，即使面对脂多糖这样的强力诱因也不会产生太多炎症细胞因子如IL-6和TNF-α。它们疗愈肠道炎症：在癌症放疗或炎症性肠病手术等疾病后，丁酸灌肠剂能治疗炎症的肠道。

短链脂肪酸能预防（或治疗）隐匿炎症引起的肠道渗漏和内毒素血症，它们能丰富肠道里保护性的糖浆状黏液，让身体制造黏合性蛋白，封闭上皮细胞之间的缝隙。它们阻止微生物分子如脂多糖（一种内毒素）穿过这些细胞。

短链脂肪酸能穿过肠道壁，进入血流，操控免疫系统，抑制远处器官的炎症。它们甚至能穿过血脑屏障，让肠道菌与大脑联系起来，改善学习、情绪和记忆。它们防止巨噬细胞深入脂肪组织，一定程度上抑制了脂肪的炎症潜能。它们穿过孕妇的胎盘[278]，保护胎儿免受肺部炎症和其他疾病的侵害。

奥基夫在美国人粪便里发现了与南非人粪便的鲜明区别——西方饮食塑造的残局：微生物多样性低，含有大量有毒、炎症性代谢物而非短链脂肪酸。美国人粪便里那些炎症性化学物质中包括次级胆汁酸。胆汁是肝脏制造、存储在胆囊中的物质，帮助分解脂肪。大多数胆汁酸会被小肠重新吸收，但西方饮食中脂肪含量很高，这使胆汁持续流入肠道，确保过量胆汁酸抵达结肠，在那里被细菌消耗制造出次级胆汁酸，这是一种潜在的致癌物质，会破坏DNA。过量次级胆汁酸促进炎症微生物，对肠道及全身免疫细胞和炎症造成不良影响。次级胆汁酸与多种癌症有关。

奥基夫还在美国人肠道里发现了高水平的胆碱，以及在尿液中氧化三甲胺（trimethylamine N-oxide）的水平也升高了。胆碱和肉碱是肉、蛋、奶这类动物食品中浓度很高的营养物质，在某些植物性食物中也有少量发现。当身体从动物食品中获得这些营养时，肠道细菌会产生代谢物，由肝脏转化成氧化三甲胺。这种有害化合物会激活巨噬细胞和其他免疫细胞，增加身体各处的炎症。研究表明，血液中的氧化三甲胺水平与动脉粥样硬化斑块大小有关[279]，它能预测心脏病、中风乃至死亡风险。高水平的氧化三甲胺也和其他慢性病有关，包括癌症、痴呆、糖尿病和肾病。

奥基夫让他的被试们"交换"了两个礼拜的饮食，让美国人吃玉米粥、大豆和水果，南非人吃烤肉、汉堡和炸薯条。然后他再次观察他们的肠道。南非人的上皮细胞明显比美国人的分裂更快了，结肠炎症的标志物以及肠道巨噬细胞的数量都有所增加。南非人失去了肠道物种——多样性下降了，粪便中丁酸的量也减少近半，而胆碱和次级胆汁酸的量增多了。同时，美国人的肠道微生物多样性比此前高了，同时丁酸也增加了一倍多，次级胆汁酸减少。

纤维对积累有益微生物十分关键。人类和其他大型类人猿漫长曲折的肠道在数百万年的演化中主要处理的是植物[280]。早期人类想吃肉，但大多数以叶菜坚果、花和灌木丛水果果腹，零星吃点昆虫[281]。它们长长的囊状肠道有着宽广的吸收表面，有充分容纳细菌的空间，很适合分解满是纤维的植物物质。我们旧石器时代的祖先在大约250万年前漫游世间，他们也主要吃植物性食物[282]，每天摄入至少100克纤维，大多数人类学家认为少有例外。石器时代的工具如杵和臼的表面发现了来自各种野生植物的谷物，作为化石的牙齿斑块[283]中也发现了大麦、豆类和块茎植物残余痕迹，说明人类早在一万年前农业革命之前很久就在吃这些东西了。

虽然大部分旧石器饮食都以觅食成果为主，他们的肚里偶尔也会出现捕猎所得的肉，经常是昆虫，富含营养但热量不高。大点的野味都是野生、精瘦的动物，来自自由活动的食草动物。他们来者不拒，吃光肌肉，也敲骨吸髓、消灭所有内脏器官。人类学家认为，羚羊肉和旧石器时代的肉类比较相似，含有约7%的脂肪，大多是ω-3脂肪，几乎没有饱和脂肪。相比之下，现代用玉米饲养的牛（经常还要打抗生素和激素）含有约35%的脂肪，大多是饱和脂肪，只有少量ω-3。

就算是鱼，现在含有的ω-3也变少了，饱和脂肪比祖先要多。现代动物性食物还积累甚至超载了ω-6。研究表明，从细胞因子如CRP、TNF-α和IL-6的检测来看，野生动物的肉（比如袋鼠肉），比驯养的牛肉引发的炎症较少[284]。现代的肉类和旧石器时代有本质差异，而且吃它们的背景也大多不同：频繁大量地吃肉，但饮食里没有伴随足够多的纤维，也没有足够的身体活动。

任何版本的饮食，只要里面充斥着现代动物性食物，都与许多慢性病的更高风险有关联。放弃几乎所有碳水（包括谷物、豆类、水果和特定蔬菜）、偏爱动物性食物的那些饮食尤为阴险[285]。这些食谱可能起初能帮我们减掉几磅肉，甚至可能激活某些与间歇性断食等较健康举措类似的代谢通路。但经过一段时间（几个月，或许几年），大啖动物食品的代价会表现为慢性病、营养缺乏，甚至过早死亡风险增加[286]。就像安塞尔·凯斯那时候的芬兰人一样，健美的体格可能掩饰了不良饮食对身体和肠道菌造成的伤害，因为隐匿炎症已经深入组织和器官，等候发作时机。

在有些慢性炎症性疾病中遗传的作用更大些，如炎症性肠病等。但就算在这些疾病中，环境因素也不可小觑。研究表明西方饮食及其组成，特别是摄入大量动物性蛋白，与增加炎症性肠病风险有关，而摄入纤维（即使只是适量摄入）也与疾病风险降低近半、复发率降低有关[287]。纤维滋养结肠里的细菌，保持肠道屏障的完整。在克罗恩病经常发生的小肠里[288]，纤维抑制细菌入侵肠壁。

奥莉薇亚的故事早在外科医生切开她的肠道之前很久就开始了，开始在她高中三年级那个要命的日子以前，那天她跌跌撞撞走进急诊，疼得站不住，直肠里涌出血块。隐匿的炎症，自体免疫性疾病的关键触发器，可能已经在她的血液里潜伏数月甚至数年，受到环境刺激激发，在先天不利的遗传条件下无节制地进展。

对隐匿炎症和慢性炎症疾病，最有力的环境影响是饮食选择，它能帮助遏制全球残疾和死亡的这一主因。但尽管在20世纪和21世纪初对食物、细菌和疾病间联系的理解不断增加，西方式的饮食仍留在美国内外的大多数餐桌上——部分得益于行业利益和宽松的政府政策。它也在变得越来越不健康。凯洛格曾哀叹自己时代饮食过度，然而在他那个时候，某些已知对人类最具炎症性的饮食尚未进入食品供应链。

第十二章

农场之国

20世纪60—70年代，美国人面临一个奇怪的悖论。1968年，南达科塔州参议院乔治·麦戈文（George McGovern）认识到美国存在潜在的饥饿危机[289]并实施了一系列具有里程碑意义的粮食援助计划以保护低收入人群免于饥饿。但他逐渐意识到一个令人不安的新问题：食物充足的美国人，正前所未有地受到疾病之苦。

麦戈文了解凯斯的研究。在长达一年的时间里，麦戈文的两党营养与人类需求特别委员会仔细研究了所有关于食品与健康的科学，查阅文献，举行公共听证会并咨询专家。这里的科学尚存争议[290]，但麦戈文的委员会得出结论：该国最多的死亡源于饮食。1977年1月，他们发布了这个国家首个膳食指南[291]，一份长达72页的报告，称为《美国膳食目标》。这份报告鼓励美国人增加饮食中的水果、蔬菜、全谷物、豆类和坚果，减少摄入肉类、乳制品、鸡蛋、精制糖和盐。麦戈文希望这份报告能起到几年前卫生署吸烟报告的成果——告诉人们更健康的生活选择。"公众需要一些指导，想要获知真相，"他坚称。虽然麦戈文有此初衷，但这个国家仍继续拥抱而非摒弃西方饮食，吃下去越来越多的加工食品——这是一些最易引发炎症的成分——而非全谷物，无视了免疫系统精细微妙的语言。

在报告发表几周后，麦戈文和他的委员会就遭受了猛烈批评。最愤怒的声音来自食品工业。糖业提交了一份简报，称这份报告"令人遗憾且欠考虑",是"近年工业化国家里情绪化反糖浪潮"的一部分,指责委员会剥夺居民的生活舒适度。国家乳制品委员会认为改变饮食是否能影响健康"相当值得怀疑"。印第安纳蛋类理事会呼吁立即撤回报告。美国盐业协会指出减少每日盐摄入"对公众不是一个重要的,甚至有影响的饮食目标"。肉类行业要求单独举行听证会以表达不满。

美国的农业区对华盛顿有非常强的影响力。到了年底,麦戈文委员会被迫发布了一份饮食目标的修正版,以平息行业怒火。删掉减少蛋奶摄入的建议,盐摄入的允许量更高了。报告不再告诉公众减少肉类摄入,现在建议他们"选择能降低饱和脂肪摄入的肉类、家禽和鱼类。"这一微妙的措辞变化——去掉了"减少"一词——将带来构成性的影响,用一种间接意图的措辞来激发对食品的全新思考和谈论方式,一直持续至今。

肉类行业的游说成功解散了麦戈文的委员会,并将其职能转移到了美国农业部(USDA),用《纽约时报》的评论来说,这一举动就像"把鸡送去跟狐狸住",因为农业部关照的与其说是消费者,不如说是生产者。在1980年的选举中,行业把麦戈文赶出了局,并向国会山中任何敢动美国餐桌传统蛋白质来源的人发出了警告[292]。

几年后,美国国家科学院开始寻找饮食和癌症之间的关系,他们谈论营养物质而非完整的食物[293],以回避利益集团的影响。如果说不能去攻击肉、蛋和奶,那对于这些食物中的主要营养成分如饱和脂肪就没有这种行业保护了,这些成分贯穿于鲑鱼、鸡和牛等不同动物体内。把食物降级到看不见的营养成分，剥夺了一种新兴语言的关键层级，人们开始谈论脂肪、胆固醇和碳水，而不是牛排、鸡蛋和苹果。

美国国家科学院的13位专家组成员中，有两位反对这种方法[294]——康奈尔的营养生物化学家T.科林·坎贝尔（开展了"中国研究"）和哥伦比亚营养学家琼·古索（Joan Gussow），他们认为当代研究揭示的是饮食模式和完整的食物，而不是营养成分。坎贝尔指出，"所有将脂肪与癌症联系起来的人群研究实际上表明，有更高癌症发病率的群体摄入的不仅是脂肪，也是更多的动物性食物、更少的植物性食物。"他后来写道，"这意味着这些癌症可能就是因动物性蛋白、饮食胆固醇、某种动物性食物中独有的物质，或者缺乏植物性食物所造成的。"古索在被视为健康的食品中也看到了同样的科学还原论。"真正重要的流行病学信息，是某些蔬菜或柑橘类水果似乎对癌症有某种保护力，"她说，"但报告的那些章节写得好像是柑橘里的维生素C，或者蔬菜里的β胡萝卜素才是起作用的东西。我不断改变措辞，表达'含有维生素C的食物'或者'含有胡萝卜素的食物'。你怎么知道不是因为胡萝卜或者西兰花里的别的什么东西呢？胡萝卜素有好几百种呢。"

坎贝尔主张吃最少加工的完整植物性食物，而非特定的营养素。他把这种饮食称为"植物性"的[295]，将之与伦理、政治或其他偏离科学的考虑相区分。在他看来食物的"完全性"对健康结果至关重要。例如他警告说不要过度摄入植物油，与完整的植物脂肪来源相比，大多数植物油含有的有益营养很少，但充满了会被身体快速吸收的热量。

完全食物（"全食"）是最接近其自然状态的食物，可以生食、磨碎、浸泡、晒干、发酵或烹饪。蒸、嫩煎、炖、煮、烫或轻度烘烤，这些温和的烹饪方法最有利于我们的身体和其中的微生物。完全食物能提供滋养肠道菌的更多纤维，它们喜欢接近于自然状态的植物：比如说蒸或嫩煎的蔬菜，而不是过度烹饪或油炸的；完整的谷物如燕麦粒，而非轧制的即食燕麦。

在高热和几乎无水分条件下烹饪的蔬菜，如烧烤、油炸、炙、烤和煎等手法，会积累多种有毒的炎症性副产物[296]。许多脂肪含量高或加工程度高的食物都会出现这种情况，且肉类、乳酪、黄油和蛋等动物性食物中这一效果尤为明显。相反，富含碳水化合物的完整植物性食物（水果、蔬菜、谷物和豆类）则一般积累这类破坏性化合物的水平最低。而此类破坏性物质过量与慢性炎症性疾病有关，包括心脏病、肥胖、糖尿病、癌症和神经退行性疾病。其中有些物质甚至能绕过小肠的吸收，滋养肠道微生物、改变微生物组。我们旧石器时代的祖先通常用比较温和的方式烹饪肉类，用热石头煮或者在铺有兽皮的坑穴里煮。通过使用某些香料、柠檬或醋等酸腌料，以及丢掉烧焦的部分，能部分缓解炎症性的烹饪方式。传统地中海饮食中的橄榄油通常是生的，保留了精妙的风味和营养，或者用来炖或嫩煎蔬菜。

完全食物可以被拆分至单独的营养素，蛋白质、碳水化合物和脂肪的基本组成部件：氨基酸、单糖和脂肪酸等。但这种提炼忽视了食物消化、分解和吸收时发生在胃肠道边界上的隐秘语言，在这里，我们所知的饮食被转译成免疫系统繁多的信号通路，一种超乎想象的精微语言，其中整合了来自食物与微生物的信号，其复杂性才刚刚得到人们的认识。

免疫系统使用独特语言不是什么新观点。丹麦免疫学家尼尔斯·杰尼（Neils Jerne）在 1967 年首次提出免疫系统这个术语，他在 1985 年的《免疫系统的生成语法》一文中，将抗体结合位点的氨基酸序列比作句子中说出的词的序列。1984 年，3 位免疫学家受到翁贝托·埃科（Umberto Eco）的《符号学理论》启发，希望对符号学的深入理解能补充他们在免疫学方面的工作。他们组织了一次关于"免疫符号学"的会议（埃科本人也参加了）。

符号学家图雷·冯·魏克斯库尔（Thure von Uexkull）在会上指出，"免疫学家应用不寻常的表达，来描述他们的观察。"他说，"像'记忆''识别''个性''读取''内部图景''自体''非自体'这样的表达，"在物理学或化学里都是陌生的。"分子原子没有自我、记忆、个性或内部图景，"他说，"它们不会读取、识别或理解任何东西，也无法被杀死。"

同样的词也可以指向一些不同食物，产生各种含义，这取决于其解释背景。例如，"饱和脂肪"可以指向许多东西，包括大理石纹的牛肉、瘦肌肉、鲑鱼、椰子，甚至人乳。摄入饱和脂肪的环境进一步改变了它的意义：对一个主要以绿叶菜和豆类为食的农民，这是一种免疫系统能够耐受的新奇食物；对一个饥饿的婴儿，饱和脂肪是维持生命之需。而对一个午餐吃精制碳水化合物和糖的美国中西部孩子，它是助燃炎症之火。

　　我还是个孩子的时候，餐盘里装满了西式的主食，包括许多已然面目全非的食物。我在印第安纳一个叫瓦尔帕莱索的小城长大，本地人称之为瓦尔波。这个小城位于美国腹地，距离臭名昭著的钢铁厂城市加来（也是杰克逊五人组[①]的家乡）大约半小时车程。瓦尔波伸展在一望无际的玉米地之中。有一家电影院，一个公共图书馆，一个趣味盎然的中心区域开了几家商店和饭馆，这就是我们的绝大多数娱乐生活。三条铁路和四条高速路穿过城镇。它位于美洲原住民的索克之路上，曾经是猎人与商人常走的马道。

　　和许多因工业兴起后又没落的中西部城镇一样，瓦尔波在这个国家也默默无闻——但这里人吃的大部分食物都是大家所熟悉的那些。还是孩子的时候，我在本地学校上学，餐厅每天供应的午餐是涂着红色酱汁的方比萨片，上面放着马苏里拉干酪，炸薯条和土豆饼，软面包中间夹着酥脆的炸鸡柳，一碰就往下掉渣，还有巧克力或草莓牛奶。学校放假时我会去快餐店庆祝，吃下又浓又厚的奶昔，感觉再也不用进食了。我小时候挑食，个子也矮，所以父母放弃了限制我的饮食。当时手机和互联网还没普及，我经常几个小时漫游在童年的异想世界里，沉浸于家中和户外的宁静空间，陷在这个真实但与世隔绝的沉睡小镇里。我不知道盘中餐从哪里来，对我的健康有何意义。我也无从解决这个谜题，没有路径能够照亮过往、解释当下。

　　多年来，我们的饮食经历了一场变革。20世纪80年代，

---

① 　译注：20世纪70—80年代著名流行乐团，成员曾包括迈克尔·杰克逊。

完全食物从货架上退却了。超市变小，中央过道却膨胀了。食品行业利用后麦戈文时代的营养话语，创造出数千种加工食物，含有较少"坏"营养（如饱和脂肪）和很多"好"营养（如维生素）。低脂产品大行其道：SnackWell饼干[①]、Entenmann[②]蛋糕、蔗糖聚酯薯片、Slim Fast[③]奶昔，等等。虽然人们对饱和脂肪敬而远之，但他们整体上并没有摄入更少脂肪，只是相对精制碳水化合物而言脂肪比例较小而已。营销手段高明的食品行业用其他类型的脂肪替代了饱和脂肪，如部分氢化植物油（含有大量反式脂肪）或添加大量的盐和糖。传统上配料很少的简单食品，如面包和酸奶，现在都有长长的添加剂名单。我们并不认为这些食品比完整原材料制作的新鲜食品更好，但它们很美味，又方便，而且似乎大多符合政府公布的膳食指南——所以能坏到哪里去呢？与此同时，瓦尔波和这个国家的许多地方都流行起了肥胖，其他慢性炎症性疾病也在不断膨胀。

食品加工有程度之别。碾磨抛光糙米能制出精白米，它失去了一些纤维和许多维生素、矿物质，但还保留了原本的形态。而从小麦的果实里剥离麸皮和胚芽，将其粉碎成白面粉，或者从甘蔗中提取金色糖晶，则完全改变了食物形态。影响最深远的变形术涉及工业化食品的重度加工，这里的食品来自完整食物的衍生物和提取物——包括大量的糖、精制碳水化合

---

①   译注：纳贝斯克公司（Nabisco）推出的低脂或无脂饼干。

②   译注：美国烘焙公司。

③   译注：英国代餐品牌。

物、盐和脂肪——还加入那些让食品从观感到口味都更美好的添加剂。这些食物经过精心设计，使之令人上瘾且促炎，能快速提升血糖和胰岛素水平，随后骤跌引发强烈饥饿感，使加工食品公司成为世界上最赚钱的一类公司。加工食品对人类健康有害。研究表明它们会增加各种健康问题或死亡的风险[297]。

一种称为高果玉米糖浆的甜味剂是所有类型加工产品中常用的成分，它在我儿时的餐饮中大行其道。将玉米颗粒粉碎得到玉米淀粉，用人工合成的酶将之转化成黏稠的液体，从而获得高果玉米糖浆。食糖，或蔗糖（由葡萄糖和果糖分子组成），还有高果玉米糖浆，是西方饮食中主要类型的添加糖。和葡萄糖不同，果糖不会抑制饥饿激素或刺激胰岛素。我们可以一罐接一罐地喝汽水（美国中西部人大多把所有碳酸饮料称为"汽水"），或整袋地吃椒盐纽结饼，我们的大脑都不会注意到，也不会觉得饱。

高果糖浆和其他添加糖充塞着我们的运动饮料和果汁。在游乐场里，它们填塞着漏斗蛋糕、油炸面圈和棉花糖，藏在面糊里或黏结油脂，塞满我们的手和嘴。它们把早餐谷物变成糖果。它们还藏在许多咸味美食里，潜入番茄酱、意面酱和沙拉酱。我们的演化历史里没有东西能让我们准备好应对现代生活里这种甜味冲击。

和高果糖玉米糖浆不同，完整的玉米棒子可算一种健康食物，我的小弟有时候会直接从家附近的农场掰玉米吃，当作放学后的零食。原味淡盐爆米花也还行——这是瓦尔波历史上的一种重要食品。美国"爆米花大王"奥维尔·雷登巴赫尔

（Orville Redenbacher）在瓦尔波住了几十年，他在这里生活和打造梦想，试验杂交玉米并寻找完美的爆米花颗粒。他穿着标志性的红色背带和大号领结，成了微波炉爆米花的代言人，给品牌增添一种家庭式的健康品质。瓦尔波每年都有热闹非凡的爆米花节，以此致敬雷登巴赫尔（他本人每年参加，直到1995年去世），舞会皇后坐着精美花车，人们品尝爆米花、看表演，游逛手工艺品小摊等。

加工食品不仅塞着空洞不健康的热量，也缺乏纤维和其他重要营养，它们还含有独特的促炎添加剂[298]。例如，人造甜味剂的目的是带来甜味但不增加热量。因为它们几乎不会被血液吸收，因此应该不会升高血糖。但虽然人造甜味剂绕过了血液，它们还是不可避免会遇到肠道菌群。研究表明，人造甜味剂诱导肠道菌群的改变，促进炎症和胰岛素抵抗[299]。它们还培养了人们对齁甜食物的口味偏好。

乳化剂，或类似清洁剂的分子，被添加到大多数加工食物中，增加其保质期并改善口感。一般的乳化剂如羧甲基纤维素、聚山梨酸酯80、麦芽糊精，还有卡拉胶，让冰激凌和花生酱保持稠厚，改善饼干蛋糕口感，让沙拉酱里的醋和油混合均匀。但乳化剂也可能和微生物不对付，对免疫系统造成不好的影响。

2015年在《自然》发表的一项研究中，微生物组科学家发现以人们预期的剂量摄入羧甲基纤维素和聚山梨酸酯80数周后，会使健康小鼠发炎[300]，不仅会改变肠道微生物的组成，也会改变其生活的位置和行为。喂食乳化剂的小鼠有更多炎症性微生物物种和行为，较少抗炎物种，微生物整体多样性下降。更多微生物胆敢侵犯肠壁，在宿主大啖稠厚食物时反而让黏液层变薄了。这些小鼠肠道里交织着隐匿的炎症，它们变得饥饿、体重增加、血糖过高，这些都是代谢综合征的特征，代谢综合征是多种慢性炎症疾病（如糖尿病和心脏病等）的前兆。

将这些小鼠的粪便移植给无菌小鼠，会转移炎症微生物组、低水平发炎和代谢综合征。在遗传上易患肠道炎症的小鼠中，羧甲基纤维素和聚山梨酸酯80会诱导其产生剧烈明显的肠道炎症，这是奥莉薇亚这样的炎症性肠病患者的典型症状。对人类肠道组织的实验室研究发现，聚山梨酸酯80和麦芽糊精等乳化剂能帮助入侵性细菌穿过肠壁，这些细菌被认为在炎症性肠道病中有所作用，而一些可溶性植物纤维（如大蕉和西兰花中发现的某些纤维）则有助于防止此类作用。[301]

食品工业化诞生在美国，其面临的主要历史挑战包括不断喂饱增长的人口，同时还要在辽阔的国土上运输食物。市场力量、游说和政府监管的忽视，催生了廉价、便捷、高度加工的食品。今天，和20世纪90年代一样，这些易促炎的食品在西方饮食中占了很大的比例，并通过全球化在世界上不断蔓延，替代掉新兴经济体中的传统食物。

过去几十年里，美国食品供应里的添加剂数量激增到一万多种，大多都利用了GRAS监管的漏洞。这些物质里超过99%未经研究，也经常缺乏可靠的人体研究。即使做了测试通常也是在动物模型中进行的，设计用来检测急性毒性或致癌可能。但这类研究不总能捕捉到对肠道细菌和隐匿炎症的影响，那些细微但有代价的影响。

这些食品与人类身躯的生物史所习惯之物相去甚远，它们在证明有害之前通常被认为是无害的。这种概念与免疫系统对环境的警惕恰背道而驰，而免疫系统善于在容忍与暴怒之间徘徊，其信心来自几千年里与食物和细菌不计其数的对话所带来的智慧，这也反映出一种更深的理解：对于将食品转化成能量，将科学转化成政策，将公共言论转化成私人真理，语言是必不可少之物。措辞稍作变化，细微地改换词句，一个翻译不佳的词汇——就好像在植物油里添加几个氢原子——会造成翻天覆地的持久影响。

西方饮食充斥着动物脂肪、糖、盐、精制碳水化合物，免疫系统对它们和加工食物的反应就像对有害细菌一样。动物和人类研究都表明这种饮食会直接激活免疫系统[302]，对体内细胞造成压力，激怒巨噬细胞和其他免疫细胞，产生过量的炎症细胞因子和较少的抗炎因子。西方饮食会不可逆转地改变正常细胞，产生错误折叠、错位的分子，让线粒体功能失调、细胞衰老，以及其他可能促炎的有害杂物。它可能会加速端粒的退化[303]，端粒是防止染色体损耗的结构。端粒对健康长寿的生活很重要。许多研究将富含纤维的饮食与较长端粒[304]、端粒酶（一种重建端粒的酶）数量较高联系起来。

西方饮食与改变炎症基因表达和血液中高水平炎症标志物（如 CRP 和 IL-6）有关。随着反复接触，免疫系统可能会记住一种有害饮食[305]，在未来对之做出更激烈的反应。先天免疫记忆经过演化，会微调对细菌的反应，它也会被其他因素（如食物和细菌代谢物）激发。在小鼠身上，西方饮食会重塑巨噬细胞的基因表达，使之对各类刺激产生更强烈的炎症反应，到小鼠恢复正常饮食几周后，这种趋势仍持续着。

西方饮食还通过微生物造成影响[306]。它让肠道菌陷入饥饿，改变其行为，消除其中一些物种。在动物实验中发现这种灭绝会遗传给宿主的后代，即使新一代改善饮食习惯也会持续下去。由于一段时间缺乏纤维，微生物会接近肠道屏障的黏液，获取其中的糖，使之变薄，迫使免疫系统做出反应。它们会表达脂多糖等炎症分子，引发隐匿的炎症、渗漏的肠道，以及炎症性的、扭曲的微生物组。肥胖者血液中脂多糖和炎性细胞因子（如 TNF-α 和 IL-6）往往水平相对较高。

我的前同事凯莉向我寻求减重建议时，她的困境不仅在于生理上的肉和精神意志，而是更明白的东西：从脂肪和肠道细菌中渗出的慢性、隐匿的炎症。这些炎症改变了激素信号，歪曲了肠道细菌和大脑间的联系，让她始终饥饿，助长了对西方饮食中糖、盐和油腻食物（高热量、低营养）的渴望。失调微生物干扰了她的基因，促进增重趋势，并从食物里提取出更多的热量。由于肠道微生物多样性的匮乏，它们更努力操纵凯莉的进食行为，而非与其他细菌竞争。凯莉和卡尼的小鼠一样陷在循环陷阱里，食物、细菌和炎症相互勾结，让她始终难以改善。

当麦戈文思考如何调整政策以更好地喂饱美国人时，在远离西方世界的地方，我家祖辈们吃的饮食比我小时候健康得多。1971 年夏天，就在印度第一位女总理连任后不久，当时

15岁的我母亲想象自己蹬着自行车穿过小镇坚硬的泥土路，一路穿过小摊贩、石匠和最喜欢的寺庙，风吹过她的面庞拂去闷热。但在生活的南印度海边的安得拉邦，这是个不可能实现的愿望。自行车是稀罕物件，只有男孩和男人才能骑。在这片土地上，农民的困苦包括歉收、巨额债务、洪水、缺水和女儿未嫁，我的祖父靠运气和苦力维持生计。他耕作几英亩肥沃的黑土，靠附近的河水灌溉，他用牛耕地，种植豆子、水稻、小米、高粱、红薯、辣椒和各种蔬菜。他克服种种困难养活一家九口。我母亲还是孩子的时候学会了说泰卢固语（这个邦的官方语言），这种语言的语调轻快悠扬，几乎每个词都以元音结尾，15世纪的探险者称之为"东方的意大利语"[307]。她的母语永远能够描述她思想和情感的至深至远，其他语言难以望其项背。

我母亲生活在一个用黏土和竹子建造的房子里。她从附近水塘和水井汲水，倒进巨大铜壶里，作为自然的净化系统。她点亮细长的玻璃管里煤油灯扁扁的灯芯。她将木枝和作物副产品放进传统小泥炉里当燃料，炉子上涂着黏土和牛粪。她在这个炉子旁边与母亲和姐妹一起，学习如何烹饪父亲农场里的食物。西方饮食中那些炎症性的主食，包括加工食品，对于她来说一无所知。

她炖煮茄子、秋葵、南瓜和有脊长苦瓜并做成咖喱。她做饭的时候，基本保持食材原样，煮米饭，只去除外皮，避免抛光米造成的浪费。她手工磨制珍珠米和龙爪稷、高粱和小扁豆，将面团发酵数天后做成绉纱般的多萨饼，里面塞满辣洋葱，或者蘸椰子酸辣酱的圆形蒸饼。她会做许多豆子汤，或者豆酱，浸入蒜、姜、孜然和香味浓郁的九里香，还有野外新采摘的胡椒。我母亲使用时兴和传统的绿叶菜，用酸味的贡古拉菜（gongura）做菜酱，或磨碎绿苋菜。她的语言——通过食物表达——在世界上许多地方被人共享着、理解着。事实上这正是凯斯在那不勒斯乡村里观察到的饮食方式的另一种表现，后来证明这种方式与免疫系统更合得来。

第十三章

绿叶菜

20世纪50年代，凯斯在地中海度过了几个月，从中浮现了一种稳定的节拍。激发他想象、改变他个人与科研生涯的食物，促使他在回到美国后采取行动，并在晚年驱使他回到那不勒斯。但传统的地中海饮食——充满有益营养和完整食物——在美国难以复制。营养科学的研究历来具有挑战性，且难以解读，这将成为一个充满争议的主题。关于怎么吃才健康，其总体信息往往含糊不清。

当时，那不勒斯的道路状况糟糕，总有频繁爆胎和其他车况问题，但它们没有打消凯斯的热情。在好脂肪之外，他还发现了许多令人惊奇的东西，包括充足的豆类、大量新鲜农产品，和各种全谷物，包括比起美国面包"颜色更深、更硬的面包"[308]，在乡村地区尤为常见，外形是"接近五磅重的大圆面包"。这些面包"在夜间烘烤，早上到商店的时候还是热的"[309]。他的咖啡总是又浓又新鲜，用"深度烘烤的现磨咖啡豆"制成[310]。酒吧和餐厅里充满浓缩咖啡机，咖啡和茶一般都不加奶油。本地人不仅都很爱咖啡，对矿泉水也情有独钟，这种饮料曾在人类历史的很多时候都是唯一的水源，是一种必要的对抗炎症的饮料，让器官和细胞状态良好，冲走体内的毒素。

凯斯漫步在那不勒斯乡间，品尝本地厨房的佳肴。他看着厨师们自己磨肉豆蔻，坚持用肉桂皮和整颗的丁香，而不是干粉香料。在好点的厨房里，胡椒也是现磨的。厨师们在路边采集芳香野菜，或去找杂货商提供新鲜的甜罗勒、薄荷、香芹、龙蒿、迷迭香嫩枝、欧芹枝和西芹——都是为了香气而非外表或质地培养的品种——以及许多词典里找不到名字的野生植物。这些草药在意大利语中统称为"芳香"（odori），带来了地中海饮食中大部分的典型香气。

那不勒斯人将番茄去皮装瓶做成酱汁，或切片生吃，加上一点醋或柠檬汁。凯斯提到，在地中海地区任何地方烹饪不用番茄都是难以想象的。当地人还大量使用大蒜和洋葱，并在春秋两季充分浸出野生菌的美味——包括味道鲜美的牛肝菌。蘑菇、大蒜和洋葱是益生元食物，有利于肠道菌群。它们不仅能激发免疫，预防感染，也能阻止慢性炎症。人体临床试验表明，廉价、不起眼的白蘑菇能刺激唾液中的 IgA 水平[311]，这种抗体能阻挡肠道、肺部和身体其他黏膜屏障里的毒素和感染性细菌，漂浮在唾液、汗水和泪水中。就算是单细胞真菌——就像每天一点儿奶酪味的营养酵母——也可能降低上呼吸道感染的概率[312]。

蘑菇是维生素 D 的天然来源，传统上我们知道维生素 D 帮助身体吸收钙质、打造更强健骨头。维生素 D 对免疫系统健康也必不可少[313]。它在免疫、增强身体防御感染的能力方面发挥重要作用。维生素 D 缺乏与许多慢性炎症性疾病有关，包括肥胖、心脏病、糖尿病、肠道性炎症、多发性硬化症、类风湿性关节炎、红斑狼疮和结肠、乳房及前列腺癌症等。维生素 D 受体表达许多与免疫和炎症有关的基因，这些受体在全身各处组织中都有发现——包括脑、心脏和肌肉——而且免疫细胞里也有。维生素D调控巨噬细胞，防止它们产生太多炎症细胞因子，并诱导调节性T细胞。

这里满树的柠檬、橙子、柑橘，农夫们满车推往市场的花椰菜、莴苣和菜蓟使凯斯着迷。夏天和秋天，成堆的新鲜西红柿、红辣椒和茄子挂在阳台、现身餐桌。凯斯注意到所有这些新异的季节性蔬菜，在美国几乎无人认识，比如菜薹、甘茴香、蚕豆，以及几十种路边采摘的绿色野菜。"地中海国家没有一顿主食能少得了大量绿色菜（dure），"他写道，"[314]Mangiafoglia一词在意大利语中的意思是'吃绿叶'，这是好的地中海饮食的核心部分。"在所有食物中，有些深绿色野菜含有最高量的抗氧化潜力。它们是调节免疫系统的多种维生素和矿物质的丰富来源，包括维生素A、E、K、C，以及叶酸、镁和铁。

凯斯已经沉浸在一种饮食模式里，这种模式不仅因其来自完整植物的大量纤维、维生素和矿物质而引人注目，还因为其富含植物生存所需的一系列物质。植物化学物质是植物产生的化合物，用来帮助自己对抗捕食者、病原，甚至是过于灼热的阳光。它们是植物的第一层防御，没有复杂免疫系统的生物体用宝贵能量精细雕琢而来。许多植物化学物质有利于人体健康，并以独特的方式影响细菌、炎症和疾病。

十字花科蔬菜（包括西兰花、甘蓝、花椰菜、卷心菜、抱子甘蓝、羽衣甘蓝、芝麻菜和白菜）是一类称为异硫氰酸酯的独特植物化学成分的主要饮食来源[315]。异硫氰酸酯被演化出来保护植物，也能保护吃下它们的人类。这些分子能去除毒素，防止DNA受损，杀死癌细胞和感染病菌。

研究表明，十字花科植物还能为慢性炎症性疾病患者带来有力保护[316]。细菌在这里发挥重要作用。在肠道中，细菌吃掉十字花科植物，分泌出激活异硫氰酸酯的酶[317]。它们发酵纤维、植物化学物质以及其他营养，制造出短链脂肪酸和许多独特的代谢物，有助于塑造更有耐性的巨噬细胞。有些代谢物会与被称为芳香烃受体的特定分子互动[318]，后者存在于免疫细胞中，识别食物、细菌和其他环境刺激的模式。芳香烃受体是一种主要的抗炎中心，它能整合来自食物和细菌的信号，启动影响基因从而控制炎症和免疫的链式反应。它帮助塑造一种抗炎的微生物组，激发免疫，预防肠道炎症和渗漏（在炎症性肠道患者体内会减少芳香烃受体表达）。它可以被细菌及其代谢物间接地激活，也可能直接通过十字花科蔬菜的特定成分（和植物多酚和其他植物化学物质，在较轻的程度上）启动。

多酚可能是迄今研究最透的植物化学物质。它们通过多种途径影响免疫[319]。多酚在植物和植物性食品中无处不在，造就了新鲜农产品的缤纷色泽，也是生可可、咖啡和红酒苦味的原因，还让秋季的花朵和树叶产生美妙外观吸引蜜蜂。苹果和洋葱里的槲皮素、柑橘类水果里的橙皮素、葡萄里的白藜芦醇（在葡萄皮的浓度比红酒高）、绿茶里的儿茶素，还有红色、黑色、蓝色和紫色食品里的花青素，都在各种多酚之列。它们存在于全谷物、豆类、坚果、种子和大豆类食品中。与维生素和矿物质的缺乏不同，多酚缺乏症尚未得到明确。但它们是生物活性分子，对免疫系统有很大影响。研究表明，富含多酚的植物性食物趋向于降低血液中的炎症标志物，包括CRP，并有助于预防多种慢性炎症性疾病。深色绿叶菜、彩色浆果和茶富含多酚，香料和草药等有时含有的多酚浓度极高。

多酚类物质能有效抑制植物在烈日下形成的自由基，在人体中也有类似作用，是一种强大的抗氧化剂，甚至能增强人体产生抗氧化剂的内在能力。在对抗自由基以外，多酚还能通过调节 NF-κB 等蛋白来抑制免疫反应过度活跃，影响炎症基因、酶，以及 TNF-α、IL-1β 和 IL-6 等细胞因子。它们还能激活抗炎基因转录因子。

超过 90% 的多酚会到达结肠，在那里和纤维一样发挥益生元作用。它们被微生物发酵产生有益的代谢物[320]，改变基因表达，调控免疫系统。它们刺激抗炎细菌生长，如梭菌、乳酸杆菌、双歧杆菌等，同时能够改善餐后内毒素血症。多酚是有力的抗菌介质，在人体中和在植物中一样能阻止感染性细菌靠近。

凯斯在 1959 年和妻子合著的烹饪书《吃得好，过得好》（*Eat Well and Stay Well*）里推广了"地中海饮食"。他们向美国人介绍了意式土豆团子、意大利冷汤、西班牙海鲜饭，其中的食谱和生活方式大多基于在希腊、意大利和法国与西班牙地中海地区的旅行经历。七国研究对地中海饮食提供了最早的科学支持，是美国最初的抗炎饮食。在芬兰的卡累利阿，公共政策有所转变，也反映出凯斯书中的建议。随着时间流逝，那里的心脏病发病率降低了 80%，预期寿命增加超过 10 年[321]。

但在美国，即使到了凯斯的晚年，传统地中海饮食仍未取得流行。随着时间推移，凯斯和妻子玛格丽特经常前往那不勒斯南部一个小渔村皮奥皮，最终他们为逃离明尼苏达的严冬而在那里度过一年里的大多数寒暑。他们住在一个有阳光露台的海边乡间宅邸，拥有一个柑橘园，里面种着橘子、杏、梨、李子、金橘，还有一种叫 chinotto 的柑橘类水果，能做成美味的橘子酱。在晚年，由于越来越不便旅行，凯斯放弃了宅邸，搬进了明尼阿波利斯一处辅助生活设施。"我的房间里充斥着我无法阅读的书籍，"[322] 由于视力衰退，他在生命的最后几个月写道："字成了书页上泼洒的斑点。"2004 年，在 101 岁生日前夕，凯斯与世长辞。

凯斯去世后的几年里，大众媒体和在线博客上开始兴起对他工作的歪曲解释，侵蚀了他的本意。"地中海饮食"的观念在美国从未得到正确实践，它在很大程度上偏离了以完整植物性饮食为中心的传统——即使在地中海地区也一样——使之萎缩成了一些配菜。与此同时，一般公众持续发问的仍是一个简单的老问题：营养科学能否可靠地指导人们，吃什么才能预防疾病或带来疗愈？

在另一个时代——"二战"前后——凯斯和尤德金研究了国际死亡率数据。凯斯注意到，在欧洲战时肉、蛋和奶短缺时，心脏病的死亡率急剧下降。但尤德金强调，当时糖也短缺。其他研究人员指出汽油短缺导致人们吸入更少的废气，通过步行和骑行得到更多锻炼。这些和心脏病有关的诸多因素中是否有任何因素导致了这种疾病？基于人群的模糊科学数据，是否能转化成对个人的公共健康指南？有些数据还将拥有电视和更高的心脏病风险联系在一起，但认为电视能直接导致动脉堵塞毫无道理，只能说那时候拥有电视的有钱人更能够获得动物性食品、糖、烟草和汽车。

流行病学是医学的一个分支，研究疾病在人类中的分布情况，试图理解与疾病有关的接触，回答那些能够改善公众健康的问题。在20世纪的上半叶[323]，营养科学主要包含研究营养不良，以及发现维生素和矿物质。但随着经济发展和高收入国家里低成本食品生产的增加，它迅速拓展领域，开始应对饮食相关的慢性病负担。七国研究帮助标准化了营养研究，但也预示着这一领域里智识不再能不染尘埃，科学家们就复杂数学揭示的饮食与疾病间关系的真实性展开了激烈辩论。

人们指出，像七国研究这样的观察性研究不能证明饮食导致疾病。一种被称为随机化控制试验的研究方法则可以做到。20世纪40年代，新抗生素首次问世，医生想要用它治疗病人，英国统计学家布拉德福德·希尔（Bradford Hill）设计了随机对照试验来测试其效果[324]。希尔提出，将患者*随机*分为治疗组或对照组，以避免医生的任何固有偏见影响研究结果。受试者将获得抗生素或非活性的安慰剂药品，但不知道自己得到的究竟是什么。

随机控制试验成为流行病学研究设计的金标准，这种方法让科学家能不受任何偏见影响去评估新疗法。它们已居医学教育的神座。随机控制试验特别适用于药物疗法研究，随着制药业与医疗机构联手，人们对其兴趣与日俱增。和观察性研究只能提供相关性不同，随机控制试验是能够提供因果关系的实验研究。

但与某个主题的整体证据一同评估时，观察性研究能提供不可或缺的信息，吸烟与肺癌的关系就是一例。20世纪50年代，美国成年人平均每天吸半包烟[325]。烟草公司宣称吸烟能帮助保持苗条，有助消化，预防疾病。他们玩弄概念[326]，给年轻人生产水果味香烟。许多医生都抽烟[327]，医学会议上也会提供免费香烟。

正如科学家激辩食物导致疾病的可能，类似的争论在肺癌中也同样喧嚣。年轻的医学实习生直觉地将吸烟与烟雾污染的呼吸道联系起来，但吸烟导致肺癌的观点似乎很荒谬。流行病学家认为，这种原因与后果的关联只在传染病中才有意义，其中有已知的病菌入侵了身体，穿过免疫防御，导致疾病。慢性、非传染性的疾病（如心脏病、糖尿病、癌症等）都太复杂，难以分离出单一甚至多种原因。

希尔是开始系统化研究肺癌风险的许多研究者之一[328]。他和医生同事理查德·多尔（Richard Doll）一起调查了超过40000名医生的吸烟习惯，并追踪其健康状况[329]。多年研究的结果发表于1956年，结果显示吸烟和肺癌之间存在显著的统计学关联。多尔吓得扔掉了香烟。随着更多关于吸烟危害的观察性研究发表，烟草公司反复强调相关性不等于因果关系。公共卫生组织建议节制，而非禁止烟草摄入。

希尔知道，对吸烟和肺癌做随机化控制试验很难——而且在伦理上不负责任。他对围绕着"原因"一词的含义感到不安，它让人似乎感到观察数据没什么意义。在疾病中因果性的概念起源于19世纪的微生物学家罗伯特·科赫，他描述了传染性细菌被视为病因必须满足的四个标准①。希尔认为，将这些标准再应用于非传染性疾病接触和疾病是过时的。他认为，流行病学需要改进"原因"这个词[330]。他提出了一套原则，让科学家可以用来推断一种接触和一种疾病之间的因果关系。

研究必须证明一种强而一致的相关性。在吸烟和肺癌的问题上，针对不同人群的各种研究都得到了同样有力的关联。接触必须出现在结果之前，越大的暴露造成越坏的后果。吸烟早于肺癌，而且一个人吸烟越多，肺癌风险越高。相关性应当是特定的，但在可比较的情形下作用相似；吸烟导致肺部癌症，这主要与烟雾进入身体的位置相关，但吸烟也和口腔和食管癌症有关。希尔认为，了解潜在的机制关联——吸烟如何导致肺癌——将会有所帮助，即使它受限于当前的知识范围。

在基础科学实验室里进行的实验（包括动物实验，如用香烟焦油涂抹小鼠），与流行病学家和统计学家做的大量抽象数据调查是两回事。但希尔认为，它们能够帮助阐明流行病学证据，在生物学水平上表明因果如何关联。他建立了生物学合理性（biological plausibility）的概念，解释在实验室和流行病学发现间的一致性，增加了因果的可能。一个假设越满足希尔的标准，流行病学中出现的模糊原因就能越明确，完整的真实不在于一项或几项研究的强度和机制，而是在于众多直觉共同建起

①　科赫的四项标准发展于19世纪，用于评估是否细菌导致疾病：1.细菌必须在患病而非健康动物中发现；2.细菌应从患病动物身上分离出来；3.当引入健康寄主身上时，细菌应能够转移疾病；4.从患病个体身上需分离出细菌并与原始细菌吻合。

的灵活框架，能推动公共卫生举措行动。但正如1964年的卫生总监报告所提到的，在医学界对吸烟和肺癌达成共识之前，需要数千项研究以及已经发生的不计其数的死亡。

随机控制试验在营养科学的许多问题上并不理想[331]。想象一下，模仿在药物试验中随机给患者分配药物的方式给患者分配某种食物模式，这是不可行的——不可能用安慰剂对照来隐藏治疗的内容，通用的标签（如素食、无麸质、低脂肪或低碳水化合物）可能代表了不同的饮食方式，却忽略了完整食物及其烹饪方式在饮食中的比例，而这些都是炎症和疾病的重要考量。大多数随机控制试验为时数月至数年，但饮食的影响会跨越漫长时间。青年时的饮食习惯就可能影响中年癌症风险。长达数十年的随机控制试验耗资巨大，也许很快会在伦理上变得不可操作。

许多药物设计用来靶向单一系统或者疾病通路，这样会在相对较短的时间里产生明显结果，但营养与之不同，它的行为更隐蔽，在较长的时间里，在全身与各种机制彼此间发生不计其数的相互作用。单一食物的好处不仅与其初始特征有关，也和它在饮食里替代了什么有关。因此，和精加工的甜甜圈比，一个鸡蛋可能是健康的，但和一碗全谷物燕麦相比则不然。饱和脂肪好过反式脂肪，但不能和不饱和植物脂肪比。

营养科学的方法难以尽善尽美，这要求研究人员提出诚实有用的问题。凯斯七国研究的主要价值可能不在于特定营养与心脏病之间的联系，而是在于某些影响更为深远的东西：他认为饮食确实会影响慢性病风险，而那个时代，大多数慢性病被认为是衰老不可避免的结果。

迄今进行的大量营养研究涵盖了各种各样的方法。体外实验和动物实验探索活性机制，尽管不能确定人们身上随着时间推移发生了什么，但能支持生物学合理性。随机控制试验和观察研究（如中国研究和护士健康研究）并行，后者在设计上易受限制，但可以在数十年间、终身甚至几代人中观察整个人群。没有控制组的人类干预研究不时也会提供令人惊异的真实世界结果，不仅因个别研究本身的优点，也因为它们在总体知识中的位置。来自临床经验的传闻证据，以及对历史和人类演化的观点，也增添了宝贵的信息。

营养流行病学内涵丰富，引导我们远离那些可能有害或最多能说是无害的食物，转向那些积极疗愈、平衡炎症的东西。治疗是医学的一个基本分支，起初是在经验上发展起来的：人们偶尔观察到了有用的治疗方法，许多来自植物[332]。植物医学比人类的历史还久远，它有赖于漫长演化设计出的异常复杂的分子。但我们现在很难想象用秘鲁的金鸡纳树来治疗疟疾，而不是用奎宁，或者用鸦片罂粟植物替代今日的吗啡。我们自古就趋向于取其精华，合成化学也很好用，它带来了拯救生命疗法的长足发展，包括疫苗、抗生素、麻醉剂、化疗，以及抗炎和免疫调节药物等。通过将完整食物中的有用营养分离出来做成营养补充剂，这是根深蒂固的本能——但却多有失败。有些分离出来的营养确实显示出治疗前景，包括抗炎作用，但一般都是例外而非规律。另一方面，吃完全的食物这种看似普通的做法，能够以药物做不到的方式经常影响炎症。现成的食物没有添加进去的害处，在千变万化的隐匿炎症面前可以是有力的解毒剂，其中营养成分可以通过多种途径协同作用，随着时间推移缓和炎症问题。世界各地的特定传统饮食有助于说明食物强大的疗愈可能，范围不仅限于地中海饮食。

一位聪明的外科医生曾受到传统冲绳饮食的激励，放下手术刀，拿起了餐叉。1968年，在越南作为军医短期工作一年后，考德威尔·埃瑟斯廷（Caldwell Esselstyn）加入了克利夫兰医学中心的普外科。1985年，在进行了无数次手术之后，他对美国无情的慢性杀手（心脏病和癌症等）越来越感到沮丧。他切除乳腺癌患者的肿瘤，想着为什么日本乡村这样的地方此类疾病的发病率那么低。但当日本女性搬到美国来住，他们的女儿和孙女和美国白人有相同的发病率——这和凯斯对日本移民的心脏病观察非常相似。

多年以来，埃瑟斯廷一直在科学数据库里搜集饮食和健康数据，他开始用食物治疗心脏病患者，对那些习惯用手术刀治疗的人是个意外发展。20世纪后期，当心脏病中隐匿炎症的概念初具雏形，埃瑟斯廷和其他先锋人士提出的生活方式的实际改变，则有助于应对炎症这一根源问题。

埃瑟斯廷着迷于保护和留存动脉壁上精细的单层内皮细胞，动脉为心脏和大脑供血。内皮细胞受到LDL胆固醇或其他心脏病风险因子伤害，会蜕变成炎症的发动机，招募免疫细胞，产生炎症介质。它们制造的物质会收缩血管，无法分泌足够的一氧化氮。

埃瑟斯廷让患者避免加工食品、肉类、乳制品、蛋、精制碳水化合物、油，以及过量的糖和盐。他提出，人类实验表明这些食物（特别是动物性来源的）会伤害内皮细胞，使之产生炎症，这个效果会持续数小时，直到下一餐。他建议患者专注于那些最能够对抗动脉中"炎症坩埚"[333]的食物，那些能够恢复内皮细胞生产一氧化氮能力的东西，在餐盘中盛满各种完整的植物性食品，包括蔬菜、水果、豆类、全谷物，以及每天几匙亚麻籽。这是日本乡间冲绳饮食的变体，它们支持着世界上最健康长寿的人们中的许多代人。冲绳人主要以绿叶菜、根茎类蔬菜、豆类、大豆食品和全谷物为食。他们有96%的热量来自植物，少有动物性食品、添加糖或者油。

紫薯和红薯是冲绳传统饮食。袭击这些岛屿的台风可能会破坏掉许多作物，但这些地下块茎却能安然无恙。红薯最初被视为穷人的食品，用来喂饱农夫、渔民等，而它富含能够控制炎症、增强免疫的营养，包括纤维、多酚、维生素C、E、B6和叶酸。它们是β胡萝卜素的最佳来源之一，β胡萝卜素是维生素A的前体，它和维生素D一样事关免疫系统健康[334]。红薯皮可能比红薯肉更重要，颜色深预示着更好的营养。在人类中已经表明，每天吃紫薯有助于降低炎症标志物如CRP和IL-6[335]。不过现代冲绳的动物性食品变得容易获得了，居民也开始采取西方习惯，传统冲绳饮食和它的健康益处都在消逝。

2014年埃瑟斯廷发表了近200名患者的饮食干预数据[336]。在基线上，除了三名患有通往大脑或腿部动脉阻塞的患者，所有人都患有冠状动脉疾病。大约一半患者已经遭受了一次心脏病或中风。少数人甚至已经经历了一次或二次动脉搭桥植入物或球囊血管成形术失败。在冠状动脉搭桥术中，外科医生会重新连接动脉，或从患者腿部获取静脉，绕过通往心脏的动脉阻塞区域。用于打通血管的微创技术还有球囊血管成形术，以及如今更常见的支架技术。但通过零零碎碎地治疗堵塞来应对一种广泛的疾病，无法长久地解决问题。应对心脏病的根源，包括那些升高的血胆固醇和炎症，才是根本所在。

在进行全植物饮食后，埃瑟斯廷追踪了这些患者四年的时间。令人鼓舞的是，有89%的患者坚持了新的饮食习惯。他们的血液胆固醇快速下降，胸痛也消失了。这组患者中仅一人发生了与疾病进展有关的心脏事件——中风，复发率为相当低的0.6%。同时，在没有遵守饮食习惯的患者中，62%经历过至少一次心脏事件，包括心脏病、中风和心脏性猝死。埃瑟斯廷发现饮食不仅抑制了许多人的炎症，还在一些人里逆转了炎症。影像检测表明，过去狭窄的冠状动脉的斑块负担减轻了，部分获得了年轻时的状态。

冲绳、地中海和其他传统饮食在消退和抑制炎症方面具有独特优势。营养素协同作用让炎症消退，促使免疫细胞和细菌参与到全身各种生物通路中。炎症消退不仅需要ω-3参与，也需要在植物性食物中发现的一系列物质。比如说，多酚会引发促进受损组织愈合的基因。化学家过去从柳树皮里提取苦味黄色水杨酸结晶制造的阿司匹林——少数不仅降低炎症，还能促进炎症消退的现代抗炎药物之一——在其他植物中也有，保护它们对抗细菌和压力。水杨酸在水果和蔬菜中很普遍，不过在香料和草药中浓度最高，包括辣椒粉、姜黄，还有（最丰富的来源）小茴香（cumin）。有研究表明以全植物饮食为核心的人倾向于血液中有低水平的水杨酸[337]，可以和那些每天服用阿司匹林的人相当——但和吃阿司匹林的人不同的是，这种情况没有已知的副作用。

在印度南方海边，与地中海和冲绳相隔万里，我母亲的烹饪也混合了丰富的全植物食品，包括富含多酚等营养成分的混合香料和草药。印度醋栗（Amla fruit）是她最喜欢的小食，她会生吃也会烹饪，还能晒干或腌着吃。人体临床试验[338]表明它富含多酚，其抗氧化能力是蓝莓的200倍，能降低血糖和LDL胆固醇水平，改善血管功能，大大减少发炎，让CRP水平减半，它还能增进免疫。

除了提供文化上的标志性风味，香料在历史上也被用作药物和保存食物。印度茶是印度最风靡的饮料，它作为仪式超越邦国界限，在乡村、城市贫民窟或豪华餐厅里，人们每天都要喝上一杯。这种茶里含有丁香、肉桂、小豆蔻、姜等香料，对免疫系统有益[339]。甜辛的生姜自古被用来调整消化道症状。它能舒缓肠道，减轻痉挛。姜还能增强免疫，对抗炎症。人体研究[340]发现它对肌肉痛、关节炎、糖尿病、肥胖、脂肪肝、恶心，甚至痛经和偏头痛都有作用[341]。

姜黄是研究最多的一种香料，我母亲曾经种过。在叶子开始变色时，她会挖出块茎，在阳光下晒干，碾成金色细末，带着一种苦涩的泥土般的味道。这种粉末的颜色来自姜黄素——姜黄中的一种多酚。虽然姜黄有4000年的药用历史，但直到过去几十年间它才进入了几千篇医学文献，包括世纪初的几十个人体临床试验[342]。

姜黄素能抑制多种炎症通路[343]，包括一些主要抗炎药物靶向的通路——但没有严重副作用和死亡报告。它防止NF-κB和环氧化酶活化，抑制TNF-α、IL-1、IL-6和IL-1β等炎症细胞因子。姜黄素能与多种细胞交流，从巨噬细胞等免疫细胞，到肝脏、胰腺、心脏和脂肪细胞中的各种免疫细胞。它能安抚多种自体免疫性疾病（如类风湿性关节炎、炎症性肠病、牛皮癣和眼部炎症）中的发炎，有望治疗术后疼痛和骨关节炎，并有助于预防或干预记忆问题、阿尔茨海默病和癌症。对炎症性肠病患者来说[344]，姜黄素能改善主管胃肠道症状和明显的肠道炎症，防止复发以及降低疾病复发率。它能强化肠道屏障，防止有害细菌代谢物渗入血液。它阻碍有害细菌和肿瘤在体内扎根[345]。

虽然大多数临床试验研究的是姜黄素补充剂，近期研究表明，去除姜黄素的姜黄仍然有很好的抗炎活性[346]。放了正常姜黄量的烹饪咖喱只会将很少的姜黄素送入血流，但添加一点黑胡椒（本身也是一种抗炎的香料），能将姜黄素的生物可利用性增加2000%[347]，这证明了多样饮食的重要性。

香料事半功倍。在捣碎的红薯或热茶里加入一小撮丁香和肉桂（两种抗氧化能力高的自然物质），或者在汤里加点迷迭香、牛至、辣椒，都能增加食物的风味与抗炎效果。

冲绳、地中海和其他传统饮食的重要治疗作用不仅在于纤维的存在本身，也在于其数量和多样性。有研究发现，用植物性饮食替代西方饮食几周时间，这仅是肠道微生物发生深刻持久转变的开端。从完全食物中获得足够纤维的饮食会改变微生物组，选择出特别擅长发酵纤维的微生物，训练身体耐受大量的纤维。它还会推动现有的肠道菌改变行为，减少炎症。实际上，虽然许多纤维都能发酵纤维、产生短链脂肪酸和其他有用代谢物，但它们往往没机会这么做。

正如伯基特和奥基夫的观察，古代狩猎采集者和现代慢性病发病率较低的农业人口都摄入大量的纤维，一天大约100克以上。这些纤维的量决定了其作用。伯基特和奥基夫基于人类研究推荐每天至少摄入50克纤维以预防结肠癌。但短链脂肪酸越多，它们对免疫功能和炎症的影响越有力。而且，充满短链脂肪酸的肠道 pH 值比较低，从而抑制沙门氏菌和大肠杆菌和潜在感染的细菌生长，短链脂肪酸还能直接抑制这些菌株。

研究表明纤维补充剂无法像完全食物中的纤维那样，为健康人提供同样的健康益处。每种植物含有独特的纤维，每种纤维也许能喂养一种或几种细菌，带来有益但未明确的有益代谢物。坦桑尼亚的哈德扎人是世界上仅存的一些采集狩猎部族，他们在任一年的饮食里都包含数百种植物[348]，包括干燥、粉面般的猴面包果，各种野生块茎，这些植物的纤维非常多，嚼碎后会吐出来而不是咽下去。这些人的微生物群不可思议地多样化，有稳定的生态系统，能抵御寄生虫侵袭或食品供给的季节性影响。获得抗炎微生物组（与健康更相关，而非疾病，包括稳健的免疫），最重要的因素是饮食中植物的数量和多样性。

有些断章取义的营养研究可能会支持几乎任何饮食选择。但积累的数据，包括越来越多关于食物、细菌和炎症的证据，对下述假设提供了大量证据：大部分或全部由完整的植物性食物组成的多样化的饮食，是预防（在许多情况下是应对）大部分侵扰现代人的慢性炎症性疾病的最佳方案。这一食品模式能够避免、抑制甚至消除炎症[349]，并提高免疫。

各种类型的细胞、动物和人体研究，指出了各种食物的促炎或抗炎作用。研究团队利用这些大量文献[350]，考虑到研究的数量和质量，根据 CRP、IL-6、IL-1β、TNF-α 和 IL-10 等常见血液指标，对营养素、食物、饮食模式就其如何促炎或阻止炎症的水平进行"评分"。饱和脂肪、红肉和加工肉，以及精制碳水化合物（西方饮食中很典型的材料）往往会得到促炎评分，与代谢综合征、心脏病、中风、糖尿病、痴呆症、炎症性肠病、癌症和其他慢性炎症性疾病等有关[351]。另一方面，得到明显抗炎评分的食物包括绿叶菜、水果、蔬菜、香料、草药、茶、大豆、全谷物、豆类、坚果和种子。这些食物里的多酚、类胡萝卜素等植物化学物质，还有不饱和脂肪酸（特别是各种 ω-3）也得到了抗炎的评分。大多数或所有这些食物和营养素，在地中海饮食、冲绳饮食和其他世界各地的传统饮食中都很丰富。

随机化控制试验指出[352]，大部分由植物组成的饮食有助于预防或疗愈多种不适，包括代谢综合征、肥胖、糖尿病和心脏病。它能改善肠道菌的组成，减少血液中的炎症标志物和胆固醇水平。在全球总计涉及一百万人、长达数十年的观察性研究[353]，将此类饮食和许多慢性炎症性疾病（包括肥胖、糖尿病、心脏病、高血压、一些癌症、自体免疫性疾病和神经退行性疾病）的较低水平，以及较低风险的全因死亡相联系。随着时间推移，新的证据浮现，相关的科学将继续成形，这种缓慢的塑造将有赖于渐进的收益，有赖于创新，而非哗众取宠、试图否认历史与当下的发明。

第十四章

塑造食物

艾米丽来找我的时候，已经放弃了公寓对面自己最喜欢的贝果——多谷物那种，上面放着芝麻粒、蒜和洋葱，她在图书馆和咖啡馆里写论文时吃了大半年的三明治也不能吃了。她丢掉了大多数啤酒、饼干和麦片，开始吃豆类或米做的意面。她说麸质让她头脑昏沉，身体疲惫。她感到头痛，腹部和骨头隐隐作痛，因腹泻而不停上厕所。

乳糜泻是一种自体免疫性疾病，小麦、大麦和黑麦等谷物中的麸质会导致肠道炎症，导致各种肠道内外的问题，如胃痛、排便习惯改变、体重减轻、维生素和矿物质缺乏、疲劳、皮疹、骨质疏松、某些癌症风险增加，甚至神经或精神性症状。艾米丽没有乳糜泻，她的血液中没有相应的抗体，肠道也是毫发无损的粉色，而且检查也发现她没有对小麦或其他谷物的过敏。那么是什么造成了她的痛苦——或者怎么帮助她呢？

想解答艾米丽的问题，要仔细调查全植物性食物及其与其他植物相比之下的相对炎症潜能。抗炎饮食有许多版本可能会排除某些类型的植物性食物，包括谷物、豆类、茄科蔬菜如土豆、茄子、辣椒。不过对大多数人来说，在地中海饮食和其他传统饮食里经常出现的这些食物并不是真正的促炎食物。而且我们如何制备和选择植物——包括使用传统技术如发酵——也会影响我们对其耐受，影响食物、菌和炎症之间的相互作用。

进食，就像梅奇尼科夫曾经观察到的，是一种促炎行为。

他写道："在人类和其他哺乳动物中，餐后的白细胞数量会增加。"[354]他想知道消化食物是否也是某种类型的感染。一顿饭，任何饭食，都会引起免疫反应和炎症，无论多轻微。这一不起眼而短暂的现象，是人类最原始的行为的一种适应性反应，和过度、持续的炎症不同——后者是由特定饮食模式和其他环境因素所引发，会导致慢性炎症性疾病。

植物和所有生物一样，保留着奋力生存和繁衍的演化印记，这个过程艰苦繁重地走向不完美的完备。例如，大多数食品中含有少量凝集素，尤其是谷物、豆类和茄科蔬菜。有些凝集素的演化试图从捕食者口中保护植物，在单独、过量的情况下会产生毒性[355]，引起啮齿动物的免疫反应，另一些则事实上属于抗炎物质，可能有望用于癌症疗法和胃肠道健康[356]。

如果说所有饮食都会至少引发一瞬间的炎症，没有食物完全不含可能引发炎症的元素，那么所谓抗炎饮食和炎症性饮食不过是相对而言的。某种特定食物会引发多少炎症、在什么背景下引发？它是否有助于滋养或阻止慢性、隐匿的炎症？要回答这些问题不仅需要考虑特定的营养素，也要考虑完全的食物、饮食模式、食物选择和准备方式，此外，我们还必须考虑其他可能操控炎症的生活方式因素，例如，严重压力可能会削弱抗炎饮食的有益作用。

完整植物饮食对健康人造成炎症的可能性相对较小，相形之下减弱和消退炎症的能力则更强。它们含有纤维、有益脂肪、维生素、矿物和植物化学物质（如多酚），所有这些物质都会与人体及其微生物无数次相互作用，从而影响炎症。

在人类和动物中进行的各类研究都表明，全谷物（包括那些含有麸质的）和豆类能显著降低隐匿炎症和慢性炎症性疾病的风险。随机对照试验显示全谷物和豆类让 CRP 和其他炎症指标大为下降[357]，它们比许多水果和蔬菜含有更多纤维，培养多样化的肠道菌群，促进有益微生物生长，这些微生物产生短链脂肪酸，抑制炎症性微生物种群及行为。

豆类含有的纤维比全谷物更多，能减缓葡萄糖分子进入血液的速度，几乎不会升高血糖。小扁豆和鹰嘴豆是两种抗炎效果很好的豆类，也是人们最为耐受的。绿豆是传统亚洲饮食中的常见食物，在一些早期研究中显示绿豆能平息炎症、促进免疫。

全谷物和豆类富含植物性化学物质，其中一些在其他食品里都没有，还有大量维生素和矿物质，有助于支持免疫，减少炎症，如镁、锌、硒，还有包括维生素 B6 在内的 B 族维生素。缺乏这些微量元素会导致隐匿炎症和慢性炎症性疾病。除了全谷物和豆类，茄科植物也是地中海饮食中的一员大将，同样有利于增强免疫。例如，人体临床试验表明，西红柿能增加免疫，降低体内的低水平炎症[358]。

餐后炎症的量级和持续时间各有不同，在医学检测中显而易见。研究表明，吃完一顿典型西式早餐——小香肠、鸡蛋、英式麦芬上加芝士，涂抹咸味黄油——低水平炎症随之席卷我们的身体，带来能检测到的血管硬化和呼吸道炎症。这一餐的许多成分会引起巨噬细胞和其他免疫细胞的强烈反应，包括过量的不利脂肪、动物蛋白、内毒素、精制碳水化合物、盐和大量环境毒素，这些毒素常聚集在较高层食物链和高温烹饪的生物体中。最终，这一典型的香肠鸡蛋早餐会来到结肠，刺激肠道菌群。这些毒素带来的反复伤害会塑造出失调、炎性的微生物组和慢性疾病。

富含完整植物性食物的一餐带来的炎症，与动物和精制碳水化合物带来的不一样，通常很轻微并能快速消退，不至于产生害处。事实上植物能帮助抑制其他食物制造的炎症。许多蔬菜——在一项实验里使用了辣椒、番茄、胡萝卜——加入到香肠和黄油搅拌的鸡蛋中，稍微能够减缓炎性细胞因子的增加和血管内皮细胞的损伤。汉堡加半个牛油果也有同样的效果，混合香料（包括姜黄、生姜、黑胡椒、小茴香、肉桂、芫荽、牛至、迷迭香、百里香）能在鸡肉加薄饼的晚餐中抑制炎症。一把浆果或坚果能减少白面包和加工谷物早餐带来的热量。这种保护作用可以延续到下一餐：早餐吃小扁豆，能降低午餐时精制碳水化合物带来的血糖升高。

但一顿饭的免疫快照并不能预示健康结果。饮食的全面设计才会对人体管理炎症的内在能力发挥关键作用，按需部署或消退炎症，抵御隐匿炎症和慢性疾病。在相同一餐后，不同健康成年人的炎症水平会有很大差异。例如，肠道菌基于大多植物性饮食的人偶尔吃块牛排[359]，他们几乎不会产生氧化三甲胺（人们吃完牛排通常会产生的有毒物质）来激活巨噬细胞等免疫细胞并诱发全身性的炎症。

烹饪食物的方式也影响炎症，在滋养微生物中发挥重要作用。艾米丽的贝果和三明治中的小麦已经和祖先的样子相去甚远。单粒系和二粒小麦最初培养于一万年前，含有丰富的纤维、类胡萝卜素和多酚，蛋白质含量几乎是现代小麦的三倍，但麸质含量低得多。经过选择性育种、遗传改造和现代农业实践，小麦和其他谷物产量变高了，更抗虫害、在烘焙时容易塑形。但麸质、淀粉酶-胰蛋白酶抑制剂（保护植物免受害虫和寄生虫侵害，但能激活先天免疫系统，让肠道产生炎症）以及其他蛋白以及新化学物质随之增加。现代谷物被迅速转化，很大程度上绕过了一个烹饪前的重要过程：发酵。

人类文明自诞生以来，就一直制作和食用发酵食品。在有冰箱冰柜甚至古希腊罗马人有地下冰窖之前，我们的祖先（特别是热带气候下的那些居民）发酵食物以确保其可食用、安全和健康。几乎在所有古代文化中——埃及啤酒、日本味噌和纳豆或高卢人的发酵面包——这些神奇的转变防止了食物变质。

1856年，路易·巴斯德表明，葡萄汁中的活酵母菌在无氧时能将糖转化成酒精[360]，这一过程他称之为发酵，或"无氧呼吸"[①][361]。他发现有些细菌也能将食物里的糖发酵成乳酸，把牛奶变酸，变成酪乳或酸奶。微生物往往降解食物使之腐败，但调整食物里自然生活的细菌能在明显改变食物味道、外观和内在要素的同时保存食物。发酵食物可能是益生的，能够向肠道引入活的有利细菌（和更有营养的食物）。

微生物消耗糖，产生酸、酒精和气体，启动消化食物的过程。只要一点儿努力，就能促进它们勤劳工作：切碎、浸泡、

---

① 　两类最常见类型的发酵是乳酸和酒精发酵。在乳酸发酵中，细菌将糖转化成乳酸，产生酸菜、泡菜和酸奶等食物。在酒精发酵中，酵母将糖转化，产生啤酒、红酒等食品饮料中的乙醇。

观察和等待；一点简单优雅的工作，往往是使用潦草、不精确的配方，每次尝试都能产生独特结果。

20世纪初，梅奇尼科夫的微生物遗产广受欢迎。他在微生物上的工作正逢"自体中毒"运动高潮，一些欧洲医生开始含糊地谈论消化不佳导致有毒肠道废物可能毒害身体。包括著名英国外科医生威廉·莱恩（William Lane）在内，一些外科医生会手术切除患者结肠来治疗这种疾病。但梅奇尼科夫认为这种治疗比疾病本身还糟，他推理说，如果消化"坏"细菌后会患病，反过来是不是也成立？也许改善消化和均衡肠道菌的关键不在于手术刀，而是在于人类的饮食，在于消化"好"细菌。发酵的细菌会抑制那些导致腐败的菌生长，梅奇尼科夫注意到，乳酸会杀死实验室培养皿中的致腐败微生物，想知道"好"细菌是否能在肠道里替代"坏"细菌。保加利亚的农民们精力充沛且长寿，他们经常吃酸奶——当时这是一种不为人所知的食物——吸引了他的注意。他分离出了保加利亚发酵乳中的纯培养物，其中包括保加利亚乳杆菌（*Lactobacillus bulgaricus*，至今仍被用来制作酸奶），并报告了这种细菌对小鼠肠道菌群产生了有利影响。

梅奇尼科夫的发现最初只是作为假设提出，但引发了媒体的疯狂报道，并在国际上引发了对酸奶和保加利亚酸奶培养物的需求，它们被制成片剂、粉末和菌种出售，是现代益生菌的前身。虽然梅奇尼科夫经常反驳滥用其研究的那些夸大其词的表述，但他始终坚持关于发酵食品和有益微生物的核心观点："读者可能惊讶于我会推荐摄入大量的微生物，因为一般认为微生物都是有害的，但这种观点是错误的。"362

包括约翰·凯洛格在内，全世界的医生前往巴黎听取梅奇尼科夫谈论酸奶。但凯洛格调整了梅奇尼科夫的建议。他认为在肠道引入有益菌这个问题上，酸奶不是唯一——甚至不是主要的方法。关键在于偏好高纤维食物的素食饮食。他还相信，加入有益细菌灌肠可以加速肠道菌群的改变。梅奇尼科夫对有益菌的理论由于缺乏可靠的科学证据而不再受欢迎时，凯洛格仍继续表达支持，他认为梅奇尼科夫发现了肠道细菌需要培养，这是"普惠世人"的。363

世界各地的人仍在发酵着几乎所有的食物，包括谷物、水果、蔬菜、豆类、乳制品和肉。在冰岛，人们将鲨鱼肉储存在填满碎石的山洞中数月，来制作一种被称为发酵鲨鱼肉（hakarl）的食物。南印度菜充满发酵植物制品，其中许多是出于经济需要，也是为了适应酷热的环境。在19和20世纪，有了管理微生物以避免食物变质的新方法，如罐头、冷藏、巴氏杀菌和添加防腐剂等方法。但和发酵不同，这些方法不总能让食物更健康——有时正相反。①

科学家贾斯廷·索嫩伯格（Justin Sonnenburg）经常发酵自己的某些食物。他把面包在温暖空气中放置数小时乃至数日，让面糊在进入烤箱前起泡变酸，制成新鲜的酸面团面包。古老的茶像苏打水一样冒泡，变成康普茶。切碎的白菜和绿番茄泡

---

① 　译注：发酵失败或错误也会造成食物变质而不可食用，此外，发酵食品中的微生物对食用者并非普遍安全，望读者注意辨别。

在盐水和菌种里，装满玻璃罐在他厨房柜台里排成一排。索嫩伯格是斯坦福大学人类微生物研究中心主任，他研究饮食干预如何改变肠道菌及免疫系统。在 21 世纪初，他对肠道菌群充满了浓厚的兴趣，当时这一领域还是"微生物学中一个奇怪而美丽的东西，功能上还不重要，也不在生物医学革命的核心"。[364]

在一项 2021 年的研究[365]中，索嫩伯格和团队随机设置一组人摄入高比例发酵食物饮食，让他们在十周里多吃泡菜、康普茶和盐水发酵果蔬汁。在饮食干预的之前、之中和之后，他们收集了被试的血液和粪便样本。回到实验室，他们亲自检查了肠道菌。吃发酵食品的人获得了友善的抗炎微生物如乳酸杆菌——此类食物中常含这些菌类。新物种，包括许多与发酵食品无关的物种，在他们的菌群中繁殖，增加了多样性。接下来，索嫩伯格和研究团队对被试的免疫系统做了一项雄心勃勃的分析，每次抽血都评估约 350 项参数，随着被试调整其饮食和肠道微生物，多维度描述了他们的炎症状态。索嫩伯格的团队检测了 80 种细胞因子的水平，他们收集血液免疫细胞，大多是先天免疫细胞如巨噬细胞，还有 B 和 T 淋巴细胞，并在培养皿里激惹它们：它们会勃然大怒，还是耐心十足？到实验结束时，吃发酵食物的人在这些测试中表现不错，炎症标志物大为下降。[①]

把卷心菜变成酸菜如何缓解炎症？菜叶泡在盐水里缺氧

---

① 这项研究中随机分配到高发酵食物饮食的人，在 19 种不同炎症蛋白和 13 种不同免疫细胞信号参数上有所降低。同时，随机分配到摄入 45 克纤维的人，只有在微生物组在基线上多样化时才发生炎症减轻。

时，细菌会消耗糖分，产生健康的酸，如乳酸，它使溶液变酸、降低pH值——类似于短链脂肪酸降低肠道里的pH值。这改变了菌群的平衡，选择出产酸的菌，抑制了炎症性、感染性的菌，或者那些降解食物的菌。喜酸菌如乳酸杆菌和双歧杆菌长得更好。在培养抗炎菌队列之外，乳酸也能直接减少肠道内的炎症，预防巨噬细胞产生炎症细胞因子，随着酸的剂量增加而有更强的效果。如梅奇尼科夫所提出[366]的，发酵食物中少量的乳酸等酸进入肠道，也能有利身体。

微生物能增强食物的内在抗炎特性，它们就像雕刻家用锉与凿一样费力开凿出这些特征。随着它们吞噬发酵食物中的单糖，会抑制食物的升糖能力——从而抑制炎症，例如，酸面包升糖比一般全麦面包要少。发酵还能减少麸质、淀粉酶-胰蛋白酶抑制剂和吸收不佳的碳水化合物[①]，去除大多数可能有害的凝集素。传统酸面包发酵数小时至数天，微生物分解掉了造成问题的物质。许多患有肠易激惹或对小麦敏感的人，能更好地耐受发酵谷物，其中有些麸质含量比商店里标"无麸质"的产品还低。这些包装食物经常含有炎性物质，包括精制碳水化

---

① FODMAPs是一组此前不相关的短链碳水化合物和糖醇的缩写，包括果糖、乳糖、低聚果糖、低聚半乳糖、多元醇（如山梨糖醇、甘露醇、木糖醇和麦芽糖醇）。在有肠道问题的人身上，FODMAPs可能在小肠吸收不佳，原因不一。例如，由于跨上皮的运输机制有问题，果糖无法有效穿过刷状边界。乳糖酶（负责代谢乳糖的酶）的活性在断奶后降低。由于消化不佳、尺寸又小，FODMAPs具有渗透活性，会增加肠道含水量。它们会被肠道菌快速发酵，增加气体产生。大量肠道含水量和产气会增加肠扩张，转化成不良胃肠道症状如腹痛、腹胀和肠动力改变。

合物、过量糖和添加剂。

在发酵过程中，微生物还会增加食物中直接影响炎症的特定营养素的量，包括多酚、许多种维生素和矿物质，以及其他有利于调节免疫系统的生物活性代谢物。康普茶（摄入最好适度，一天1~2杯①）含有有益身体的酸、多酚、维生素（包括维生素C和B12、硫胺素和维生素B6），还有抗炎氨基葡萄糖。发酵植物食品具有独特抗炎作用，益生菌（充满了肠道菌喜爱的纤维）和益生元给肠道带来了生机勃勃的宝贵菌。许多细菌能活着通过消化道，虽然可能只是露个面而非长久停留，尤其是如果它们没能找到维持生存的益生元的话。但它们在肠道中的短暂停留对免疫系统的影响超出了它们的存在本身，因为它们与微生物交流并制造抗炎代谢物。即使发酵食物经过高温烹饪，不再含有任何活菌，这些食物也在发酵过程中发生了内在变化，这些食物可能还保留着菌的代谢物和死亡微生物。所有这些因素都可能对免疫系统产生有利影响。

益生菌补充剂和发酵食物是不一样的。两者都含有活菌，但补充剂里是少数种类、高浓度的菌种——合成生物学特制的菌种——而发酵食品中菌的数量较少，但多样性较高，让我们能够摄入自然繁衍微生物的合作大家庭，利用细菌的协同作用，增加遇到有益微生物的机会。益生菌补充剂可能有抗炎效果，但目前最好能用于疾病而非健康人，帮助患有各种特殊疾

① 康普茶通常被认为是一种健康饮料，但有证据将罕见但严重的健康风险与之联系起来，包括乳酸酸中毒和肝毒性，可能是受污染批次或过量食用导致。

病的患者[367]，包括炎症性肠病、腹泻和肠易激综合征。

每种发酵食物都是独一无二的，是特定时间和地点的产物，其中特定的食物和细菌交织在一起。小批发酵制造的安全、高质量的产品诞生于家庭厨房，或发售于农夫市集等特定商店[①]。大规模商业化企业可能会出售几乎没有细菌存活、过量添加盐或糖、不怎么发酵的食物。大多数腌菜曾经是自然发酵的，现在只是简单地用醋保存，用高温压制，创造出无菌无污染的佐料。

回归传统谷物和准备手段，或有助于调节炎症。和任何植物性食物一样，最好是在饮食中加入多种全谷物。除了单粒和二粒小麦，古老的谷物还有斯佩尔特小麦、卡姆麦、大麦、布格麦、裸麦和法罗麦。有些谷物完全不含麸质，比如小米、高粱、藜麦、苋、荞麦、苔麸（teff）。在培养皿和人类研究中[368]发现古代谷物或比现代版本更能抑制炎症[369]。除了发酵，传统食物制作方式（如干燥、浸泡和发芽）也能改善营养的消化吸收。用水浸泡某些坚果、种子、豆类或谷物几个小时，能减轻这些食物引起的腹胀和消化不良。浸泡和烹饪一样能让大多数凝集素失活。发芽能明显增加某些营养成分。比如说，西兰花芽中含有有力的抗炎植物化学成分萝卜硫素（一种异硫氰酸酯），含量十倍于它的小花簇被发现能抵抗柴油废气等空气污染物的

----

① 译注：遵循正确流程的发酵食物通常被认为是安全的，但自制发酵食物不当导致严重中毒或因健康原因不适合食用发酵食物的人因食用导致患病的事件也不时见诸报端。许多国家的食品管理部门网站有相关指导文章和常见案例，请读者留意相关风险。

炎症影响[370]。它们还能增加免疫[371]，抑制病毒引起的炎症。

简单以原样摄入一些食物，能为人类和体内的菌带来一些益处[372]。生的食物包括水果、蔬菜、坚果和种子，常比做熟后含有更高的纤维、植物化合物和其他营养物质。生西兰花里的酶（烹饪会失活）能极大提高萝卜硫素水平，即使这蔬菜还没碰到肠道菌。生的水果蔬菜可能与降低慢性炎症性疾病风险有关，包括心脏病和癌症，以及与类风湿性关节炎及其他自身免疫疾病的症状改善有关。烹饪会把一些营养和植物的天然毒素一起破坏。它也能让某些营养成分更容易获得。用传统意大利方法烹饪番茄酱会让其中的番茄红素（一种类胡萝卜素植物化学物质）达到三倍之多。对大多数人来说，在饮食中合理搭配生熟食物是最佳选择。

改变食物烹饪方式以后艾米丽的症状有所改善，但没有完全解决。她被诊断出小麦敏感。通过内窥镜或显微镜，乳糜泻患者可以看到明显的炎症。病理学家会评价典型发现，如某些免疫细胞深入了肠道壁或小肠结构发生了改变。而在小麦敏感患者身上看不到这些异常。

内窥镜可以看到胃肠道慢性、失控的炎症，或者寻找炎症细胞的病理学家取样小块组织，放大和检验的时候才能挑出来。但有时炎症没那么显眼，可能完全躲过寻找它的组织。艾米丽或许是在隐匿地发炎。

麸质虽然很大程度上引起的是乳糜泻患者的后天免疫反应，但数据表明[373]先天免疫反应会驱使非乳糜泻的小麦敏感患者出现症状。研究表明，患有非乳糜泻小麦敏感的患者常有低水平的肠道炎症、血液中先天免疫炎症和肠道损伤标志物明显升高。①

在其他没有明确病因的胃肠道疾病中，隐匿炎症也可能有所作用，如肠易激综合征（肠道容易受激惹，引发烦人的消化道症状）或消化不良（19世纪一种涵盖范围甚广的恶疾，如今指特定的胃部不适疾病）。在这些疾病中，炎症可能影响了肠胃的神经或肌肉，协助改变疼痛阈值和肠道运动，造成腹胀、胃痛、腹泻或便秘等问题。即使是短暂的肠道炎症，如旅行者腹泻，也会导致肠道功能持续数月甚至给某些人带来长达数年的改变，引发持续的肠胃不适，甚至对特定食物敏感或不耐受[374]。但健康的肠道在处理食物、菌和其他外部世界物质时，难免会有持续炎症的低鸣。

在放弃小麦和其他含麸质谷物后，艾米丽痛苦的症状消失了。但是，虽然她将自己的痛苦归咎于麸质，事实可能要复杂微妙得多。麸质是小麦以及大麦黑麦等谷物里最多的蛋白质，但却不是唯一的。这些谷物含有的其他蛋白可能诱发了乳糜泻、小麦过敏或小麦敏感患者的症状，包括淀粉酶-胰蛋白酶抑制剂。这些谷物中少量的特定碳水化合物如果被小麦敏感的

① 虽然乳糜泻主要涉及针对麸质的高度特异性后天免疫反应，但免疫系统中先天类型的部分对此亦有作用。同样的，尽管迄今为止的研究大多认为先天免疫反应与非乳糜泻小麦敏感有关，但也发现了后天免疫反应。非乳糜泻小麦敏感的患者IgG水平较高（与乳糜泻类似），而且在较轻的程度上，IgA和IgM对麸质的抗体也较高。非乳糜泻小麦敏感者的IgG反应与乳糜泻不同，尽管非乳糜泻小麦敏感患者身上确实有后天免疫反应，但它是否具致病作用仍有待观察。在非乳糜泻小麦敏感中，上皮细胞损伤的循环标志物升高与乳糜泻一样多，这表明这些患者身上存在尚未发现的炎症反应。

人吸收不良，也会造成胃肠道问题。

考虑到完整植物饮食对炎症强大的协同净效果，要将任何全植物食品从饮食中去除，要证明其害处的责任甚巨。避免一切麸质，对乳糜泻患者是合适的，对那些小麦过敏或像艾米丽一样谷物敏感的人，放弃掉小麦也是合理的。少数情况下，避免麸质也许对其他疾病有作用，但相关证据尚未完善。对人群中大多数人来说，含麸质的全谷物有助于预防或治疗慢性炎症性疾病。

许多声称自己不耐受某些食物的患者不太可能因这些食物而发炎，无论是隐匿还是别的。食物过敏和敏感涉及对食物抗原的免疫反应，食物的不耐受则通常与消化、缺少分解食物所需的足够酶（如乳糖和果糖不耐受或胰腺疾病），胃肠道结构和功能问题，与免疫系统无关的其他问题相关。发酵和另一些食物制作技术可能有助于改善对食物的敏感和不耐受。

不耐受现象经常是因为身体需要时间来适应特定质量或数量的植物而产生的。不习惯摄入大量多种植物的人，在改变饮食模式之初可能会出现很大的胃肠道问题，特别是吃了纤维含量较高的食物（如豆类和全谷物）的时候。腹胀、腹泻或腹部不适不一定是炎症所致，也可能是随着肠道菌发酵纤维等营养，食物和菌之间不断交流带来的。经过一段时间，肠道改变了自身的分泌和收缩，更好地处理植物，微生物变得更丰富并足以消化它们。人类产生的针对碳水化合物的酶不到20种，微生物却能产生数以万计。建立一个健康的肠道菌群让我们能耐受各种植物，在这个过程中暂时会带来不舒服，不过会很快在肠道内外产生适应。无故放弃一种或几种植物，只会增加不耐受。

在处方中禁止特定食物是一种科学，要考虑患者病情阶段和严重性，以及任何并存的疾病因素等。例如，如果解决了潜在问题，如肠道菌过度生长问题——它们可能让肠道乃至身体陷入隐匿炎症——或者结肠的微观炎症问题，可能会让小麦敏感消失。压力、不健康的饮食，或其他促进炎症的生活方式因素，也可能影响我们的身体处理特定食物的方式。

许多特定禁食性饮食都不长久。要素饮食（由蛋白质、碳水化合物和脂肪等最基本的要素组成）缺乏来自完整食物的大量抗原，这些抗原能够在炎症性肠病发作时治疗强硬、炎症性的肠道。但肠道修复后，要素饮食就不再适用了，它不能有效抑制病菌和炎症，以避免再次复发或预防慢性病。一些患有肠易激等肠道疾病的患者难以充分吸收特定碳水化合物，因此可能需要短期避免这些食物。许多这类食物对微生物组和免疫健康是不可或缺的，[①]应在数周后随着耐受而逐步恢复。

为了管理健康或疾病中的炎症，我们不仅要留意如何烹饪植物，也要关注如何选择。现代植物已经被人类大为改变。旧石器时代的水果蔬菜又小又苦，充满纤维，装着营养，偶有过量毒性。旧石器采集者看到的番茄可能像梅子一样大，苹果像土豆，香蕉里满是种子，橄榄只有一层薄皮。经过一代又一代的选育，在20世纪的科学帮助下，人类以年甚至以小时计的速度选出甜蜜、肉质饱满、天然毒素含量低的植物并对其改

---

① 健康的FODMAPs食物包括十字花科蔬菜、蒜、洋葱、蘑菇、黑莓、苹果、豆类、豌豆、全麦、大麦、黑麦、坚果、牛油果和茶。

进，使之更适口、更好消化。潦草的野生大蒭草中诞生了玉米，一种单一的植物芸薹经过漫长雕琢，带来了卷心菜、西兰花、花椰菜、抱子甘蓝和羽衣甘蓝。

人类驯化野生植物要付出免疫健康的代价[375]。古代绿叶植物马齿苋含有的ω-3和维生素E分别是菠菜的14倍和6倍。野生蓝莓的纤维比饱满的现代版本纤维多一倍。一种原生番茄的番茄红素是潮湿番茄的15倍。几十克的尼泊尔野苹果就能提供6个加拉苹果同样多的植物化学物质。培养最甜、最温和、最诱人的植物，意味着急剧损失纤维、有益脂肪、维生素、矿物质、多酚和其他植物化学物质。

要弥补（至少部分弥补）这些损失，我们需要选择最有营养的植物，比如那些新鲜、成熟和当季的食物。简单增加饮食中的植物多样性，预计能降低身体炎症，即使数量不变。几乎所有植物性食物都有好处，有些对免疫系统的效果更佳。一般而言，红色、紫色、红棕色或绿色的植物含有大量植物化学物质。研究表明，浆果和绿色菜比等量香蕉或生菜更能抑制炎症。蓝玉米的植物化学物质是白玉米的30倍。深色小粒葡萄或醋栗番茄富含最多的香气和番茄红素。有些植物调节免疫的能力与祖先相近，如绿叶的甘蓝，表皮和肉深色的土豆，或者葱，它们的植物化学物质是一般白洋葱的140倍，甚至能与古代版本比肩。有些最健康的植物不美味也不适口，吃起来有酸有苦。

食物外观可能会造成某种营养价值的假象。过分好看的产品可能有炎症性添加剂的润色，是食物版本的口红或美甲色素。另一方面，美国1/4的水果蔬菜因为看起来不够诱人被弃之不用，造成食物浪费。歪扭的胡萝卜、长麻点的苹果、弯曲的黄瓜，以及许多其他有瑕疵或凹凸不平的植物都被丢掉了。但这些食物可能比其他个体更善于抵抗炎症，怪模怪样是它们耐受力的证明。植物与高温和害虫斗争时，会把能量转移到制作多酚和其他植物化学物质上，而非生产糖。杀虫剂用得少的农产品会产生更多多酚和水杨酸。一种在生存斗争中留下明显伤痕的植物，也许对人类健康有独特好处。

食物的拣选是一种远超健康考虑的习惯。我们对膳食的要求远高于对药物。如果文明发展的尺度如同英国哲学家A.C.格雷林（A.C. Grayling）所说[376]，是以远离生存紧迫性的距离所衡量的，带来了纯出于享乐本身的目的，饮食就是这种现代秩序中不可或缺的一环。食物的外观、气味和感觉，甚至我们如何以及与谁一起吃，都会影响它的味道，以及触发我们大脑愉悦中心的潜力。舌头上有些识别苦、甜、咸和鲜味的受体在肠道里也有，它们感知食物和菌，并能引起免疫反应。我们在生物学上就渴望糖、盐、脂，但过量摄入这些元素，尤其是人造工业化食品中的过量，会利用我们天然的倾向，让味觉受体脱敏。但我们能够在几周内修复这些破坏，改变所知的愉悦。人类本能喜爱接近天然形式的完整食物（如田间采摘的桃子，淋上柠檬和醋的香草沙拉，温暖的手撕全麦面包），这种细微的简约对菌、炎症和疾病都作用不小。

除了饮食方式，其他生活方式也有助于预防或治疗炎症和疾病。在这些看似平凡却重要的日常生活决策中，最关键的那些关涉我们与菌的关系。

第十五章

脏污疗愈

我对此毫无记忆，但在我1岁之前，我母亲给我穿了耳洞，剃了头发，并在我的下眼睑上涂上深色颜料。她把我带去恒河，这是印度北部，我出生的医院附近的一条河流，并把我从头到脚泡在河里。接下去几个月里她会多次重复这一仪式，直到和我父亲一起打包行李，去美国开展新生活。

瓦拉纳西市位于恒河岸边，被认为是印度最神圣的城市，是这个国家的精神之都。1897年马克·吐温（Mark Twain）曾写道："瓦拉纳西比历史更古老，比传统更悠久，比传说更深远，看上去比它们加在一块还要老两倍。"[377]每年有数以百万计的朝圣者涌向瓦拉纳西，沿着河边石阶而下沐浴在恒河中。

传说中，恒河不仅是一条河，也是印度教徒崇拜的恒河女神，净化与宽恕之神。湿婆将她从群星的家园里带到人间。她的神秘之水可以洗去一切罪孽，预防疾病。16世纪的莫卧儿皇帝阿克巴认为它是"永恒之水"[378]，在宫廷中使用。恒河水源自喜马拉雅山脉高处的根戈德里冰川，冰凉的溪流被岩石淤泥染成了浑浊的灰色。但当它流经瓦拉纳西，经过2414千米到达孟加拉湾，为印度近1/3人口提供了饮用和灌溉水，就成了地球上污染最严重的河流之一。我在美国郊区长大，游泳的地方是印第安纳沙丘的密歇根湖南边区域或者本地含氯游泳池。而与此同时，人们朝恒河里倾倒各种东西，包括人畜排泄物、工业金属和杀虫剂、未经处理的污水，以及火化过的遗体。这条河里的粪便大肠杆菌计数达到天文数字。带来疗愈的圣河却可能传播疾病，这沉甸甸地压在一个国家的认知之中，在字面上和形而上学上都是污点，活动组织为此大声疾呼清理水体。恒河的本质仍然是仁慈的，这个被人类破坏的生态系统仍然在试着重获平衡。现代研究开始揭示其治愈可能背后的一些科学部分：在细菌、炎症与疾病之间的密切关系。我在她的水体中留下的微生物伙伴是这个故事中的角色之一——在美国我再也未能找到过能替代它们的角色。

路易·巴斯德在19世纪50年代提出细菌理论，德国医学家罗伯特·科赫后来拓展了这一理论，证明肉眼看不见的微小生物可以感染身体，导致疾病。细菌理论被认为是现代医学的基石，它让人类与细菌的关系急剧转变，极大降低了死亡率，增加了预期寿命。

巴斯德申请了一项专利，通过高温加热杀死牛奶和其他液体里的细菌，他称之为巴氏杀菌，从而避免了婴儿因牛奶变质导致的死亡率。英国外科医生约瑟夫·李斯特估计，在手术室里，感染坏疽的肢体里有巴斯德的细菌的踪迹。当时，所有患者创伤里的脓包都是用同一批探针寻找的，手术器械只有在存放前才清洗。感染导致的死亡居高不下，促使人们发起运动在所有医院禁止外科手术。李斯特冒着同事的强烈质疑，开创了抗菌外科[379]，创造出无菌的手术环境，使术后感染急剧下降。他的工作奠定了现代外科的基石。

细菌理论改变了人们看待身体与环境的方式。更洁净的食物和水，以及厕所、下水道系统及垃圾收集，拯救了数以百万计的生命。一位科学家说，美国人学到"高级生命无处不被低级生命渗透"[380]，他们潮湿的地窖和阴暗的厕所可能滋生疾病。人们洗手，使用消毒剂清理细菌。他们开始每天洗澡而不是偶尔一洗。

在苏格兰，1928年9月某个命中注定的秋日[381]，生物学家亚历山大·弗莱明（Alexander Fleming）和家人度假归来，发现他实验室一个培养皿里的葡萄球菌被一种蓝绿色的真菌杀死了。他发现这种真菌能毁灭许多种细菌，将之命名为青霉素。他的发现带来了世界上第一种抗生素，开启了治疗感染性疾病的新纪元，一场"细菌战争"，将梅奇尼科夫的益生菌推到了科学边缘。但如今科学家已经知道，某些菌对健康不可或缺。这些菌类充分融入我们的生活将重新定义卫生概念，也重塑我们的自我身份。

对比20世纪末的瓦拉纳西和美国城市，在后者当中，泥泞乡村让位于玻璃和水泥，厕所和下水道系统管理秽物，水是含氯的，食物是消过毒的，人类生活在砖石和石膏而非泥土茅草中，与自然界的动植物相隔绝。在现代西方城市里，致命感染的阴影已经被过敏、自体免疫性疾病和其他炎症性疾病取代。在这些地方，免疫系统的愤怒往往倾泻于常见食物——花生或贝类——或无害细菌，并产生隐匿的炎症，无时不在体内穿梭。

人类微生物组的物种多样性是其健康的一个标志，但这种多样性一直在稳定减少，尤其是工业革命之后，化石粪便揭示了古代人群丰富多样的微生物组。即使是采集狩猎部落原住民的现代后裔，比如坦桑尼亚的哈扎人，也有着现代城市居民没有的微生物物种。失去与人类共同演化的原始微生物不仅是名目上的损失，也是塑造免疫系统必备的旧日环境、模式和功能上的损失。像蠕虫感染[①]这种曾经普遍存在于人类肠道的寄生虫，如今在工业化国家已经很少发生了。然而这些蠕虫在与人类的数千年亲密接触里，打磨了自己的技能，调节了多种免疫途径。它们能强力诱导耐受性巨噬细胞，还有抗炎细胞因子如IL-10。蠕虫被用于治疗炎症性肠病等自体免疫性疾病，患者吞下活卵，在肠道中孵化。

城市生活里的慢性炎症性疾病激增。与此同时，卫生条件差的地方则与传染病苦苦斗争。例如，蠕虫可能对免疫功能多少有些好处，但也导致一些人急性腹泻感染，造成营养不良和贫血。但我们不需要从这两种对立的不幸中选边站，大多数微生物和免疫细胞的相遇是良性的，且具有启发性。如果想要那些质和量都合适的邂逅——能有助于既避免感染又不至于造成慢性炎症性疾病——我们应重塑与身体内外和周围的微生物的关系，培养始于出生、持续终身的习惯。

一个孕妇子宫内的胎儿会与微生物代谢物接触[382]。它们穿过胎盘到达胎儿组织，驱使免疫发育，让宝宝在面临分娩时的微生物狂潮之前，浅尝一下母亲的微生物味道。出生方式也有影响：剖腹产婴儿获得的微生物大量来自母亲皮肤和医院房间，而非来自阴道，后者所包含的微生物经过演化的优化，能

[①]　一些作者认为蠕虫介导的免疫调节的演化可能有生理上的必要性，但有人不同意这个说法。

训练新生儿的免疫系统。母乳提供的糖能滋养婴儿的肠道微生物，帮助其培养出抗炎能力，并提供抗体以防感染。

顺产和母乳喂养能让婴儿的免疫系统走上有利的轨道。但医疗问题、现代生活的需要，以及照护儿童的伴侣数量和性别各有不同，情形可能不允许这么做。还好生育方式和早期哺喂并非唯一塑造有利微生物组的机会，也不是导致其消亡的主要原因。我们在婴儿期和成年期做的大量选择，使我们能不断影响我们的微生物组。

1987年，英国流行病学家大卫·斯特罗恩（David Strachan）注意到，家有年长兄姐的孩子较不容易患上花粉热等过敏。他提出了著名的"卫生假说"[383]，认为工业化国家的儿童因为家中人口少或其他因素而缺乏感染暴露，长大后免疫系统一惊一乍、不易适应。卫生假说概述了儿童时期感染和后来慢性炎症性问题之间的权衡关系，带来了一种观点：过度热衷于个人和家庭清洁，很大程度上导致了微生物影响不足。但这一观点尚不全面，我们现在对卫生的理解需要修正。

卫生的正式定义是"有助健康的条件和实践"。它源自19世纪里巴斯德、李斯特和其他科学家与传染病的斗争。个人和社会卫生实践，比如洗手、小心存储和准备食物、全城范围收集垃圾，以及引入污水处理系统，挽救了无数人的性命。无论是不是工业化国家，对预防流行病、抗生素耐药、食源和水源中毒，以及医院感染，卫生仍至关重要。它保护脆弱的人群，包括婴儿、老人和免疫低下者等易感人群。对世界上大多数人群，特别是较贫困的国家或地区，获得洁净的饮用水和洗漱用水是一项关乎人命的重大公共卫生挑战。

"干净"和"卫生"两个词常被混着用，但它们不是完全相同的概念。早在1939年，德国社会学家诺伯特·埃利亚斯（Norbert Elias）曾经在《文明的进程》一书中认为，干净应区别于卫生。在许多情况下，干净无助于健康，与科学支持的卫生并不一致。我们如何保持自己或家中干净，常与审美或社会因素有关，而非关乎预防疾病。哲学家奥利·拉格斯博兹（Olli Lagerspetz）写到，文明社会里典型的干净标准不断升高，但"无论对生物性生存还是对一般生活质量都没有明显作用。"[384]他认为，"干净"和"肮脏"之间的区别是人类社会里的指导性原则，就像对和错。

脏污既是有形真实的元素，也是文化秩序里的象征。在美国这个没有贵族的国家，南北战争之后洁净就是地位的标志。它成了一种个人和社会责任——最终成为一种痴迷，超越了预防性保健所需。象征性的关联，而非科学上的卫生决定了我们的品位。与排泄物有关的话题，尤其引起人们的强烈厌恶，它被视作典型的污秽，在日常生活里见不得人。但这个世界到处都有粪便，而看不见的肠道微生物（同时有着治愈与伤害的潜能）遍布我们的接触和品尝之物，使得完全干净的想法（以及由此产生的阶层）不过是一种幻觉。

婴儿出生以后会不断从环境里获得微生物。两岁时，孩子的肠道里已经有了数以万亿计的细菌繁殖。在生命头几天、头几年暴露于广泛多样的细菌[385]，对于培养多样、抗炎的微生物组必不可少。研究表明，当孩子婴儿期暴露于更大量的微生物[386]，他们在成年后发生隐匿、慢性炎症的风险可能降低。在早期生命的这个关键窗口，微生物比任何时候都更能影响免疫系统，教会它只在面临真正威胁时才做出反应，及时消除炎症，并容忍细菌错综的混合来访。没有这些及时对话，儿童可能会发展出对良性细菌、食物和其他物质（如花粉或家庭灰尘）反应过度的免疫系统。他们有更高风险产生沉默的炎症，患上慢性炎症性疾病，包括明显的自体免疫疾病。

孩子不仅需要和足量微生物交互，也需要有足够的质。研究表明，儿童时期的感染不能对过敏和其他慢性炎症性疾病提供保护。2003年，伦敦大学学院的微生物学教授格雷厄姆·卢克（Graham Rook）考虑了一种新的假说[387]。卢克知道，常见儿童感染（如感冒、流感、麻疹等）在人类演化中出现的时间相对较晚，在公元前10000年，新石器时代农业革命之后，人类的人口增多，彼此更接近。这些"人群感染"没有在采集-狩猎社群中占上风，那时它们要么杀死一个人，要么引起快速的免疫。相比之下，与人们构成互利伙伴、在泥水和腐败植物里与人共同演化的古代微生物，对于塑造免疫系统至关重要。这些卢克说的"老朋友"是最佳免疫功能不可或缺的。它们激活多种免疫通道，包括抑制炎症反应的调节性T细胞。它们能防止人体攻击自身组织或无害的空气颗粒，如灰尘、皮屑和花粉。对儿童最关键的接触不是感染——感染是免疫系统和微生物互动中的例外——而是与老朋友缺乏对话交流。

各个年龄的人们怎样在现代生活里找到这些"老朋友"？一个要点是，早早地、时不时地接触自然世界，包括扎根在土壤和水中的，那些眼花缭乱的植物与微生物。古往今来，诗人与艺术家的直觉认为，拥抱自然使人获益无穷。1986年，20岁的克里斯托弗·奈特（Christopher Knight）驱车进入缅因州的贝尔格莱德湖，但并非像梭罗那样"深深地生活，饮尽个中三昧"（在他看来过于浅薄），而是为了满足对孤独深切的、抓挠不息的渴求[388]。他作为"北池隐士"生活了近30年，他为囤积物资度过严冬而行窃，直到被警察抓个正着，关进了监狱。再见了，黎明前的徒步旅行和雾中的日出，雨后空气中弥漫的麝香味的尘土气息。但自然改变了他的大脑，令他得到了一种照相式的记忆，也塑造了他深思和专注的倾向。

"森林浴"20世纪80年代在日本兴起，它指的是通过视觉、听觉、味觉、嗅觉和触觉，与大自然产生连接。森林浴增进创造力，缓解压力和攻击性，并改善情绪。它有助于创造出健康的微生物组和一种深思熟虑的免疫系统，对触发因素做出合适的反应。它不仅影响肠道微生物，也影响皮肤和呼吸道里的微生物，它们对免疫健康亦有作用。新鲜的森林空气里充满了细菌、病毒、真菌、花粉等物质。吸入植物的芬多精——一种树木等植物（包括水果和蔬菜）散发的精油，用于防御昆虫——能增加免疫系统对付感染的能力。即使只是在自然里待上几小时甚至几分钟都有助于恢复。孩子沉浸在大自然里的时候，不仅能得到这些"老朋友"，如意大利医生玛丽亚·蒙台梭利（Maria Montessori）所说，还能得到无尽的自由与实验性学习的机会，促进全方位的发展。

我们还能从其他人和动物身上接触到老朋友。孩子在与家庭成员和伙伴，以及学校、日托和运动队伍的每次互动中都能累积微生物。一只狗或者猫都会对他们的微生物组产生重大影响，成为室内外环境之间的桥梁，将陌生的菌带进他们的世界。许多研究表明，生命早期要是养了宠物或农场动物，能降低过敏和哮喘风险[389]。

迄今为止，对细菌、炎症和疾病的科学研究，需要我们重新思考"卫生"在日常生活里到底是何意。卫生不总是意味着干净，而干净也不必然卫生。干净如果不能带来健康益处，就偏离了卫生的含义，而反过来——比如说在泥巴里玩耍——也可能是极为卫生的。保护性的生物本能让我们远离过多的泥污和粪便，这些行为让早期人类得以幸存——但在某种程度上暴露于自然，以及人类和动物体内外的微生物，对卫生也是很重要的，帮助预防隐匿的炎症和慢性炎症性疾病。在恒河里泡泡绝不会是干净的，但随着它逐渐净化，这事有可能会变得卫生一些。

想要遇到老朋友，重新思考个人和家庭清洁可以是个办法，不过相对作用比其他手段小一些。选择保持家居与身体干净，更像是耗时费力的审美或文化偏好，而非科学意义上的卫生，人们或许可以摈弃一些对家或身体有刺激的清洁剂，转向更自然或自制的产品，目标在于稀释细菌浓度而非杀光它们。或者我们可以买个简单便携的坐浴盆，不那么频繁地淋浴，保留住保护皮肤或头发健康的油脂和细菌。降低一点个人和家庭清洁的标准，能增加休闲时间，也改善生活质量。但过犹不及：要是完全忽视清洁，家里会潮湿发霉，被那些演化史上我们从未遇到过的微生物入侵，因为现代家居都是用现代材料制造的。我们的身体会陷入污秽，给发生感染提供肥沃土壤。

可能让家里更卫生的最好办法，是让它增加与自然的接触，以微小的方式模仿传统的农场环境[390]，后者往往室内外的微生物多样性更高，有助于防止慢性炎症性疾病，如花粉热、过敏、哮喘和自体免疫性疾病[391]。在一块地上培养花园，或在公寓里开窗通风，种点盆花，都是个办法——只要土壤里不含人造毒素。再生有机农业根植于古代传统，注重土壤健康，以及地球及其居民的健康，帮助对抗气候变化。这种方式避免使用抗生素和合成化肥投入，专注于传统技术如堆肥和作物轮作。它促进植物和土壤微生物之间的共生关系。这些可持续有机农场用的土壤，用农庄动物排泄物增加肥力，含有极为丰富的微生物，从土壤中汲取养分。在这些土壤上生活的植物可能比传统种植方式更具营养。另外，含有抗生素残留和某些类型杀虫剂、除草剂的土壤容易失去生物多样性，让耐药菌更易增殖，可能会伤害植物、人体，以及有益微生物。

实用卫生原则并非一成不变，它们随着时间与空间范围的改变而流动变形，但始终与科学保持一致。包括耐药菌在内的致命感染一直是个全球性的威胁，特别是对脆弱人群来讲。对某时某地的某个人而言卫生的措施，对其他人则不然。一个生活在大流行病中、极有可能感染严重疾病的老人，在遭遇可能的病原体来源时，得确保加强个人和家庭清洁，但他也同样必须保持暴露于自然的微生物伙伴中，它们能增强免疫。一个孩子在树林里徒步、玩院子里的泥巴，或者与宠物狗散步，未必需要晚饭前洗手，如果他们的泥土里没有杀虫剂等化合物的话

（类似于我们的祖先在一天中大部分时间都光着脚挖掘可以吃的块茎），但去过医院、摸过动物园的动物，或者接触过完美如画、毫无杂草的公共草坪，就得好好洗手了——这是避免人际传播多种感染性疾病的关键。

卫生是个广泛的范围，包含一系列必要行为，培养与我们世界里细菌的健康关系——包括了食物与药物的选择。药物，包括抗生素、布洛芬，还有抗酸剂在内，对肠道菌会产生不利影响，即使一个疗程的抗生素，也会明显改变肠道微生物组，降低其多样性，杀死一些老朋友。一旦停用抗生素，在适当照护之下，微生物组会很大程度上恢复——但非恢复如初，然而每多使用一个疗程的抗生素都会带来新的扰乱。在新生儿第一年里使用抗生素，会消灭一些帮助校准免疫系统的重要细菌，这与慢性炎症性疾病风险增加有关，包括哮喘、湿疹、炎症性肠病和肥胖。当然，自20世纪中叶以来，抗生素挽救了无数生命，避免常规手术或常见感染（如肺炎等）演变成致命危险。器官移植患者在使用免疫调节药物后通常需要长期服用抗生素来防止感染，但人们经常会随便使用抗生素，并没有充分的理由。

20世纪50年代初，科学家开始关注抗生素的负面作用，包括像艰难梭菌这种超级细菌的出现和抗生素耐药性的增加，让人不禁忧患起一个抗生素黯然失效的未来时代。考虑到疾病的自然过程和治疗的风险和收益，适当使用抗生素是符合卫生的。在使用抗生素的前、中、后期，通过饮食等生活方式，深思熟虑地管理肠道菌，能够最大限度地减少其连带损害。

从生到死，我们与微生物之间对话的质和量受到生活方式因素影响——如食物、药物，以及我们与其他人、动物的接触，甚至与自然界土地、水和风相遇时碰上的细菌。这些对话不仅与免疫科学有关：它们也帮助我们塑造了对个体身份的观念。

我们身体内外的微生物模糊了疾病因果的界限，也模糊了我们的自我与非自我之别。梅奇尼科夫早年对巨噬细胞的发现，在免疫学里开启了一种战争式的语言。在他的显微镜下，达尔文式的生命之战描绘的是冲突、入侵和流血。但巨噬细胞和其他免疫细胞在包围有机体的同时也定义了它[392]。在它们的活动中隐隐树立着自我的观念，其中所谓一个人严格然而不断演变的边界，与外部环境或非自我，有着独一无二的隔绝。免疫，一种对进犯边界的响应，不仅创造出身份，还维护其完整。

麦克法兰·伯内特（MacFarlane Burnet）在他1941年的《抗体的产生》一书中，明确在免疫学里引入了"自体（self）"和"非自体（non- self）"这两个词。他用这种新的话语来描述自体免疫性疾病、器官移植中的免疫耐受，和其他各种疾病。到20世纪70年代，自体与非自体的两分已经深深根植于免疫学中，成为这一学科的决定性教条。

伯内特拓展了一般将感染和免疫视为一种生死之战[393]的观点[394]。他认为，感染性的病菌需要一个健康寄主来提供食物、庇护和繁殖（除了有些从尸体上传播，或在体外无限生存的细菌，像炭疽孢子）。因为一种细菌杀死宿主的同时也造成了自身毁灭的命运，因此死于感染性疾病是异常现象，或许是由于细菌的超常毒性，或寄主格外虚弱（或二者兼有），对两者都不是最佳选择。症状微弱或几乎没有症状的低水平感染，反而让细菌能不受限制地繁荣生长，找到新家，甚至在某种意义上帮助寄主。

虽然定义免疫系统大多在于其区分自体与非自体的能力，暗示着某种个体性与孤立，但如同哲学家阿尔弗雷德·陶伯（Alfred Tauber）所说，这种隐喻尚不充分。免疫让人联想到一幅以躯体抵御毁灭性感染的画面，但大多数免疫细胞与细菌的相遇是无害的，是休战而非开战。感染的状态并非绝对：正如健康与疾病一般，它也是一种连续光谱。在广阔的灰色地带的生存，是静静容纳食物、细菌和其他物质。许多平凡而重要的免疫功能维护着身体自身的细胞。例如，自体免疫是针对健康"自身"组织的有害反应。但它无害地存在时以天然抗体标记正常的身体组成，勾勒出一种"免疫小矮人"形象。免疫系统还会清除身体里受损或死亡的细胞——如同梅奇尼科夫指出的——或者癌前细胞，如同清除有毒细菌一般。

微生物帮助引导免疫的身份走出起源之地，进入广阔的生物学环境。这种身份不仅在于自体与非自体之分，也在于对话——免疫系统彼此之间、与身体内外的细胞之间，无时不在进行的交流，削弱了孤立封闭的一个自我的概念。这里产生的身份复杂地与环境、与参与更大目标的对话交织：处理信息、识别、记忆和学习。在标记一种食物或细菌的敌友（或介于二者之间的某种东西）时，环境很重要，因为免疫响应的类型和数量是多种影响因素决定的，这挑战了以前那种机械化的、抗体和有害抗原之间钥匙配锁的看法，认为仅仅识别就足以引发特定免疫反应。免疫的性质与环境有关，处在连续谱之中。

梅奇尼科夫没有活到能看到他年轻时的研究与晚年的思考结合，产生重新定义免疫学的重要发现。他不能想象，那些被巨噬细胞吞噬的细菌也会重建身份，不能想象免疫系统的健康会成为一个生态系统适宜性的指标。但他的好奇心持续到了生命的最后一刻。在咽气之前几分钟，他提醒一位同事，在他死后"仔细地"检查他的肠道。

今日的技术水平或许能让这位同事理解微生物组是高度可变的，很大程度上被生活方式塑造。这些力量引发并维持着微生物与免疫细胞之间的对话，勾勒出不断变迁的生物体边界。有益健康和体内微生物的卫生实践种类繁多，范围广阔。有些最长寿的人们也许是最好的例证。

第十六章

复活节岛

没人知道我祖父在90高龄的最后一次散步去了哪里。他肯定走了好几英里远，从年轻时他就每日如此，尽管老人斑与皱纹记录了飞逝的岁月，但他的身躯仍灵活无碍。他在日落前回家，与子女和孙辈一起吃了一顿简朴的饭食。然后他退至房屋一角，在地板上盘腿而坐，继续他5岁后中断的教育。他在晚年学会了读写，开始追求理解世界上的各种宗教。他一边翻阅译文，一边用母语做笔记。就在那最后一次散步后没多久，血液突然停止流向他的部分大脑。他的工作还没有完成，而死亡骤然——并永久地——打断了他的思绪。

全球65岁以上人口正在以前所未有的速度增长。当我们老去，生物秩序开始变得混乱。心脏和肺开始衰竭，肾脏功能减退，骨头和肌肉变得虚弱，心灵则逐渐隐入黑暗。但演化生物学家指出，老者是文化智慧的宝库，尽管他们的健康日益衰退，也不能再产生后代，但仍然为社会带来宝贵财富。不是每个老人都会遭受同样的命运。有些保持着强健的体魄与心灵，在最后的日子里仍然能带来经济上的生产力、创造力和其他生活乐趣。但除了遗传物质和纯粹的运气，还有什么东西在影响我们能够在晚年活多久——以及更重要的是，活得多好——让我们仍能拥有年轻时最重要的天赋：敏锐的头脑，和无挂无碍的身躯？

2004年，人口学家米歇尔·普兰（Michel Poulain）、乔万尼·佩斯（Giovanni Mario Pes），与医生路易吉·费鲁奇（Luigi Ferrucci）、克劳迪奥·弗朗西斯等人一起，发表了对意大利撒丁岛山区高处一些村庄的调查论文[395]，那里有着不可思议的高比例百岁老人，比岛上别处都要高。在早期的推测中，研究者在地图上随手用蓝色标出了这些地区，称之为"蓝色地区"。与此同时，记者丹·布特纳（Dan Buettner）在美国杂志《国家地理》的支持下，开始在世界各地寻找预期寿命高的地区[396]。他想知道，为什么这些人不仅长寿还健康，不太有老年常见的身体与精神病患。遗传显然是一个原因，但研究表明，大部分人类生命的长度和质量差异归因于生活方式。

布特纳邀请了一个医学研究者团队，不仅有普兰与佩斯在内，而且还有人类学家和流行病学家，一起寻找这些地区之间基于证据的环境相似性。这个团队在全球范围内找到了更多的蓝色地区，这些地方有着很高的平均预期寿命，许多居民能活过百岁。除了撒丁岛，他们还发现了爱琴海上的希腊伊卡利亚岛，日本冲绳、哥斯达黎加的尼科亚，以及加利福尼亚州的洛马林达。

蓝色地区居民食用 95%~100% 的全植物饮食，有生有熟。他们的食物经过温和的加工，通常只有少数配料，有时经过发酵。蓝色地区居民享用各种季节性蔬菜和水果，包括花园里直接采摘的那些。豆类是个大头：价格便宜、十项全能，还能无限创造，从丰盛的地中海通心粉汤或尼科亚黑豆饭（当地美食 gallo pinto），到磨碎或发酵的冲绳大豆做成的特硬豆腐、豆豉、纳豆等，它们都含有丰富的抗炎植物化学物质，如异黄酮等。

在冲绳，大豆通常与海藻一起吃，放在美味的味噌汤里，裙带菜和昆布不仅提供了碘和维生素B12，还有海藻多糖和琼脂等益生纤维，陆地植物里是没有的。蓝色地区的面包通常来自全麦、黑麦、大麦或酸面团，每日餐饮中含有一两把坚果。饮料大多是水，也许有晨间咖啡，或各种颜色的茶——红茶、白茶或绿茶——或只是用开水泡野生草药，这些饮料里都含有大量的儿茶素（或茶多酚）。儿茶素在绿茶里含量最高，冲绳人每天都爱喝。

如果饮食里含有动物性食品，它们大多是作为调味或配菜。一般每周摄入少量乳制品，几个鸡蛋，或瘦鸡肉、羊肉或猪肉（比一副扑克牌更小）。鱼也吃得不算多，大约每周两份的量，大多数地区是沙丁鱼和凤尾鱼这样的小鱼，它们不易积累重金属如汞或多氯联苯之类的有毒工业化学物质，这些化学物质都是已知的对人体有害。

蓝色地区的饮食充满纤维等来自全植物的重要营养，有助于培养有益的肠道菌，缓解衰老的微生物组造成的肠道损伤，这些微生物组会随着年岁增长逐渐失调和变得炎性，可能加重炎性衰老。冲绳的老年人遵循"腹八分目"的古老格言，这源自古老的儒家智慧，提醒人们只吃八分饱。这么吃意味着有意识地知道食物如何影响感官和其他的内部感觉，以此提示一餐结束，而非注重外部信息，如盘子扫空或电视节目结束。在冲绳和其他的蓝区，人们在一天傍晚或夜晚开端时就吃一天的最后一餐，让他们的肠道在次日早餐前得到较长休息，这种简单的断食方式与日常作息无隙交织。

在人类历史的大多数时间里（尤其是对狩猎采集者而言），食物获取都不是连续有保障的，这和现代人整天吃饭吃零食、晚上大吃大喝的习惯恰相反。在动物研究和越来越多的人类研究中，许多断食方法被表明能影响炎症和慢性炎症性疾病。断食或可延缓衰老[397]，帮助预防甚至治疗肥胖、高血压、糖尿病、心脏病、癌症、记忆问题、骨质流失和自体免疫性疾病。

在断食中，身体消耗掉了葡萄糖，开始燃烧脂肪。在各处器官和组织，炎症会减弱——NF-κB下调，炎性基因和细胞因子的表达下降，包括CRP、TNF-α、IL-6和IL-1β——但免疫本身保持不变。推动细胞生长分裂的激素和酶，尤其是胰岛素样生长因子和哺乳动物雷帕霉素靶蛋白（TOR）开始减弱[398]。胰岛素样生长因子和TOR在儿童时期有助于生长发育，但在成年时过量则有害，会助长衰老和老龄相关疾病。它们在富含动物蛋白的促炎性饮食中很充分，但植物性食物，尤其是多酚这样的植物化学物质，则会抑制TOR。

TOR驱动的老化，就好像一个赛车引擎飞转却没有刹车。我们演化出了确保身体在年轻时全速前进的机制，从而在死前完成繁殖。在野外世界里，许多生物不会活到老年，要刹车也没用。17世纪伦敦的大多数人都活不到30岁。但到了现代社会里，成年时身体持续加速就出现了问题。20世纪70年代人们在太平洋东南的复活节岛上发现了雷帕霉素，它能抑制免疫系统，被用于给移植患者预防器官排异。它也能抑制TOR。但用雷帕霉素减缓TOR和改变饮食不一样，它有可能产生不良的副作用。

断食的轻度压力会让身体不再专注于生长，转向修复和改造，清除或回收分子垃圾，修复DNA，以及更新细胞，进一步抑制炎症，增强身体抵抗多种可能的未来刺激的能力。在8~10小时里吃完一天的热量，是最简单的一种禁食方式，它能获得与更长时间禁食的类似好处，并减轻巨噬细胞的炎症反应[399]。

蓝色地区的人不仅每天都要忍受一些饥饿，而且要承受繁重的体力劳动，频繁做自然运动，因为他们在花园劳作、在家干活和长距离步行中不太用一些现代的便利设施。研究表明，规律的中度锻炼——如快步走、骑车、慢跑和力量训练——有助于预防所有类型的慢性炎症性疾病，而不活动的生活方式则会滋生此类疾病。

锻炼的时候，炎性细胞因子会升高，短暂到达高峰，然后回到基线。锻炼中身体会像面临创伤或病菌入侵时一样需要炎症。事实上这就是肌肉增长的方式。力量训练会破坏肌肉组织，激发急性炎症反应。然后炎症消退，促使肌肉修复和增长，这个过程受到消退素和其他促消退介质的促使。使用非甾体抗炎药抑制炎症会扰乱这个自然链条，它们也会抑制愈合过程。在经过锻炼的肌肉中，和其他组织一样，炎症的目的是快进快出，干完活就走，而不是在原地停留过久。

不熟悉运动的身体起初会有非常剧烈的炎症反应，肌肉可能会酸痛上几天。但很快每次运动引发的急性炎症会减轻。全身持续的炎症也一样。数十个跨年龄组的人类临床研究表明[400]，定期锻炼能减少慢性、低水平的炎症[401]，减少CRP、IL-6和TNF-α等炎症标志物，同时增加调节性T细胞和抗炎炎症细胞因子，如 IL-10。

　　锻炼能通过许多途径平息炎症[402]。它影响衰老的许多标志，包括遗传不稳定性、端粒损耗和老化细胞堆积。运动消融腹部脂肪，有时即使不减轻体重，它也能减少深入脂肪组织、产生炎症细胞因子的巨噬细胞数量[403]。它控制小胶质细胞的行为[404]，保护脑功能。它能减少血管周围的炎症细胞[405]，改变动脉粥样硬化斑块中的巨噬细胞，有助于预防心脏病和中风。它还改善肠道微生物多样性。但锻炼太多或方式不对的话也会造成损伤和炎症。长时间剧烈运动，尤其是那些不习惯这么运动的人，会增加慢性隐匿炎症的风险。

　　大多数类型的运动习惯都对身体有益。即使只是简单拉伸，也能缓解实验室动物的炎症（人类试验正在进行中）。科学家希望能找到更好的办法预防或治疗人类的背痛，特别是现在抗炎药物的问题越来越多，他们实验了"大鼠瑜伽"[406]。实验室大鼠被放在平台上，轻轻抬起它的尾巴，让它后腿抬起，诱导它前肢抓住平台边缘，当大鼠弓起背保持姿势时拉住它尾巴。

　　在一项大鼠瑜伽研究里，一种被称为卡拉胶的化合物（在许多加工食品中都有）被注入大鼠背部，增加局部炎症。通常当背部肌肉炎症水平升高时会产生疼痛、限制活动性。但有些大鼠每天做两次瑜伽，做了两周，它们的行为效果类似于服用了抗炎药物。这些大鼠能更好地走路，背痛较少，背部组织的巨噬细胞数量较低。另一项研究发现，瑜伽帮助大鼠产生更多消退素。而且在皮下注射消退素模拟了瑜伽姿势带来的效果。伸展奇妙地激发了炎症的自然愈合反应。

动物研究表明，刺激迷走神经（在身体中已知会激发抗炎效果）能引发消退素的释放。与迷走神经有关的生活方式因素包括瑜伽、太极、冥想、深而慢的呼吸、大笑、按摩、断食、社交关系、唱歌、吟诵，甚至还有听某些类型的音乐。

虽然饥饿和运动在一段时间内会对身体造成压力，但随着时间的推移，隐匿炎症将得到缓和，然而有些习惯性的压力却会引发炎症。我们的躯体为了在面对可怕威胁时战斗或逃跑而演化。如果我们遇到一只正在觅食的老虎，一种主要的压力激素皮质醇会涌入血流，让我们准备好逃跑或抵抗。心脏会急速跳动，呼吸变得急促短浅。压力会迅速过去——被吞了或者老虎跑了——人要么完蛋，要么重获平静。在现代社会里，损害健康的不再是面对罕见的致命捕食者，而是熟悉压力的反复发作，无论是真实的还是想象的。所爱之人的离去或患病；痛苦的离婚；脾气暴躁欺负人的上司或对工作的倦怠；与家人朋友之间过度的、令人筋疲力尽的摩擦；贫穷及其带来的各种困境；或者孤独，这是适应群居生存物种所面对的巨大压力。这些不幸以及其他问题也许不会让身体留下直接明显的创伤，但往往会激发隐匿的炎症，这是慢性压力的核心体现[407]，可能是压力和许多疾病风险升高的一个关联[408]，包括心脏病、肥胖、糖尿病、癌症、自体免疫性疾病、神经退行性疾病、抑郁和焦虑。

压力会改变免疫细胞的行为。巨噬细胞变得暴躁难驯，放出大量炎症细胞因子。压力环境，哪怕像公开演讲这种比较温和的[409]，也和炎症血液标志物（如 CRP、IL-1β、TNF-α 和 IL-6 等）升高有关。多种压力因子协同作用加剧炎症效应。例如，比起社会支持丰富的人，一个孤独的人在工作困难时更容易有炎症。压力也会直接影响免疫，削弱免疫细胞有效吞噬或杀死细菌的能力。

蓝色地区的居民们有办法应对每日压力。每天早晨，他们经过充分休息后开始工作。睡眠不足是一种慢性压力，会滋养隐匿的炎症[410]和疾病[411]，扰乱昼夜节律[412]同样会带来炎症和疾病，尤其是睡眠模式的特定变化或日落后人造光（特别是蓝光）带来的危害。他们还会冥想或进行各种瑜伽等仪式，这已被证明能降低炎症[413]，而且他们亲近自然，与细菌培养出健康的关系，许多百岁老人经常与家人朋友用餐或谈天。例如，在冲绳，儿时伙伴建立起传统的"模合"团体，彼此支持、终身不离不弃。

这些人在人生的末尾仍思考和行动，没有正式退休的想法。相反，他们有一种深刻的目标感——冲绳人的"生き甲斐"（生之意义）——引导着他们度过分分秒秒，度过生命中不可避免的苦难和悲伤，随着时间推移、生理和精神的能力而变化，每一天都充满对明天的希望。

在生活方式之外，广泛的环境因素会影响炎症。1677年，早在人们真正发现蓝色地区前，伊卡利亚的约瑟夫·吉奥尔吉瑞尼斯（Joseph Georgirenes）主教试着在自己的著作中归结其特征[414]："这个岛上最值得赞美之物就是空气和水，它们如此健康，令居民得享遐龄……一座最为贫困，然而是整个爱琴海上最为快乐的小岛。"

空气质量——从污染物[415]、烟草烟雾[416]，到现代产品中充斥的化学物质浪潮[417]——令人从年轻到年老都会产生炎症。受污染空气的一切都对人有害，但来自机动车排放、工业生产或大规模火灾的精细颗粒物（其中大规模火灾的颗粒物会远远飘离起火处）尤为有害。在家中，高温烹饪的油烟会污染身体。来自生物燃料的烟雾[418]尤为有害，它们是一些乡村家庭使用木炭、粪便或农作物秸秆等在开放炉灶燃烧的副产品。细小污染物能穿透人们的肺，进入血液，来到全身器官。它们会改变我们体内的菌，甚至改变基因。

隐匿炎症是污染导致健康不佳的核心机制。免疫系统会像对待细菌一样识别和响应污染物。巨噬细胞是我们对吸进体内的空气的第一道防线，它们在肺部的小气泡里，遇到污染物就会被激起反应。即使戒烟几年，人们体内的巨噬细胞里还是能发现香烟烟雾的颗粒物[419]。长期暴露于空气污染与炎症标志物（CRP、IL-6、IL-1β 和 TNF-α 等）水平升高有关，也与慢性炎症性疾病风险升高有关——不只是肺病，如慢阻肺和哮喘等主要受炎症影响的疾病，还有其他疾病，如心脏病、高血压、糖尿病、肥胖、癌症、过敏和自体免疫性疾病及神经退硬性疾病。污染使皮肤和骨骼老化，也预示着过早死亡，它影响身体内的几乎每一个器官系统。

每年，除了空气污染物，还有数千种新的化学物质会进入我们摄入或使用的物品中，渗入食物、衣服、药物、个人护理产品和清洁用品中。过量的杀虫剂、邻苯二甲酸酯（增塑剂）、阻燃剂、多环芳烃、双酚等，通过许多途径滋养着隐匿炎症，增加慢性炎症性疾病的风险。一些简单的生活方式的改变能够很大程度减少这些暴露。

衰老意味着人终将发炎。许多健壮的百岁老人到最后都逃不过隐匿的炎症。但他们也得以保留许多能够对抗炎症的要素[420]，包括消退素——它通常随着年岁渐增而降低。①但在年轻时或中年时炎症则意味着加速时间流逝，让衰老和疾病无声无息地潜伏体内，随时准备择机而噬。患有肥胖等炎症性疾病的儿童会快速老化。衰老细胞堆积在内脏脂肪里，生物残骸开始在他们体内聚集。面临反复暴力、欺凌、忽视或其他形式的身心压力的儿童会产生隐匿炎症，即使摆脱这些压力后，炎症也能一直持续到成年[421]。记住感染和疫苗的免疫系统也会回想起出生时面临的严重生存威胁。但其实事情开始得更早[422]。让孕妇暴露在发炎的环境——包括食物、毒素、污染、感染、不运动和压力——会改变基因，让她留下像卷发或者圆脸蛋一样的炎症"代码"，让婴儿在儿童期及之后出现更高的隐匿炎症和慢性炎症性风险。

而衰老也始于出生之前。隐匿炎症的谱系，从其千差万别的触发因素，到出现的精确时刻，再到其贯穿终身的高峰与低谷，它对每个人都是独一无二的。炎症的持续塑造，所谓"免疫传记"的叙事里有着主线和支线，对比与映照，免疫系统一路标记绘制着慢性疾病、残疾和死亡。基因在这个故事里不能说毫无责任，但它们的作用相对不大，过去几十年全球慢性炎

---

① 小鼠实验表明，消退素会随着年龄自然减少。（Charles Serhan, interview with author, Feb. 2019.）

症激增说明了这一点。隐匿炎症的核心在于我们演化以适应的生态位与当前大多数人所在境况之不协调。通过现代医学技术、卫生、疫苗接种和许多其他公共卫生措施，工业化在许多方面改善了生活和寿命，但它也急剧改变了食物、水、运动、睡眠、压力、关系等因素——那些影响我们的身体与其上寄宿细菌的诸多因子。

隐匿炎症和慢性炎症性疾病的负担，迫使我们重新审视现代环境里所有的因素，将健康不再仅仅视为某种或几种不同疾病的存在与否，而是视为一种能够最大发挥人类潜能的存在状态。随着环境的持续改变，这一局面核心之中的相互依赖变得日益明显：人类、微生物与地球的健康是剪不断的关系。

第十七章

人类嵌合体

在因克罗恩病接受手术后，奥莉薇亚的肠道只剩下约2米，而非通常的7.6米。她咀嚼吞咽的任何食物都会迅速变成淡褐色的糊糊从造口倾泻而出，这是一个经过她胃壁的手术开口，让肠道可以把内容物倒进一个塑料袋。她每天摄入的热量比以前多一倍，却比过去瘦多了。我给奥莉薇亚画了一张她新肠道的示意图。她的肠道长度现在不像人类，而是和老虎差不多。萎缩的肠道难以吸收足够的热量和营养来保持她的健康。如果这样的模式持续下去，她不仅需要静脉输送液体营养，同时也会面临威胁生命的感染、肝病和其他问题。也许她最终需要激进的手术：往体内移植肠道和其他器官。

随着肠道结构改变，威胁奥莉薇亚生命的头号杀手也变了。慢性炎症性疾病，如癌症、肥胖和心脏病，掩蔽在了更原始、更直接的杀手，如营养不良和致命感染的阴影之下。对少数遭受罕见医疗状况（通常与消化有关，但也并非全部）的患者，只吃完整植物食物不是最佳选择。有些缺失肠道的病人可以耐受大量纤维，完全以植物食品为生，但像奥莉薇亚这样的病人需要在饮食中至少摄入一些浓缩来源的动物蛋白和脂肪。我建议她多吃鸡蛋、海鲜、家禽瘦肉和原味的发酵乳制品，远离红肉和加工肉。但目标还是让她的肠道能吸收尽量多的植物性食品，并关注最能吸收的食物烹饪技巧。

植物能有力影响炎症，帮助驱除慢性病，包括肠道短的病人特别容易患上的那些，比如肝病。它们也特别能帮助奥莉薇亚的肠道完成一个不同寻常的过程，所谓"适应"，她截短的肠道在接下去几年里会缓慢增加自身的吸收能力，尝试重获一些失去的肠道功能。像ω-3和益生纤维（它能供养肠道菌）这类营养会刺激特殊的激素，有利于适应。"老虎肠道"会逐渐变得大一些，长一些，肌肉也会增厚。肠道内壁上像手指一样的微小突起（小肠绒毛）会生长和繁殖，使液体和营养更容易进入血液。这个奇妙过程反映了饮食与世界之间的关系：食物的选择能帮助奥莉薇亚管理炎症，适应剧烈改变的环境——不仅在她体内，也在身体之外，从令人惊叹的医学进步，到不断变化的气候和新型的致命感染。

身为人类就意味着适应不断改变的环境。我们旧石器时代的祖先生命短暂而残酷，经常死于传染病、食物短缺、捕食者、战斗和事故。婴儿往往活不到成年，少有人能活过四十岁。生存意味着跟着环境的变化塑造自己。

为了生存，人类演化出了超级活跃的免疫系统，善于存储脂肪的胰岛素抵抗身躯以及创伤后容易凝结的黏稠血液。大多数旧石器时代的饮食以植物性食物为主，但也有例外。例如，在长不出植物的北极冻土上，因纽特原住民的先驱者们主要以鱼肉、海豹和鲸鱼肉为生。他们演化出耐受这种饮食方式的突变（现在在80%的格陵兰和加拿大因纽特人身上仍然存在），能够抑制酮症[423]，这是一种身体缺乏葡萄糖、被迫燃烧脂肪时出现的状态。研究表明，因纽特人并不以长寿或健康楷模著称，他们出名在耐受严苛自然气候的能力。

人类在任何栖息地都会尝试寻找食物，从沙漠和草原，到森林和冰霜的荒野。自然世界的首要目标是维生直到繁殖，这是演化活动的焦点，过了这个节点，渴求生存的驱动力就会消退。随着农业的出现，有些人群演化出更好地消化淀粉甚至乳制品的能力。我们肠道的菌群也做出了适应。例如，在日本，人们从其他生物那里借来了可以分解海草的基因。在抗生素变得普遍的时刻，旧日的威胁大多都已经远去了。

但往日余音犹存，身体容易出现炎症，胰岛素抵抗和血栓。那些容易一起出现在个体身上的慢性炎症性疾病（心脏病、中风、癌症、糖尿病、肥胖和神经退行性疾病）也更容易出现在衰老过程中。这些疾病是我们生物学遗产的一部分，源自源远流长的演化脆弱性[424]。从本质上我们是要从那些历史杀手手下幸存下来生儿育女的，而不是几十年几十年地活下去。此外，我们还改变了自己的环境，包括我们吃的食物、呼吸的空气、与细菌和其他人的关系，以及如何运动或休息。我们的免疫系统自祖先处传承而来，它们对这个世界上的新诱因极为敏感。从历史上看，引发炎症反应的代价和获益相比通常情有可原。严重的感染会引发急性炎症，它们损害健康的组织只为消灭致命的病菌。而环境因素引发的隐匿炎症的代价起初似乎微不足道。我们看不见、感觉不到炎症，它似乎对身体也不会造成明显损害。但持续低水平的免疫系统刺激让我们的身体始终处于备战状态，应对着永远不会到来的威胁——它的真正代价在数年乃至数十年之后才会显现，包括致命的心脏病、癌症，以及使人衰弱的老年慢性病。

我们的身体保留着许多种演化历史的印记。这些历史关于怎么吃、怎么生存的最重要建议，是我们必须不断适应环境。就像2米的肠道要试图补偿7.6米这样难若登天的任务，人类也要尽力试图与自己体内外的生态系统和谐相处——或在其中灭亡。

现代环境的一个主要特点，是卓越的医学和外科治疗激增。食物、细菌和炎症之间新生的关联影响着常见慢性病的预防和治疗，或许也影响了整个治疗医学领域。这个现象有个引人入胜的例子是器官移植。在这个领域中，操纵免疫系统对病人良好结局至关重要。

1597年，意大利博洛尼亚的著名外科医生加斯帕雷·塔利亚科齐（Gaspare Tagliacozzi）在谈到器官移植时写道："个体的特殊性让我们完全不敢尝试这项工作。"[425]他要是看到21世纪医学的成就怕是会惊奇不已。今天，少有外科的干预会像摘下一个器官移植到另一个躯体中那么精细，或具有如此重要的伦理意义。移植通常是器官衰竭末期唯一的治疗方法。一个捐赠者的躯体可以拯救或改善好几个人的生命，让悲剧唤起难以想象的希望和疗愈。如今外科医生能移植的腹腔器官不止一个，而是好几个协同移植。这种多器官移植（包括肠道在内）独特地展示出食物、细菌和免疫系统间的相互作业，也展示了我们越来越能理解它们之间错综复杂的语言。

哥伦比亚大学医学中心的加藤友朗（Tomoaki Kato，同事们叫他托姆）是一位能够进行这些类型复杂移植的外科医生，像奥莉薇亚这样的患者有朝一日或许会需要他的妙手。加藤是多器官移植和体外手术（一种切除肿瘤的特殊方法）领域的传奇先驱，他身材瘦削，轻声细语，有着敏锐的眼神和始终如一的职业态度。他以成功接手其他医生认为无法手术的病例而闻名，花费极长的时间一点一滴地剥离附着在薄如蝉翼的组织上的肿瘤。当他还在日本读大学时，曾立志当一个分子生物学家。但某天他乘坐东京前往京都的高速列车时，列车长在广播中寻找医生帮助一位患病乘客。加藤由衷地想要去帮助那个人。转念之间，他决定改变专业。

加藤最棘手的手术当中，有一次出现在他职业生涯早期。患者杰米只有20岁，却是他见过最严重的患者。她曾是一个沉浸书海和芭蕾舞课的健康少女，但十几岁时因为自体免疫性肝病，需要进行肝移植，而随后一条大动脉的血栓导致她的肠道完全被毁。几个月来她在重症监护室里苦熬，每个器官都插着管子，通过静脉输液维生，器官功能衰退，频繁与感染作战。医生告诉她父母万事皆成徒劳。杰米没多少日子了，也许只剩几小时可活。

经过22个小时的艰苦手术，加藤为杰米的身体移植了5个器官：肝脏、胃、胰腺、肾和肠道。这些器官来自一个18岁的脑死亡捐赠者。在手术中，100品脱（约175升）鲜血流入杰米的静脉，纤细的缝合线将这些组织——有些覆盖着奶油色的脂肪——嵌入她空洞的身躯。当他最终离开手术室，加藤知道战斗还远未结束。对杰米这样的重病患者来说，从这么一场手术中幸存的概率就像掷硬币。她将如何渡过难关，这个问题的答案在风中飘荡。

如果杰米能从手术中活下来，她的命运将主要取决于免疫系统如何应对这些新移植的器官。它反应有多激烈，部分取决于这些器官在基因上与她自身的区别有多大。要是给人体内移植猫或者牛的器官，会比同物种之间的移植引发更激烈的怒火。即使在人类之间，器官捐献者和接受者在移植前也要进行基因兼容性评估。在手术后要使用强效药物（通常是无限期使用下去）来抑制免疫系统驱除外来组织和器官的本能冲动。这里必须保持一种精细的平衡：太少，免疫系统会毁灭新器官；太多，身体就会损毁于感染、癌症或其他药物本身的副作用。

肠道移植会引起格外强烈的免疫反应。和通常认为无菌的肝脏、肾脏、心脏不同，移植肠道会带来大量原本就有的细菌。受赠者也会继承捐赠者肠道里相当一部分免疫系统。受捐赠者的免疫细胞最终会涌入这个区域，但有些捐赠者肠道里的免疫细胞被发现在新家里生存到近十年。

人体对外来器官的拒斥，主要涉及后天免疫系统，杀伤性淋巴 T 细胞会导致供体中的细胞自杀，而淋巴 B 细胞则开始制造针对它们的抗体。但先天免疫系统[426]——埃利·梅奇尼科夫的遗产——在排异中也掺了一脚。器官移植后，先天免疫系统受激产生低水平炎症[427]，就算不能通过自身的努力把这个器官排除体外，也会促使后天免疫细胞对移植物的态度更加恶劣。

这当中自然有些不可避免的炎症。从一个脑死亡捐赠者身上取下器官，切断其血液供应（进而切断氧气）[428]，藏在冰里运送接入到新躯体，这个过程本身也会造成炎症。手术在组织上造成的淤青划痕也会引发炎症，还有感染，甚至细菌进入肠壁，这在重症监护室奋力恢复的病患身上经常发生。

肺和肠道等接受外部环境的移植物直接暴露于食物、细菌、空气等。吸入或呼出的抗原可能会刺激肺部微小囊泡里的巨噬细胞，可能引发先天免疫反应，致使肺移植的预后不良。对肠道移植患者来说，第一次口服食物会给先天免疫系统突然带来大量新的抗原，增加排异的风险。

调节性T细胞[429]这种特殊免疫细胞，对一个人耐受移植器官至关重要。调节性T细胞在全身抑制过量免疫反应，帮助预防不必要的持续炎症、致命的自身免疫或器官排异。血液或供体移植物中调节性T细胞增加，预示着对移植物的耐受更好。

调节性T细胞可能有助于增强获移植者的一种特殊状态[430]，称为嵌合。一个嵌合体（chimera，奇美拉）是古希腊神话里的喷火怪兽，身体是不同动物的混合。荷马在《伊利亚特》里写道："是一种不朽的造物，不是人类，它狮身蛇尾，中间是山羊。"在现代医学里，嵌合体指的是含有两个或以上遗传上不一样的个体细胞（或两套DNA）的人或动物。这是有可能自然发生的，比如胎儿的一些细胞通过胎盘扩散到了母体中，或者异卵双胞胎的其中之一，在子宫中吸收了死去兄弟姐妹的细胞。

人造嵌合体有几种情况，比如经过骨髓移植和实体器官移植的患者。这些患者保留了自身的遗传物质和不同程度来自供体的遗传物质，有些时候这可能会造成问题。捐赠者的免疫细胞可能会对宿主健康的组织产生敌对反应，称为移植物抗宿主病。但在某个尚未落定的临界点，嵌合可能会让患者更能够耐受外来器官，供体和受体的免疫细胞在同一个身体里和平共处。对多器官移植患者的研究表明，特定免疫细胞的稳定血液嵌合，与器官排异程度较低有关[431]。而且案例研究表明，它甚至能帮助受赠者完全摆脱抑制免疫系统的药物[432]。

用于抑制免疫系统的药物通常不针对调节性T细胞水平，但新兴的科研指向了调节性T细胞疗法在器官移植中可能很有希望——这种疗法可能比传统药物的毒性更低。此外，调节性T细胞水平可能自然地随着生活方式的改变而转变[433]。食品抗原和微生物代谢物都会影响调节性T细胞。肠道细菌发酵全植物纤维时产生的短链脂肪酸，会增加肠道和全身的调节性T细胞。在人体中，富含纤维的饮食与调节性T细胞可测量的升高有关。有些微生物，如抗炎的梭状芽孢杆菌群，会让新生T细胞转变为调节性T细胞。微生物还能间接激发巨噬细胞等免疫细胞增加调节性T细胞的数量。除了纤维，抑制或消退炎症的食物成分（多酚、ω-3和免疫调节维生素，尤其是维生素D和A）也有望促进调节性T细胞生长。适量的运动、缓解压力、社会联系和睡眠也一样。与此同时，炎症性的饮食和生活方式会导致微生物群紊乱，从而破坏调节性T细胞功能，增进炎症性的T细胞。早期器官移植患者的研究表明，促进食物、细菌和炎症之间最佳关系的饮食（如传统地中海饮食）与移植失败率和衰竭率较低有关[434]。

拦住隐匿炎症或许能帮助身体更好地接受捐赠的器官。在肾移植患者身上，血液中炎症标志物的高水平与移植结局不佳有关[435]。这可能还有助于预防慢性炎症性疾病，器官移植患者比健康人更容易有这种问题。这是一个危险的循环，像肥胖这样的慢性炎症性疾病可能会增加器官排异的风险。脂肪组织释放的细胞因子会增强T细胞对器官的攻击，甚至破坏调节性T细胞。肥胖者体内失调的微生物组改变了先天和后天免疫系统，催生持续的隐匿炎症，这可能也会影响免疫系统对器官的敌意。在器官移植患者身上，肠道细菌多样性的损失与不良结局有关，包括移植物抗宿主病、排异以及较低的生存率。

杰米不仅挺过了手术，也扛过了艰辛的恢复过程。她继续完成了心理学的本科，以优异的成绩毕业，然后进了医学院，实现了当医生的夙愿。她最终专攻小儿移植肝病学，照料患有肝病的孩子。

像杰米这样独特、创新的治疗，其潜力远不止于拯救一条生命。它在未知领域挑战边界，可能重新定义其所在领域，甚至是整个医学，在各学科之间引起阵阵回音。而这是现代生活中的又一个要素，体现出我们所在环境的动态本质，迫使我们重新思考身为人类究竟意味着什么。

改变生命的医学进步带来希望、改善健康，而与之相对的是，我们持续面临着当前环境中的各种威胁。气候变化若是不受控制，将会以人们难以预料的方式永远改变生活。传染病的大流行或许也会造成同样灾难性的后果。我们的饮食习惯，尤其是为了满足人们对食物的贪婪品味而搜罗的动物性食物，在很大程度上助长了这两种灾祸。同样，在这样的领域里，理解食物、微生物和炎症之间的关系，或许有助于我们适应这些现实。

人类演化的大多数时间里没有大流行疫病。但大约在1万年前，随着农耕生活方式的出现，人们开始畜养动物，得到它们身上的细菌，如牛身上的麻疹、猪的百日咳、鸡的伤寒和水牛的麻风病。迄今为止，细菌杀死的人远超自然灾害和战争。随着卫生条件改善、疫苗接种以及抗生素的出现，感染性疾病的死亡人数到 20 世纪中期明显下降。麦克法兰·伯内特（MacFarlane Burnet）在 1962 年写道："书写传染病几乎就是在书写已经消逝于历史之物的事情。"[436]但直到 20 世纪末，这一趋势又再度抬头了。传染性疾病造成的死亡再度上升，新的病原以令人胆寒之势现身。科学家警告说，传染性疾病给人类带来的威胁可能不亚于气候变化。感染和慢性病一样成了现代问题——一个因为隐性炎症而加剧的问题，因为它会削弱免疫。隐匿的炎症增加了感染风险，削弱疫苗反应，破坏炎症的初始功能。它还可能促使我们的免疫系统对感染反应过度，酿成苦果。

新型冠状病毒大流行成了 1918 年大流感以来最具破坏性的全球大流行病时出现了一个迫在眉睫的问题：为什么有些人的结局更糟糕？其中有些模式是直观的。老年人往往病得更重。有某些健康问题的人也是，包括肥胖、心脏病、高血压、糖尿病、肺部或肾脏疾病。在某些情况下，男性比同年龄的女性更易患病和死亡。习惯了与威胁胎儿的病原体作战的女性可能会对病毒产生更快、更强的初始免疫反应（相对来说，女性自体免疫性疾病的风险更高）。一个人接触多少病原似乎也很重要[437]，医护人员在护理病人的时候接触大量病原，他们似乎比一般人更易感。在免疫系统掌控局势之前，病毒更有可能在他们体内复制并迅速传播。

但严重感染不是老年人、已经有健康问题的人、医护工作者和其他重要的工作人员独有的。人们格外关注常见的例外，比如二十来岁没有病史的女性住进重症监护室，需要心肺支持才能存活，或者四十来岁的马拉松运动员因病去世。这些死于严重感染的患者当中有老有少、有健康人也有病人。科学家们急切地试图理解为什么会出现这种情况——很久很久以前，菲尔绍曾试图理解1848年普鲁士斑疹伤寒背后的理论，这随后激发了他对炎症的深入研究；而梅奇尼科夫在墨西拿发现了巨噬细胞，并在1890年的霍乱大流行期间对巨噬细胞和微生物的关系进行了思考。炎症和免疫系统似乎在其中至关重要。

当一种细菌进入人体，先天免疫系统会在几分钟内做出反应。这一原始的反应会被许多病原体共有的蛋白质结构激发，它广泛而鲁莽，不假思索地攻击所有看起来不对的东西，用速度弥补精确性不足。先天免疫系统的目的是抑制感染，防止在后天军备加入战场之前局面失控。

大多数致病菌尝试阻止免疫系统[438]，保障自己的生存。病毒可能会抑制干扰素（一种干扰病毒复制的细胞因子），给自己争取更多时间在体内悄声蔓延。病毒可以入侵细胞和器官造成破坏。但除非感染导致重要器官或血管立即衰竭（比如埃博拉病毒①），其他情况下，死亡的风险通常取决于免疫系统会对

----

① 　即使是埃博拉病毒，它造成的后果里，免疫系统对病毒的反应方式（包括它产生过量炎症的方式）也对结局起到不小作用。

病毒做出什么反应。与新的病菌相比，我们实在应该更害怕自己熟悉的身体的无常。

起初，病原本身，或者对它的免疫反应，会引发大多数症状（如发热），提醒身体受到了攻击，或者咳嗽、腹泻，排出微小的感染性颗粒。但如果免疫系统没能用节制的暴力控制住病原，后面它可能就会诉诸于乱七八糟不受控制的炎症洪流[439]，免疫细胞疯狂吐出大量细胞因子对抗病原，在交火中殃及大量健康组织。如果免疫系统过于焦躁和兴奋，即使它能轻易清除病原，也会这样反应。这种病态且过度活跃的免疫反应当中，巨噬细胞是罪魁祸首之一[440]，它开始于免疫系统的先天力量，最终也会把后天部分卷进来。这被称为"细胞因子风暴"或"巨噬细胞活化综合征"[441]，但尚无统一定义。在许多情况下它甚至在非感染性疾病中也会出现，包括某些自体免疫性疾病。

许多重症监护室的病人都是被这股不讲理的炎症所害，而非病菌本身。肺部和呼吸道发炎，出现磨玻璃样，在放射影像上呈现灰色模糊区域，好像淋浴门的磨砂玻璃。肺部充满液体，无法供氧，需要用呼吸机。血栓更容易形成[442]，导致重要器官缺氧。心脏病部分受炎症激发，即使血管里没有堆积大斑块也更易发作。发炎的心肌难以将血液泵往全身，容易出现心律不齐。肠道变得多孔，让细菌潜入血液，而大脑可能也出现致命的炎症。这场风暴几乎会导致所有器官衰竭。随着病人状况恶化，血压下降，呼吸和心跳频率加快。患者会发烧或者（矛盾地）发冷。心智漂浮无法正常运作。身体易于发生血栓和灾难性的出血。多器官衰竭，死亡终将尾随而来。如果说病原残害人体，那么怀着善意的免疫系统则有可能杀死人体。

在一次病毒感染疾病中，有益或有害的炎症反应之间可能界限很模糊，难以界定。说到底，要对抗病原总是需要一定量的炎症。而大量的细胞因子（有数百种，有抗炎的也有炎症性的）则互相依存，在复杂的反馈回路中彼此驱动和抑制。虽然对这种灾难性的炎症还缺乏普遍的诊断标准，但在有效炎症和病理性炎症之间做出区分会有重要的影响。它或许会让医生能够在风暴失控前做出早期干预，及时使用针对炎症的药物。

过度狂热的免疫反应，或许可以解释为什么有些看起来健康的年轻人会在疫病和大流行期间重病乃至死亡[443]，例如新型冠状病毒，以呼吸道疾病为核心，肆虐范围远超肺部；SARS、MERS和H1N1；从野生鸟类传播到人类的病毒①引发的1918年的西班牙流感大流行，杀死了全球约5000万人。此外，许多在严重感染中活下来的人也会抱怨与感染有关的持续症状。在重症监护室住上一个星期堪比头部严重损伤，而受损的器官可能无法完全恢复失去的功能。在康复后很长一段时间，迁延不愈的炎症会导致疲劳、头痛、失眠、味觉或嗅觉减退、脑雾、身体疼痛，以及心脏和肺部问题等。对有些人，这些伤害是不可逆的。

发生炎症风暴可能是因为免疫系统过于急躁，在消灭感染

---

① 1918年流感病毒被认为起源于鸟类，但是否有中间宿主（如猪）还不明确。我们始终没有找到禽类的病毒起源。许多科学家现在相信它是直接从禽类传播到人类的，这个观点很广泛但还没有被普遍接受。同样，SARS-CoV-2和其他冠状病毒如何传播到人类也仍是不解之谜。

之后仍熊熊燃烧，或者是因为细菌病毒复制过快，导致免疫防御疯转。可能最初的感染量很大，或者病人的免疫很弱，让病原势如破竹。基因也能多少解释为什么人们对同一病原反应不同。[①]

然而在免疫反应的差异性中，隐匿炎症或许也扮演了某个角色。隐匿炎症可能带来迟缓的免疫应答，但其整个免疫系统却冲动易怒，更可能使个体在感染中造成过当的炎症。许多因感染造成不良结局风险升高的人，都受到隐匿炎症[444]和慢性炎症性疾病的折磨。[②]比方说，一般来说，肥胖是感染性疾病不良结局的一个主要风险因素[445]。这些风险当中有些与结构有关。比如说，大量脂肪会压迫肺部，增加呼吸道阻力，影响气体交换。但肥胖人群通常还有明显的炎症，既在肺部，也蔓延全身。他们的脂肪是一个昼夜喷吐着炎症细胞因子和激素的免疫器官。他们的免疫系统可能会对病原体过度响应[446]，而约束或消退炎症的信号也会受到损害。

在老年人这个脆弱群体中，肺部和其他部位的衰老细胞，以及身体各处的炎性衰老，加剧了炎症风暴的可能性。衰老会

----

① 例如，特定病毒感染疾病的重症中有几种基因变异，与先天免疫弱或感染中的炎症高度活跃有关。一种称为 IFITM3 的基因会被干扰素激活，它编码的蛋白质可以干扰流感病毒进入细胞。大约四百个欧洲人中会有一个存在 IFITM3 的无功能变异，在中国人和日本人当中也特别常见。这些人患流感重症的风险较高。此外，流感重症患者更有可能携带无功能 IFITM3 基因。不过，大多数 IFITM3 基因异常的人在对付流感上没什么问题。

② 即使是和炎症没关系的慢性病，也可能拉低器官功能不调的门槛，降低免疫力。

影响所有类型的免疫细胞。巨噬细胞与它们的创造者一样受时光的摧残。在衰老的躯体中，巨噬细胞的一生忙于与威胁战斗，处理垃圾，变得越来越不善于吞噬废物和防御病菌、垃圾等东西，这些东西没人管，不断刺激免疫系统发炎。巨噬细胞还会丧失掉修复组织和消炎的本事。年纪大的巨噬细胞在向淋巴细胞介绍外来物质时语焉不详，磕磕绊绊，交流敷衍了事。在老年人身上，追捕新病原的T细胞或者产生特异性抗体的B细胞开始减少。衰老的免疫系统可能还记得如何对抗过去遇到过的病菌，但新的就没法了，这为慢性感染的滋生和引发隐匿炎症创造了丰厚的土壤。

免疫防御会随着年龄自然下降，但隐匿炎症会加重问题。炎症灼烧的躯体无论老幼都会阻碍免疫。它会削弱先天和后天免疫对感染的应答。隐匿炎症还会造成欺骗，当病菌进入体内时，它们堵在现场，让免疫细胞不容易及时有效地攻击入侵者。这样的延迟是影响疾病结局的关键窗口，它意味着病原体在战斗中获得了立足之处[447]，在引起过多注意、破坏组织和引发更多炎症之前可以疯狂自我复制。然后免疫细胞狂暴地试图追上去，导致全身各处炎症失控发作。不良免疫会让感染和免疫系统都失去控制，造成大量附带损害。

此外，有着隐匿炎症的人（如肥胖人士和老年人）对疫苗更不容易产生稳定免疫反应。疫苗模拟自然感染，产生记忆T细胞和B细胞，它们能识别和破坏掉胆敢试探身体的病菌。免疫学家知道，有些疫苗可能不仅能训练后天免疫，对先天免疫也有作用。慢性、低水平的炎症会阻碍免疫系统存储过去与病原短兵相接的信息，降低疫苗效果。

隐匿炎症也牵涉对感染的不利反应。不过对食物的选择——有助于调控隐匿炎症的那些，不仅能影响人们对抗疫病与大流行元凶的能力，还会在一开始就影响我们滋生这些病原的倾向。在一定程度上，演化生物学家责怪集约化畜牧业塑造了那些造成新型致命人类感染的凶残病菌，全球对动物食品需求的激增推动了这些产业发展。为大众提供足够多的肉，不可避免地驱动了制造炎症患病动物的生产方式。在自然界，动物也互相攻击吞食，但面对一种恒定的秩序：猎物几乎永远大大多于捕食者。比如说，老虎就是孤独的生物。

全球动物性食品消费上升（医生和科学家一直认为不利人类健康）也改变了人类和微生物之间的自然秩序[448]，把无害的微生物变得有害。例如，禽流感病毒起初是无害的，它们在天鹅等水生鸟类肠道中安家。它不断复制，与宿主相安无事，直到进入水体被另一只天鹅摄入，这个循环已经持续了数百万年。但后来，天鹅被拽出湖水，塞进阴暗潮湿的棚子，和几百上千只其他动物关在一起。天鹅伤痕累累，动弹不得，被自己的分泌物灼伤。它患上慢性炎症和疾病，免疫力下降。天鹅充满病毒的粪便落到了其他动物比如鸡的身上，进入了它们的肠道。病毒于是要变异以适应新的宿主了：一种陆地的鸟类；它掌握了新的迁移方式，传播到各种各样的气管里。它可能抵达了肺部，变成了空气传播，学会了在宿主之外的世界生存下去。禽流感病毒过去曾很大程度上对鸟和人无害，后来变异出了新的毒株，能杀死一半以上被感染的鸡，并耐心等待一个引发人类中大流行的机会。

　　大多数免疫细胞与微生物之间的互动都不会引发战火，被感染的状态不是非此即彼，而是在一个连续谱上。但工厂化的农场、生禽畜市场和其他类似的环境，扭曲了这种原本倾向于合作的演化进程。这些地方带来脆弱的猎物：拥挤、生病、动弹不得的动物塞在不见天日的地方。微生物壮起胆子，或许蜕变成可谓超常暴行的生物体。它们的受害者挤挤挨挨，数量巨大，以至于宿主死掉对它们也不再构成什么威胁了。农业动物在美国几乎用掉了大部分市售抗生素[449]，用这些东西经常只是为了让它们更肥——滋生出了耐药的可怕病菌。工业化农场是大多数美国食用动物长大的地方，它们不仅滋生，还会传播疾病。它们将污染物和废物散布到本地社区，污染空气、土壤和水，直接影响动植物。病原逃离工厂的高墙，诞生于无尽的痛苦，又被释放到外界助长痛苦的循环。

　　我们与微生物的关系经常被描绘成一场无情的斗争，一场割裂物种间的智力竞逐以图超越彼此。演化生物学家利·范·瓦伦（Leigh Van Valen）在"红皇后假说"里描绘了共同演化的物种之间"军备竞赛"的概念，这个假说引用了刘易斯·卡罗尔（Lewis Carroll）在《爱丽丝镜中奇遇》里红皇后对爱丽丝说的一段话，说她必须全力奔跑，才能停留在原地，因为世界正在飞快改变。但我们要做的远不止跑赢微生物：我们还要学会与它们共存，和身体内外以及周围的微生物培养宽容甚至共生的关系，行事方式是为了增强而非毁灭人与微生物间的自然和谐。数千年来，演化力量塑造免疫与微生物战斗，不仅在食物中发现了新敌人，也在微生物里发现了新朋友。微生物帮助打造起我们对它们的防御，而在我们的躯体内外，它们的行为也受到我们行动的影响。

人类和地球的健康也与食物和炎症紧密交织。20世纪60年代，科学家沃尔特·威利特（Walter Willett）还是一个大学生（有朝一日他的营养学研究会支持安塞尔·凯斯在地中海的重要观察），他在格奥尔格·博尔格斯特罗姆（Georg Borgstrom）教授（《饥饿星球》一书作者，这本书提出了当时尚在起步阶段的气候变化观点）的课上深受启发。五十多年后，威利特担任了一个称为 EAT-Lancet 的委员会的联合主席，该团体讨论食品、健康和环境，将来自16个国家的37名权威科学家汇聚一堂，其专业领域跨越从人类健康到农业、政治科学和环境可持续性。气候变化已经成了21世纪最紧迫的难题。

随着地球朝着炙热温度持续攀升，它将不断承受森林火灾、城市洪涝、热浪和干旱的重负。许多植物和动物物种将走向灭绝，进而降低生态系统的多样性和健康。气候变化不仅摧毁我们生产足够多食物、喂饱2050年上百亿人类的能力，也不可逆转地改变了食物本身。"随着二氧化碳水平不断上升，地球上每一片叶子、每一根草都在制造越来越多的糖。"[450]数学家伊拉克利·洛拉泽（Irakli Loladze）说，"这稀释了食品里的其他营养。"

2019年的 EAT-Lancet 报告展示了人类和地球健康之间错综复杂的关系。以食物为武器，不仅能对抗世上大多数死亡和残障，还能对抗这个星球上持续的破坏。例如，牲畜的温室气体排放是全球变暖的一个最大因素。畜牧业也是砍伐的一个重要驱动因素，迫使野生动物因为栖息地丧失而迁移。这可能会使它们跻身其他人类和动物之中，与之共享细菌。除了消除化石燃料，快速改变生产与消费食物的方式也是一个重要手段，防止地球在接下去的几十年里陷入混乱、可预防的疾病肆虐，以及其上居民的营养不良。

总体上，这个报告呼吁快速改变动物性食物的摄入，增加植物性食品消耗。"健康地球餐"一半是蔬菜水果，其他部分是全谷物、豆类、坚果和其他植物脂肪，是否纳入动物性食物的选项受到地球所能承受范围的限制，这么吃的人会在餐盘里摆满完整植物性食物。他们可能会选择在某些早上吃一小杯原味酸奶，每周一次的早午餐里吃一两个蛋，也许一周吃上一两份鱼或家禽。

对地球好的饮食，和能控制炎症、对人类好的饮食，二者惊人地相似。实际上，威利特提到，可摄入动物肉的量只比安塞尔·凯斯在地中海最早的观察要多一点儿[451]。威利特共同编纂了一份白皮书[452]，以证据为基础，探索了档案记录和最初来源的材料，纠正了对凯斯及其后续营养学研究的错误认识。这是一项复杂的工作。如果历史如朱利安·巴恩斯所说[453]，是"记忆的不完美与文献的不充分交汇之处产生的确定性"，这种特定的确定性可能掌握着我们未来的关键。

避免隐匿炎症的饮食和生活方式，有助于恢复我们内部和周围生态系统的平衡，预防慢性炎症性疾病——而这些疾病造成了困扰现代人的大多数疾病和死亡——也能应对我们在地球上存续的各种灾难性事件。它能平衡免疫响应，促进免疫，同时预防对微生物或其他诱因的扭曲反应，从而使炎症得到恰当的控制并快速消退。它帮助我们拥抱现代世界里前所未有的潜能，最大化人类的健康与长寿。

在良好照护下，21世纪出生的许多孩子都可能活过百岁。医学昌明的今日，许多曾经致命的疾病都已找到治疗手段。多器官移植或许有朝一日会变得寻常，而人类器官或许最终会被人造器官取代，就像人造心脏瓣膜或膝关节一样。抑制免疫系统的传统药物——有着各不相同的力量和精确性——正让位于以别的方式操纵免疫系统的药物，例如那些能促进消退途径的药物（带来的免疫抑制风险很小）或者那些激发免疫细胞靶向恶性肿瘤的药物。

如果我们想要在这个新环境生存发展，适应它的强项和弱项，忍受其难处的同时收获好处，我们应当以尊重免疫系统语言的方式饮食和生活——这项苦劳不仅受到过往丰厚的历史与文化引导，也在未来胜景中见到希望。

我经历的第一次大流行病，发生在一个全世界都经历了恶劣天气的夏季。在美国，这是有史以来最炎热干旱的夏季，热浪肆虐全国各地。飓风袭击南部地区，然后急速移向东方，带来大规模破坏和停电。严重雷暴和破坏性狂风横扫中西部，从爱荷华到俄亥俄，摧毁了作物和基建设施。狂风、干旱和闪电助长了无数野火，燃烧了加州、俄勒冈、华盛顿和西部各处数百英亩的土地，创下历史纪录，空气中的颗粒物深深嵌入人们的肺部。

但那年夏天我走在曼哈顿街头，城市饱受摧残的灰烬中已经生出复原的希望。挣扎生存的餐馆开始自我改变，提供外卖、冷藏食物和预制菜，甚至在公园里保持社交距离的野餐。人们探索厨房的可能，在食品罐里撒下几粒种子，每天花上几分钱，培养西兰花。或者他们每周烤烤面包。在城市各地的家中，尤擅提升免疫的食物——浆果、绿叶菜、豆类、蘑菇、西红柿、洋葱、胡萝卜、十字花科的菜、大蒜、坚果和种子——努力保卫人们抵御新生的病原。

公园与花圃动力十足，许多人在熟悉的绿意里发现了新的秘密桃源。人们跑步、骑车、徒步，走在室外，仿佛从未如此过。在这个总是在激励各行各业的头脑相逢、促使人们亲近相遇之地，有形邂逅（无论是偶然还是计划之中，随意或是深思熟虑）的缺乏，只会强调它们在人类健康与愉悦中有多么重要，技术永远取代不了。城市的嗡鸣发生了细小的变化。在疾病与渴望的不幸与单调之中响起了其他的音节。中央公园响起一支爵士乐队的平静哼唱，乐队成员们在草地上彼此距离不到两米远。医院里在讲座和会议场地办起即兴音乐会，医护人员用歌声和演奏向病中和去世的同事致敬。在我家对面的公寓里，一位女士拉着小提琴，弓弦轻舞，松香擦揉，令我在白天与夜晚都能听到清晰的乐声。还有杰伊在工作间歇写下的蓝调音乐，他弯着脖子，垂在儿时挚爱的吉他上。音乐，来自城市与人们的祈愿，是痛苦的变奏但又远不止于此。它潜入我们深处，刺激变钝的神经，制造出消退素和其他小小的分子，不可见亦不可闻，渗入我们的大脑与躯体，奋力驯服我们内心与外界的火焰。

致
谢

写作《炎症：食物、微生物和疾病故事》的这些年里，我得到了伴侣维克拉姆坚定不移的支持，他为我审阅手稿，提出尖锐深刻的批评。我们的女儿菲奥娜在写作的日子里出生了，这愉快地分去了我的心。我有一个出色的编辑和经纪人团队。杰西卡·姚的勤勉，她和威尔·哈蒙德的真知灼见，帮助我塑造了这个故事。艾莉森·刘易斯和佐伊·帕格纳门塔还有莎莉·霍洛威为我提供了耐心的指导。

这本书受到许多对科学充满热情的科学家和医生工作的启发。我有幸直接采访其中一些人，包括科林·坎贝尔、贝努瓦·沙桑、哈罗德·德沃拉克、考德威尔·埃瑟斯廷、路易吉·费鲁奇、格克汗·霍塔米斯利格、加藤友朗、彼得·利贝、保罗·里德克、查尔斯·塞尔汗、贾斯廷·索嫩伯格和沃尔特·威利特。

感谢伊桑·施密特、劳伦·桑德勒、蒂莫西·威廉斯的鼓励和来自其他家人朋友和同事对文中部分内容的反馈，包括莎莉妮·拉维拉、克利希娜·拉维拉、修玛·布拉马南丹、史蒂芬·莫斯、鲁斯兰·麦哲托夫、凯瑟琳·佩特和亨利·布莱克本——亨利迈入百岁之际提供了无私的建议。

如果没有我的父母，拉贾和维嘉娅·拉维拉，这本书就不会存在，我对他们长存感恩。我感谢马蒂昆塔和已故吉塔·布拉马南丹在多年前迎接我走进他们的生活。我也对大家庭的成员深怀感激之情，包括宝拉·阿科斯塔、克里斯汀·许、伊冯·帕里斯、玛娜·拉瓦尔、里卡多·鲁比、阿弗尼·沙阿、爱丽丝·王和纳夏·瓦塔斯。

注释

一般注释

此处注释不求包罗万象，只为读者进一步探索本书中谈及的那些主题。在我深入探索鲁道夫·菲尔绍的人生之后，也对免疫学的宏大历史产生了兴趣。Erwin H. Ackerknecht 的 *Rudolf Virchow: Doctor, Statesman, Anthropologist* (Madison: University of Wisconsin Press, 1953)是一本详尽介绍菲尔绍生平的英语著作。我也参考了 Byron A. Boyd 的 *Rudolf Virchow: The Scientist as Citizen* (New York: Garland Publishing, 1991)及 Brian L. D. Coghlan 与 Leon P. Bignold 的 *Virchow's Eulogies: Rudolf Virchow in Tribute to His Fellow Scientists* (Basel: Birkhäuser, 2008)，其中收录了菲尔绍为纪念几位著名的老师、同事和学生所作的文章。菲尔绍的医学文章和演讲内容在本书中多有提及，包括由 L. J. Rather 所翻译编纂的 *Disease, Life and Man: Selected Essays by Rudolf Virchow, Collected Essays on Public Health and Epidemiology* (Stanford, CA: Stanford University Press, 1958)和 *A Commentary on the Medical Writings of Rudolf Virchow* (San Francisco: Norman Publishing, 1990). *Virchow's Thrombosis and Emboli* (Canton, MA: Science History Publications, 1998)一书由 Axel C. Matzdorff 和 William R. Bell 翻译，可借此了解菲尔绍在描述血栓与栓塞形成中的系统性工作方法。菲尔绍1858年在柏林病理研究所的20次课堂讲义由 Frank Chance 翻译，书名为 *Cellular Pathology as Based upon Physiological and Pathological Histology* (Whitefish, MO: Kessinger Publishing, 2008). *Letters to His Parents, 1839 to 1864* (Canton, MA: Science History Publications, 1990),这是 L. J. Rather 翻译、Marie Rabl 编辑的菲尔绍与父母的通信，展现出许多年轻时的理想和个人特质；他高中时写的一篇论文亦然，译者 Karel B. Absolon，收录于 *Virchow on Virchow* (Rockville, MD: Kabel Publishers, 2000)。

In Immunity: How Elie Metchnikoff Changed the Course of Modern Medicine (Chicago: Chicago Review Press, 2016)由 Luba Vikhanski 所写。本书是这位科学家个人和科学生涯的优秀传记。梅奇尼科夫是个复杂甚至时有争议的人物，最好从多位作者那里着手理解他，包括：Alfred I. Tauber 和 Leon Chernyak, *Metchnikoff and the Origins of Immunology: From Metaphor to Theory* (Oxford: Oxford University Press, 1991)；他妻子奥尔加·梅奇尼科夫的 *Life of Elie Metchnikoff, 1845-1916* (London:

Constable, 1921）。我还参考了以下书籍：Alexandre Besredka, *The Story of an Idea: E. Metchnikoff's Work, Embryogenesis, Inflammation, Immunity, Aging, Pathology, Philosophy* (Bend, OR: Maverick Publications, 1979)，译者 Abraham Rivenson 和 Rolf Oestreicher; Elaine Mardus, *Man with a Microscope: Elie Metchnikoff* (New York: J. Messner, 1968); *Charles Dawbarn, Makers of a New France* (London: Mills and Boon, 1915); *Herman Bernstein, The Celebrities of Our Time* (London: Hutchinson, 1924)。"My Stay in Messina (Memories of the Past, 1908)"是 Metchnikoff 称为 *Souvenirs* (Moscow: En Langues Étrangères, 1959)的文集中的一篇，译者 Claudine Neyen，描述了他对吞噬细胞的发现。梅奇尼科夫的其他作品可以一窥他对炎症和疾病的热切发现，包括：*Immunity in Infective Diseases*, 译者 F. G. Binnie (Cambridge: Cambridge University Press, 1905); *The New Hygiene: Three Lectures on the Prevention of Infectious Diseases* (Chicago: W. T. Keener, 1910); *The Prolongation of Life: Optimistic Studies, translated by P. C. Mitchell* (New York: The Knickerbocker Press, 1908); *Founders of Modern Medicine: Pasteur, Lister, Koch*, 译者 David Berger (New York: Walden Publications, 1939); *The Nature of Man: Studies in Optimistic Philosophy*, 译者 P. Chalmers Mitchell (London: G. P. Putnam's Sons, 1903)。在他的于 1891 年在巴斯德研究所的 Lectures on the Comparative Pathology of Inflammation 课程中，由 F. A. Starling 和 E. H. Starling 翻译，他热切研究了炎症在动物发育中的机制。

关于保罗·艾里希的作品，包括：*Martha Marquardt, Paul Ehrlich* (New York: Henry Schuman, 1951); *Ernst Baumler, Paul Ehrlich: Scientist for Life* (New York: Holmes & Meier, 1984); *Arthur M. Silverstein, Paul Ehrlich's Receptor Immunology: The Magnificent Obsession* (San Diego: Academic Press, 2002); *Herman Goodman, Paul Ehrlich: A Man of Genius, and an Inspiration to Humanitarians* (New York: reprint from The Medical Times, 1924); *Luba Vikhanski's Immunity.* 要大致了解免疫学历史，推荐 Silverstein 的 *A History of Immunology* (San Diego: Academic Press, 1989)，这本可能是我见过的最好的参考书。范围较小但同样精彩的有 Pauline M. H. Mazumdar 的 *Immunology 1930-1980: Essays on the History of Immunology* (Toronto: Wall and Thompson, 1989); *Edward J. Moticka, A Historical Perspective on Evidence- Based Immunology* (Amsterdam: Elsevier, 2016); Domenico Ribatti, *Milestones in Immunology: Based on Collective Papers* (London: Academic Press, 2017); Wolfgang Schirmacher, *German Essays on Science in the 19th Century: Paul Ehrlich, Alexander von Humboldt, Werner von Sieme* (New York: Bloomsbury Academic, 1996)。我也很喜欢 William Addison 的 "Gulstonian Lectures on Fever and Inflammation," *British Medical Journal*, nos. 121-128 (April 23-June 1,

1859) 和 J. Burdon Sanderson, "Lumleian Lectures on Inflammation," *Lancet* 1, nos. 3057-3061 (April 1-29, 1882).

从以下著作中我得到了对安塞尔·凯斯工作的可靠见解：Todd Tucker, *The Great Starvation Experiment: Ancel Keys and the Men Who Starved for Science* (Minneapolis: University of Minnesota Press, 2007); Joseph L. Dixon, *Genius and Partnership: Ancel and Margaret Keys and the Discovery of the Mediterranean Diet* (New Brunswick, NJ: Joseph L. Dixon Publishing, 2015); Ancel Keys, Josef Brozek, and Austin Henschel, *The Biology of Human Starvation* (Minneapolis: University of Minnesota Press, 1950); Ancel Keys and Margaret Keys, *Eat Well and Stay Well* (Garden City, NY: Doubleday, 1963); Katherine Pett, Joel Kahn, Walter Willett, David Katz, *Ancel Keys And The Seven Countries Study: An Evidence Based Response to Revisionist Histories* (Tulsa, OK: True Health Initiative, 2017); 经过和 Henry Blackburn，凯斯同事的交流，我对凯斯的研究工作有了更深的理解。有一些基于证据的食物与健康相关研究有着极大的广度，包括：T. Colin Campbell, *The China Study* (Dallas, TX: BenBella Books, 2016); Michael Greger and Gene Stone, *How Not to Die: Discover the Foods Scientifically Proven to Prevent and Reverse Disease* (New York: Flatiron Books, 2015)。Greger 的在线营养研究数据库包罗万象，十分宝贵，且容易查询。

几乎所有医学教科书都提到了炎症，在不同专科中各有述及。*Fundamentals of Inflammation* (Cambridge: Cambridge University Press, 2010) 由 Charles N. Serhan, Peter A. Ward, and Derek W. Gilroy 编纂，是对其细胞和分子机制的重要一般参考。关于炎症与疾病，另一些能提供信息的作品包括：*Inflammation, Lifestyle and Chronic Disease: The Silent Link* (Boca Raton, FL: CRC Press, 2012), Bharat B. Aggarwal, Sunil Krishnan, Sushovan Guha 编纂；*Inflammation and Atherosclerosis* (Berlin: Springer-Verlag Wein, 2012) George Wick 与 Cecilia Grundtman 编；Caleb E. Finch, *The Biology of Human Longevity: Inflammation, Nutrition and Aging in the Evolution of Lifespans* (Burlington, MA: Academic Press, 2007)。

引言

1 Jeff Aronson, "When I Use a Word ... Is It Inflammation? It Is!," QJM: An International Journal of Medicine 102 (2009).

第一章 变形

2 写信给父亲要钱： Byron A. Boyd, *Rudolf Virchow: Scientist as Citizen* (New York: Garland, 1991), 9.

3 "照这么说我们一无所知"： Erwin H. Ackerknecht, *Rudolf Virchow: Doctor, Statesman, Anthropologist* (Madison: University of Wisconsin Press, 1953), 10.

4 一种"关键物质"，"生命之物"：John Simmons, *Doctors and Discoveries: Lives That Created Today's Medicine* (New York: Houghton Mifflin Harcourt, 2002).

5 John F. Nunn, *Ancient Egyptian Medicine* (Norman: University of Oklahoma Press, 2002).

6 A. Cornelius Celsus, *On Medicine*, vol. 3, trans. W. G. Spencer (Cambridge, MA: Harvard University Press, 1938); Russell P. Tracy, "The Five Cardinal Signs of Inflammation: Calor, Dolor, Rubor, Tumor ... and Penuria (Apologies to Aulus Cornelius Celsus, De Medicina, C. A. D. 25," Journals of Gerontology: Series A 61, no. 10 (Oct. 2006).

7 John Redman Coxe, *The Writings of Hippocrates and Galen*. Epitomised from the Original Latin Translations (Philadelphia: Lindsay and Blakiston, 1846); Vivian Nutton, "The Chronology of Galen's Early Career," The Classical Quarterly 23, no. 1 (1973).

8 August Heidland et al., "The Contribution of Rudolf Virchow to the Concept of Inflammation: What Is Still of Importance?," *Journal of Nephrology* 19 Suppl 10 (May-June 2006).

9 Ackerknecht, *Doctor, Statesman, Anthropologist*. All the quotations that appear in

this paragraph are taken from this source.

10 Guido Manjo, *The Healing Hand: Man and Wound in the Ancient World* (Cambridge, MA: Harvard University Press, 1975).

11 Rudolf Virchow, *Cellular Pathology as Based upon Physiological and Pathological Histology* (Whitefish, MO: Kessinger Publishing, 2008). All the quotations that appear in this paragraph are taken from this source.

12 Ackerknecht, *Doctor, Statesman, Anthropologist*.

13 Carl Vernon Weller, "Rudolf Virchow—Pathologist," *The Scientific Monthly* 13, no. 1 (1921).

14 Ackerknecht, *Doctor, Statesman, Anthropologist*; Boyd, *Scientist as Citizen*.

15 Stefan H. E. Kaufman and Florian Winau, "From Bacteriology to Immunology: The Dualism of Specificity," *Nature Immunology* 6 (2005).

16 Eula Biss, *On Immunity: An Inoculation* (Minneapolis: Graywolf Press, 2004).

17 本书借鉴了埃利·梅奇尼科夫在《回忆录》中记叙的关于发现吞噬细胞的描述，这也是奥尔加的传记中有关章节的来源。大约30年之后，也就是在获得诺贝尔奖几周后，梅奇尼科夫写下了这段。他的描述可能确实反映了记忆中真实的情感。但正如卢巴·维克汉斯基（Luba Vikhanski）和阿尔弗雷德·陶伯（Alfred Tauber）等人所指出的，在墨西拿的顿悟可能早在他过去研究无脊椎动物时就播下并酝酿多年。此外，正如梅奇尼科夫自己谦虚地承认的那样，早些时候已经有关于吞噬过程的详细记载。与前人不同的是，他对吞噬作用进行了深入细致的研究。他在最初的观察之后又进行了许多测试，从而形成了他对炎症的经典研究，他在专著《炎症比较病理学讲座》中详细介绍了这些研究，迄今仍有现实意义。见：Charles T. Ambrose, "The Osler Slide, a Demonstration of Phagocytosis from 1876 Reports of Phagocytosis before Metchnikoff's 1880 Paper," *Cellular Immunology* 240, no. 1 (2006); Siamon Gordon, "Elie Metchnikoff, the Man and the Myth," *Journal of Innate Immunity* 8 (2016).

18 Luba Vikhanski, *Immunity: How Elie Metchnikoff Changed the Course of Modern Medicine* (Chicago: Chicago Review Press, 2016).

19 外科医生约翰-亨特（John Hunter）是另一位较早提出炎症是自然的甚至有时有益的人。1973年，他认识到炎症可能有助于宿主防御，而非疾病过程。见 Helene F. Rosenberg and John I. Gallin, "Inflammation," in *Fundamental Immunology*, ed. William E. Paul (Philadelphia: Wolters Kluwer, 2008).

20 Vikhanski, *Immunity*.

21 Vikhanski, *Immunity*.

22 Vikhanski, *Immunity*. All the quotations that appear in this paragraph are taken from this source.

23 Olga Metchnikoff, *Life of Elie Metchnikoff*, 1845-1916 (London: Constable, 1921).

24 Elie Metchnikoff, *Founders of Modern Medicine: Pasteur, Lister, Koch* (New York: Walden Publications, 1939).

25 Vikhanski, *Immunity*.

26 Metchnikoff, *Life of Elie Metchnikoff*, 1845-1916.

27 Vikhanski, *Immunity*.

28 Vikhanski, *Immunity*.

29 Daniel P. Todes, *Darwin without Malthus: The Struggle for Existence in Russian Evolutionary Thought* (New York: Oxford University Press, 1989).

30 Arthur M. Silverstein, *A History of Immunology*, 2nd ed. (Cambridge, MA: Academic Press, 2009).

31 Paul de Kruif, *Microbe Hunters* (San Diego: Harcourt, 2002).

32 Vikhanski, *Immunity*.

33 历史上为数不多的反对者被忽视了。诗人兼科学家伊拉斯谟·达尔文在 1801 年的《动物学》中多次提到"值得称赞的脓液"。

34 Ernst Bäumler, *Paul Ehrlich: Scientist for Life*, trans. Grant Edwards (New York: Holmes and Meier, 1984).

35 Paul Ehrlich, "Croonian Lecture—On Immunity with Special Reference to Cell Life," Proceedings of the Royal Society of London 66 (Dec. 31, 1900).

36 Ehrlich, "Croonian Lecture."

37 Vikhanski, *Immunity*.

38 Vikhanski, *Immunity*.

第二章　恐惧自体毒素

39 Silverstein, *History of Immunology*.

40 Manon Mathias, "Autointoxication and Historical Precursors of the Microbiome-Gut-Brain Axis," *Microbial Ecology in Health and Disease* 29, no. 2 (2018).

41 Silverstein, *History of Immunology*.

42   Silverstein, *History of Immunology*.

43   Murray Dworetzky, Sheldon Cohen, and Myrna Zelaya- Quesada, "Portier, Richet, and the Discovery of Anaphylaxis: A Centennial," *Journal of Allergy and Clinical Immunology* 110, no. 2 (2002).

44   Rober A. Bridges, Heinz Berendes, and Robert A. Good, "A Fatal Granulomatous Disease of Childhood; The Clinical, Pathological, and Laboratory Features of a New Syndrome," *American Journal of Diseases of Children* 97, no. 4 (1959).

45   Tracy Assari, "Chronic Granulomatous Disease; Fundamental Stages in Our Understanding of CGD," *Medical Immunology* 5 (Sept. 21, 2006).

46   Vikhanski, *Immunity*.

47   Jules Hoffmann, email to author, May 2021.

48   Elaine Mardus, *Man with a Microscope: Elie Metchnikoff* (New York: Messner, 1968).

49   Jean Michel Dubernard et al., "Functional Results of the First Human Double-Hand Transplantation," *Annals of Surgery* 238, no. 1 (2003).

50   Guillame Hoeffel and Florent Ginhoux, "Fetal Monocytes and the Origins of Tissue-Resident Macrophages," *Cellular Immunology* 330 (August 2018): 5-15.

第三章　窒息感

51   James E. Dalen et al., "The Epidemic of the 20th Century: Coronary Heart Disease," *American Journal of Medicine* 127, no. 9 (2014).

52   Thomas H. Lee, *Eugene Braunwald and the Rise of Modern Medicine* (Cambridge, MA: Harvard University Press, 2013).

53   Peter Libby, interview with author, February 2019.

54   Michael E. Silverman, "William Heberden and Some Account of a Disorder of the Breast," *Cllinical Cardiology* 10 (1987); Joshua O. Leibowitz, *The History of Coronary Heart Disease* (Berkeley: University of California Press, 1970).

55   O. F. Hedley, "Contributions of Edward Jenner to Modern Concepts of Heart Disease," *American Journal of Public Health* 28 (1938); Silverman, "William Heberden."

56   John Baron, "Review of the Life of Edward Jenner, M.D., LL.D., F.R.S.," *The Medieo- Chirurgical Review and Journal of Medical Science* 33 (Oct. 1, 1838): 497.

57   Georg Wick and Cecilia Grundtman, eds., *Inflammation and Atherosclerosis* (New York: Springer, 2012).

58   William Osler, *The Principles and Practice of Medicine*, 6th ed. (New York: Appleton, 1906).

59   Gilbert Thompson, ed., *Pioneers of Medicine without a Nobel Prize* (London: Imperial College Press, 2014).

60   Thompson, *Pioneers of Medicine*.

61   laques: Alexander Ignatowski, "Changes in Parenchymatous Organs and in the Aorta of Rabbits under the Influence of Animal Protein [in Russian]," *Izvestia Imperatorskoi Voenno-Medicinskoi Akademii* 18 (1908).

62   A. Windaus, "Ueber Der Gehalt Normaler Und Atheromatoser Aorten an Cholesterol Und Cholesterinester," *Zeitschrift für Physiologische Chemie* 67 (1910).

63   Nikolai N. Anitschkow and S. Chalatov, "Ueber Experimentelle Cholesterinsteatose Und Ihre Bedeutung Fur Die Entstehung Einiger Pathologischer Prozesse," *Zentralblatt für allgemeine Pathologie und pathologische Anatomie* 24 (1913); Nikolai N. Anitschkow and S. Chalatov, "Classics in Arteriosclerosis Research: On Experimental Cholesterin Steatosis and Its Significance in the Origin of Some Pathological Processes," *Arteriosclerosis* 3 (1983).

64   Daniel Steinberg, "In Celebration of the 100th Anniversary of the Lipid Hypothesis of Atherosclerosis," *Journal of Lipid Research* 54 (2013).

65   *Framingham Heart Study: Laying the Foundation for Preventive Health Care*, National Institutes of Health, https://framinghamheartstudy.org/fhs-about/.

66   "The Lipid Research Clinics Coronary Primary Prevention Trial Results. I. Reduction in Incidence of Coronary Heart Disease," *Journal of the American Medical Association* 251, no. 3 (Jan. 20 1984).

67   Daniel Steinberg, *The Cholesterol Wars: The Skeptics vs. the Preponderance of Evidence* (San Diego: Academic Press, 2007).

68   Russell Ross and John A Glomset, "The Pathogenesis of Atherosclerosis: (First of Two Parts)," *New England Journal of Medicine* 295, no. 7 (1976); Russell Ross and John A Glomset, "The Pathogenesis of Atherosclerosis: (Second of Two Parts)," *New England Journal of Medicine* 295, no. 8 (1976).

69   Peter Libby, "Johann Sebastian Bach: A Healer in His Time," *Circulation Research* 124, no. 9 (2019).

70   Virchow, *Cellular Pathology*.

71   Joseph Hodgson, *A Treatise on the Diseases of Arteries and Veins, Containing the*

Pathology and Treatment of Aneurisms and Wounded Arteries (London: Underwood, 1815).

72 Wick and Grundtman, *Inflammation and Atherosclerosis.*

73 J. B. Duguid, "Pathogenesis of Atherosclerosis," *Lancet* 2, no. 6586 (Nov. 19, 1949).

74 Russell Ross, "Atherosclerosis—An Inflammatory Disease," *New England Journal of Medicine* 340, no. 2 (Jan. 14, 1999): 115-26.

75 Peter Libby, "Role of Inflammation in Atherosclerosis Associated with Rheumatoid Arthritis," *American Journal of Medicine* 121, no. 10, Suppl 1 (Oct. 2008).

76 Paul M. Ridker et al., "Inflammation, Aspirin, and the Risk of Cardiovascular Disease in Apparently Healthy Men," *New England Journal of Medicine* 336, no. 14 (April 3, 1997).

77 Paul M. Ridker et al., "Rosuvastatin to Prevent Vascular Events in Men and Women with Elevated C-Reactive Protein," *New England Journal of Medicine* 359, no. 21 (Nov. 20, 2008).

78 Paul M. Ridker, "From C-Reactive Protein to Interleukin- 6 to Interleukin-1: Moving Upstream to Identify Novel Targets for Atheroprotection," *Circulation Research* 118, no. 1 (Jan. 8, 2016).

79 Paul Ridker, interview with author, Feb. 2019. 另见 Paul M. Ridker, "Closing the Loop on Inflammation and Atherothrombosis: Why Perform the Cirt and Cantos Trials?," *Transactions of the American Clinical and Climatological Association* 124 (2013).

80 Paul M. Ridker et al., "Antiinflammatory Therapy with Canakinumab for Atherosclerotic Disease," *New England Journal of Medicine* 377, no. 12 (2017).

81 Jean- Claude Tardif et al., "Efficacy and Safety of Low Dose Colchicine after Myocardial Infarction," *New England Journal of Medicine* 381, no. 26 (2019); Stefan M. Nidorf et al., "Colchicine in Patients with Chronic Coronary Disease," *New England Journal of Medicine* 383, no. 19 (2020).

第四章　不愈的创伤

82 udolf Virchow, "Professor Virchow's Report on the Portion of Growth Removed from the Larynx of H.I.H. The Crown Prince of Germany by Dr. M. Mackenzie on June 28th," *British Medical Journal* 2, no. 1386 (1887).

83 Jeremiah Reedy, "Galen on Cancer and Related Diseases," in *Clio Medica. Acta Academiae Internationalis Historiae Medicinae*, ed. Lester S. King (Leiden, The Netherlands: Brill | Rodopi, 1975).

84 Bäumler, *Paul Ehrlich: Scientist for Life*.

85 Robert J. Moore et al., "Mice Deficient in Tumor Necrosis Factor-Alpha Are Resistant to Skin Carcinogenesis," *Nature Medicine* 5, no. 7 (July 1999).

86 Harold F. Dvorak, "Tumors: Wounds That Do Not Heal," *New England Journal of Medicine* 315, no. 26 (Dec. 25, 1986).

87 Harold F. Dvorak, "Tumors: Wounds That Do Not Heal—Redux," *Cancer Immunology Research* 3, no. 1 (2015).

88 Dvorak, "Tumors: Wounds That Do Not Heal—Redux."

89 David S. Dolberg et al., "Wounding and Its Role in RSV-Mediated Tumor Formation," *Science* 230, no. 4726 (Nov. 8, 1985).

90 Harold Dvorak, email to author, Feb. 2019.

91 Ben-Neriah Yinon and Michael Karin, "Inflammation Meets Cancer, with Nf-κb as the Matchmaker," *Nature Immunology* 12 (2011).

92 见，Maria Rosaria Galdiero, Gianni Marone, and Alberto Mantovani, "Cancer Inflammation and Cytokines," Cold Spring Harbor Perspectives in Biology (2017); Mingen Liu, Anusha Kalbasi, and Gregory L. Beatty, "Functio Laesa: Cancer Inflammation and Therapeutic Resistance," *Journal of Oncology Practice* 13, no. 3 (2017); Shanthini M. Crusz and Frances R. Balkwill, "Inflammation and Cancer: Advances and New Agents," *Nature Reviews Clinical Oncology* 12 (Oct. 2015).

93 Elaine Y. Lin et al., "Colony-Stimulating Factor 1 Promotes Progression of Mammary Tumors to Malignancy," *Journal of Experimental Medicine* 193, no. 6 (March 19 2001).

94 "致癌标志机制"是使癌细胞获得核心标志的机制。其中包括炎症和变异基因组（其变异大大加快了癌症形成的速度）。免疫逃避是许多癌症的特征之一，也被提升到了一种核心标志。见 Douglas Hanahan and Robert A. Weinberg, "Hallmarks of Cancer: The Next Generation," *Cell* 144, no. 5 (2011).

95 见，Bharat B. Aggarwal, Bokyung Sung, and Subash Chandra Gupta, eds., *Inflammation and Cancer* (Basel: Springer, 2014); Crusz and Balkwill, "Inflammation and Cancer: Advances and New Agents"; Shabnam Shalapour and Michael Karin, "Immunity, Inflammation, and Cancer: An Eternal Fight between Good and Evil,"

Journal of Clinical Investigation 125, no. 9 (2015).

96 Dawit Kidane et al., "Interplay between DNA Repair and Inflammation, and the Link to Cancer," *Critical Reviews in Biochemistry and Molecular Biology* 4, no. 9 (2014).

97 Sergei I. Grivennikov, Florian R. Greten, and Michael Karin, "Immunity, Inflammation, and Cancer," Cell 140 (March 19, 2010); Hugo Gonzalez, Catharina Hagerling, and Zena Werb, "Roles of the Immune System in Can cer: From Tumor Initiation to Metastatic Progression," *Genes & Development* 32 (2018).

98 Eran Elinav et al., "Inflammation-Induced Cancer: Crosstalk between Tumours, Immune Cells and Microorganisms," Nature Reviews Cancer 13, no. 11 (Nov. 2013) Medicine 368, no. 2 (2012); Thorlakur Jonsson et al., "Variant of Trem2 Associated with the Risk of Alzheimer's Disease," *New England Journal of Medicine* 368, no. 2 (2012).

99 Ruslan Medzhitov, email to author, June 2021.

100 Hoeffel and Ginhoux, "Fetal Monocytes and the Origins of Tissue-Resident Macrophages."

101 Ruslan Medzhitov, "Origin and Physiological Roles of Inflammation," *Nature* 454, no. 7203 (2008).

102 Bharat B. Aggarwal et al., "Inflammation and Cancer: How Hot Is the Link?," *Biochemical Pharmacology* 72, no. 11 (Nov. 30, 2006); Joydeb Kumar Kundu and Young-Joon Surh, "Inflammation: Gearing the Journey to Cancer," *Mutation Research/Reviews in Mutation Research* 659, no. 1 (July 2008).

103 Audrey Lasry et al., "Cancer Cell-Autonomous 副炎症 parainflammation Mimics Immune Cell Infiltration," *Cancer Research* 77, no. 14 (2017).

第五章 解剖上的紧密

104 Garabed Eknoyan, "A History of Obesity, or How What Was Good Became Ugly and Then Bad," *Advances in Chronic Kidney Disease* 13, no. 4 (Oct. 2006).

105 Eknoyan, "A History of Obesity."

106 Eknoyan, "A History of Obesity."

107 Robert W. O'Rourke, "Inflammation, Obesity, and the Promise of Immunotherapy for Metabolic Disease," *Surgery for Obesity and Related Diseases* 9, no. 5 (Sept.-

Oct. 2013).

108 Gökhan S. Hotamisligil, Narinder S. Shargill, and Bruce M. Spiegelman, "Adipose Expression of Tumor Necrosis Factor-Alpha: Direct Role in Obesity-Linked Insulin Resistance," *Science* 259, no. 5091 (Jan. 1, 1993).

109 Gökhan S. Hotamisligil et al., "Increased Adipose Tissue Expression of Tumor Necrosis Factor-Alpha in Human Obesity and Insulin Resistance," *Journal of Clinical Investigation* 95, no. 5 (May 1995).

110 S. K. Garg et al., "Diabetes and Cancer: Two Diseases with Obesity as a Common Risk Factor," *Diabetes, Obesity, and Metabolism: A Journal of Pharmacology and Therapeutics* 16, no. 2 (Feb. 2014); Maximilian Zeyda and Thomas M. Stulnig, "Obesity, Inflammation, and Insulin Resistance—a Mini-Review," *Gerontology* 55, no. 4 (2009).

111 Stuart P. Weisberg et al., "Obesity Is Associated with Macrophage Accumulation in Adipose Tissue," *Journal of Clinical Investigation* 112, no. 12 (Dec. 2003); Haiyan Xu et al., "Chronic Inflammation in Fat Plays a Crucial Role in the Development of Obesity-Related Insulin Resistance," *Journal of Clinical Investigation* 112, no. 12 (Dec. 2003).

112 Marc Y. Donath et al., "Inflammation in Obesity and Diabetes: Islet Dysfunction and Therapeutic Opportunity," *Cell Metabolism* 17, no. 6 (June 4, 2013).

113 Anthony Ferrante, email to author, May 2021.

114 A. W. Ferrante, Jr., "The Immune Cells in Adipose Tissue," *Diabetes, Obesity, and Metabolism: A Journal of Pharmacology and Therapeutics* 15, Suppl. 3 (Sept. 2013).

115 Diane Mathis and Steven E. Shoelson, "Immunometabolism: An Emerging Frontier," *Nature Reviews Immunology* 11, no. 2 (Feb. 2011).

116 Justin I. Odegaard and Ajay Chawla, "Pleiotropic Actions of Insulin Resistance and Inflammation in Metabolic Homeostasis," *Science* 339, no. 6116 (Jan. 11, 2013); Gökhan S. Hotamisligil, Inflammation and Metabolic Disorders," *Nature* 444, no. 7121 (Dec. 14, 2006).

117 O'Rourke, "Inflammation, Obesity, and the Promise."

118 O'Rourke, "Inflammation, Obesity, and the Promise."

119 见, Carey N. Lumeng and Alan R. Saltiel, "Inflammatory Links between Obesity and Metabolic Disease," *Journal of Clinical Investigation* 121, no. 6 (June 2011);

Margaret F. Gregor and Gökhan S. Hotamisligil, "Inflammatory Mechanisms in Obesity," *Annual Review of Immunology* 29 (2011); F. Tona et al., "Systemic Inflammation Is Related to Coronary Microvascular Dysfunction in Obese Patients without Obstructive Coronary Disease," *Nutrition, Metabolism, and Cardiovascular Diseases* 24, no. 4 (April 2014); Fátima Pérez de Heredia, Sonia Gómez-Martinez, and Ascensión Marcos, "Obesity, Inflammation and the Immune System," *Proceedings of the Nutrition Society* 71, no. 2 (May 2012).

120 P. Mathieu, I. Lemieux, and J. P. Després, "Obesity, Inflammation, and Cardiovascular Risk," *Clinical Pharmacology & Therapeutics* 87, no. 4 (April 1, 2010).

121 Ahmad Jayedi et al., "Central Fatness and Risk of All Cause Mortality: Systematic Review and Dose-Response Meta-Analysis of 72 Prospective Cohort Studies," *British Medical Journal* 370 (Sept. 23, 2020).

122 Zdenek Matloch et al., "The Role of Inflammation in Epicardial Adipose Tissue in Heart Diseases," *Current Pharmaceutical Design* 24, no. 3 (2018); M. Iantorno et al., "Obesity, Inflammation and Endothelial Dysfunction," *Journal of Biological Regulators and Homeostatic Agents* 28, no. 2 (April-June 2014).

123 见, Steven E. Shoelson, Laura Herrero, and Afia Naaz, "Obesity, Inflammation, and Insulin Resistance," *Gastroenterology* 132, no. 6 (May 2007); Jongsoon Lee, "Adipose Tissue Macrophages in the Development of Obesity-Induced Inflammation, Insulin Resistance and Type 2 Diabetes," *Archives of Pharmacal Research* 36, no. 2 (Feb. 2013); Joanne C. McNelis and Jerrold M. Olefsky, "Macrophages, Immunity, and Metabolic Disease," *Immunity* 41, no. 1 (July 17, 2014); Marc Y. Donath, "Targeting Inflammation in the Treatment of Type 2 Diabetes: Time to Start," *Nature Reviews Drug Discovery* 13, no. 6 (June 2014).

124 Odegaard and Chawla, "Pleiotropic Actions of Insulin Resistance."

125 Steven Shoelson, "JMM—Past and Present," *Journal of Molecular Medicine* 80 (2002).

126 Steven E. Shoelson, Jongsoon Lee, and Allison B. Goldfine, "Inflammation and Insulin Resistance," *Journal of Clinical Investigation* 116, no. 7 (July 2006).

127 Gökhan S. Hotamisligil et al., "IRS-1 Mediated Inhibition of Insulin Receptor Tyrosine Kinase Activity in TNF- αlpha-and Obesity-Induced Insulin Resistance," *Science* 271, no. 5249 (Feb. 2, 1996).

128 Michael L. McDaniel et al., "Cytokines and Nitric Oxide in Islet Inflammation and

Diabetes," *Proceedings of the Society for Experimental Biology and Medicine* 211, no. 1 (Jan. 1996).

129 K. Eguchi and I. Manabe, "Macrophages and Islet Inflammation in Type 2 Diabetes," *Diabetes, Obesity, and Metabolism: A Journal of Pharmacology and Therapeutics* 15, Suppl. 3 (Sept. 2013).

130 Aruna D. Pradhan et al., "C-Reactive Protein, Interleukin 6, and Risk of Developing Type 2 Diabetes Mellitus," *Journal of the American Medical Association* 286, no. 3 (July 18, 2001).

131 Shannon M. Reilly and Alan R. Saltiel, "Adapting to Obesity with Adipose Tissue Inflammation," *Nature Reviews Endocrinology* 13, no. 11 (Nov. 2017).

132 Gokhan Hotamisligil, interview with author, Feb. 2019.

133 Giovanni Tarantino, "Gut Microbiome, Obesity-Related Comorbidities, and Low-Grade Chronic Inflammation," *Journal of Clinical Endocrinology and Metabolism* 99, no. 7 (July 2014); Anne M. Minihane et al., "Low-Grade Inflammation, Diet Composition and Health: Current Research Evidence and Its Translation," *British Journal of Nutrition* 114, no. 7 (Oct. 14, 2015).

134 见: Andrew J. Dannenberg and Nathan A. Berger, Obesity, Inflammation and Cancer, 7 (New York: Springer, 2013); Ryan Kolb, Fayyaz S. Sutterwala, and Weizhou Zhang, "Obesity and Cancer: Inflammation Bridges the Two," *Current Opinion in Pharmacology* 29 (Aug. 2016); Marek Wagner, Eli Sihn Samdal Steinskog, and Helge Wiig, "Adipose Tissue Macrophages: The Inflammatory Link between Obesity and Cancer?," *Expert Opinion on Therapeutic Targets* 19, no. 4 (April 2015); Tuo Deng et al., "Obesity, Inflammation, and Cancer," *Annual Review of Pathology: Mechanisms of Disease* 11 (May 23, 2016).

第六章　灰色存在

135 Vikhanski, *Immunity*.

136 IL-6: Luigi Ferrucci et al., "Serum Il-6 Level and the Development of Disability in Older Persons," *Journal of the American Geriatrics Society* 47, no. 6 (1999); Tamara B. Harris et al., "Associations of Elevated Interleukin-6 and C-Reactive Protein Levels with Mortality in the Elderly," *American Journal of Medicine* 106, no. 5 (May 1999).

137 见, Claudio Franceschi and Judith Campisi, "Chronic Inflammation (Inflammaging) and Its Potential Contribution to Age- Associated Diseases," *Journals of Gerontology: Series A* 69, Suppl. 1 (2014); Claudio Franceschi et al., "Inflammaging," in *Handbook of Immunosenescence: Basic Understanding and Clinical Implications*, ed. Tamas Fulop et al. (Cham: Springer International Publishing, 2019); Luigi Ferrucci and Elisa Fabbri, "Inflammageing: Chronic Inflammation in Ageing, Cardiovascular Disease, and Frailty," *Nature Reviews Cardiology* 15, no. 9 (Sept. 2018); Yumiko Oishi and Ichiro Manabe, "Macrophages in Age-Related Chronic Inflammatory Diseases," *NPJ Aging and Mechanisms of Disease* 2, no. 1 (2016).

138 生物衰老的基本标志于 2013 年首次发表。2014 年, 炎症被认为是衰老过程的标志之一。见: Carlos López- Otín et al., "The Hallmarks of Aging," *Cell* 153, no. 6 (June 6, 2013); Brian K. Kennedy et al., "Geroscience: Linking Aging to Chronic Disease," *Cell* 159, no. 4 (Nov. 6, 2014).

139 Claudio Franceschi et al., "Inflammaging and 'Garb-Aging'," *Trends in Endocrinology* & *Metabolism* 28, no. 3 (2017).

140 Arsun Bektas et al., "Aging, Inflammation and the Environment," *Experimental Gerontology* 105 (May 1, 2018).

141 Darren J. Baker et al., "Naturally Occurring P16ink4a-Positive Cells Shorten Healthy Lifespan," *Nature* 530, no. 7589 (Feb. 1, 2016); Francesco Prattichizzo et al., "Senescence Associated Macrophages and "Macroph-Aging": Are They Pieces of the Same Puzzle?," *Aging* (Albany NY) 8, no. 12 (Dec. 7, 2016).

142 Melissa L. Harris et al., "A Direct Link between Mitf, Innate Immunity, and Hair Graying," *PLOS Biology* 16, no. 5 (2018).

143 Richard L. Amdur et al., "Inflammation and Progression of Ckd: The Cric Study," *Clinical Journal of the American Society of Nephrology* 11, no. 9 (Sept. 7, 2016).

144 Oleh M. Akchurin and Frederick Kaskel, "Update on Inflammation in Chronic Kidney Disease," *Blood Purification* 39, nos. 1-3 (2015); Dominic S. Raj, Roberto Pecoits-Filho, and Paul L. Kimmel, "Chapter 17: Inflammation in Chronic Kidney Disease," in *Chronic Renal Disease*, ed. Paul L. Kimmel and Mark E. Rosenberg (San Diego: Academic Press, 2015); Simona Mihai et al., "Inflammation-Related Mechanisms in Chronic Kidney Disease Prediction, Progression, and Outcome," *Journal of Immunology Research* 2018 (Sept. 6, 2018); Gabriela Cobo, Bengt Lindholm, and Peter Stenvinkel, "Chronic Inflammation in End- Stage Renal Disease

and Dialysis," *Nephrology Dialysis Transplantation* 33, Suppl. 3 (Oct. 1, 2018).

145 F. Berenbaum, "Osteoarthritis as an Inflammatory Disease (Osteoarthritis Is Not Osteoarthrosis!)," *Osteoarthritis Cartilage* 21, no. 1 (Jan. 2013).

146 Chang-Yi Cui and Luigi Ferrucci, "Macrophages in Skeletal Muscle Aging," *Aging* 12, no. 1 (2020).

147 Chang-Yi Cui and Luigi Ferrucci, "Macrophages in Skeletal Muscle Aging," *Aging* 12, no. 1 (2020).

148 Alison Abbott, "Is 'Friendly Fire' in the Brain Provoking Alzheimer's Disease?," *Nature* 556 (April 26, 2018); Edward Bullmore, *The Inflamed Mind: A Radical New Approach to Depression* (New York: Picador, 2018).

149 Gill Livingston et al., "Dementia Prevention, Intervention, and Care," *Lancet* 390, no. 10113 (Dec .16, 2017).

150 Helmut Kettenmann and Alexei Verkhratsky, "Neuroglia: The 150 Years After," *Trends in Neurosciences* 31, no. 12 (2008).

151 Abbott, "Is 'Friendly Fire' in the Brain"; Michael T. Heneka et al., "Nlrp3 Is Activated in Alzheimer's Disease and Contributes to Pathology in App/Ps1 Mice," *Nature* 493, no. 7434 (Jan. 1, 2013).

152 Brian W. Kunkle et al., "Genetic Meta- Analysis of Diagnosed Alzheimer's Disease Identifies New Risk Loci and Implicates Aβ, Tau, Immunity and Lipid Processing," *Nature Genetics* 51, no. 3 (March 1, 2019); Rita Guerreiro et al., "Trem2 Variants in Alzheimer's Disease," *New England Journal of Medicine* 368, no. 2 (2012); Thorlakur Jonsson et al., "Variant of Trem2 Associated with the Risk of Alzheimer's Disease," *New England Journal of Medicine* 368, no. 2 (2012).

153 Julia Marschallinger, Kira Irving Mosher, and Tony Wyss-Coray, "Microglial Dysfunction in Brain Aging and Neurodegeneration," in *Handbook of Immunosenescence: Basic Understanding and Clinical Implications*, ed. Tamas Fulop et al. (London: Springer Nature, 2018).

154 Ji- Yeun Hur et al., "The Innate Immunity Protein Ifitm3 Modulates Γ- Secretase in Alzheimer's Disease," *Nature* 586, no. 7831 (Oct. 1, 2020); Christina Ising et al., "Nlrp3 Inflammasome Activation Drives Tau Pathology," *Nature* 575, no. 7784 (Nov. 2019).

155 Beatriz G. Perez-Nievas et al., "Dissecting Phenotypic Traits Linked to Human Resilience to Alzheimer's Pathology," *Brain* 136, Pt. 8 (Aug. 2013).

156　见, Robert Moir and Rudolph E. Tanzi, "The Innate Immune Protection Hypothesis of Alzheimer's Disease," *Advances in Motion* (Feb. 4, 2020); Hur et al., "Innate Immunity Protein"; Michael T Heneka et al., "Neuroinflammation in Alzheimer's Disease," *The Lancet Neurology* 14, no. 4 (2015).

157　Keenan A. Walker et al., "Systemic Inflammation During Midlife and Cognitive Change over 20 Years," *Neurology* 92, no. 11 (2019).

158　Keenan A. Walker et al., "Midlife Systemic Inflammatory Markers Are Associated with Late-Life Brain Volume," *Neurology* 89, no. 22 (2017).

159　Angela R. Kamer et al., "Inflammation and Alzheimer's Disease: Possible Role of Periodontal Diseases," *Alzheimer's & Dementia* 4, no. 4 (July 1, 2008).

160　Robert A. Stern et al., "Tau Positron-Emission Tomography in Former National Football League Players," *New England Journal of Medicine* 380, no. 18 (May 2, 2019); Thor D. Stein et al., "Beta-Amyloid Deposition in Chronic Traumatic Encephalopathy," *Acta Neuropathologica* 130, no. 1 (July 1, 2015).

161　Megan E. Renna et al., "The Association between Anxiety, Traumatic Stress, and Obsessive- Compulsive Disorders and Chronic Inflammation: A Systematic Review and Meta-Analysis," *Depression & Anxiety* 35, no. 11 (2018); Heeok Hong, Byung Sun Kim, and Heh- In Im, "Pathophysiological Role of Neuroinflammation in Neurodegenerative Diseases and Psychiatric Disorders," *International Neurourology Journal* 20, Suppl. 1 (2016).

162　R. S. Smith, "The Macrophage Theory of Depression," *Medical Hypotheses* 35, no. 4 (Aug. 1991).

163　Bullmore, The Inflamed Mind; Beurel, Toups, and Nemeroff, "Bidirectional Relationship of Depression and Inflammation"; Chieh-Hsin Lee and Fabrizio Giuliani, "The Role of Inflammation in Depression and Fatigue," *Review, Frontiers in Immunology* 10, no. 1696 (July 19, 2019).

164　Marie Kim Wium-Andersen et al., "Elevated C-Reactive Protein Levels, Psychological Distress, and Depression in 73,131 Individuals," *JAMA Psychiatry* 70, no. 2 (2013).

165　Neil A. Harrison et al., "Inflammation Causes Mood Changes through Alterations in Subgenual Cingulate Activity and Mesolimbic Connectivity," *Biological Psychiatry* 66, no. 5 (Sept. 1, 2009); Thomas E. Kraynak et al., "Functional Neuroanatomy of Peripheral Inflammatory Physiology: A Meta-Analysis of Human Neuroimaging

Studies," *Neuroscience and Biobehavioral Reviews* 94 (Nov. 2018).

166   Harrison et al., "Inflammation Causes Mood Changes."

167   David S. Jones, Scott H. Podolsky, and Jeremy A. Greene, "The Burden of Disease and the Changing Task of Medicine," *New England Journal of Medicine* 366, no. 25 (June 21, 2012).

168   Rehan P. Visser, "Fernando Pessoa's Art of Living: Ironic Multiples, Multiple Ironies," *The Philosophical Forum* 50, no. 4 (Dec. 1, 2019).

169   Carmela Ciuraru, *Nom De Plume: A (Secret) History of Pseudonyms* (New York: HarperCollins, 2011).

第七章　消退

170   Nicolâas G. Bazâan, Jack H. Botting, and John R. Vane, *New Targets in Inflammation: Inhibitors of Cox-2 or Adhesion Molecules* (Dordrecht: Springer Netherlands, 1996); J. R. Vane and R. M. Botting, "The History of Anti-Inflammatory Drugs and Their Mechanism of Action," in *New Targets in Inflammation: Inhibitors of Cox-2 or Adhesion Molecules Proceedings of a Conference* Held on April 15-16, 1996, in New Orleans, USA, Supported by an Educational Grant from Boehringer Ingelheim, ed. Nicolas Bazan, Jack Botting, and John Vane (Dordrecht: Springer Netherlands, 1996).

171   Vane and Botting, "History of AntiInflammatory Drugs."

172   Alan Jones, "Terminology and Processes Used in Drug Manufacture," in *Chemistry: An Introduction for Medical and Health Sciences* (Chichester, UK: John Wiley & Sons, 2005).

173   Michael Fine, "Quantifying the Impact of NsaidAssociated Adverse Events," *American Journal of Managed Care* 19, no. 14, Suppl. (Nov. 2013).

174   Kay Brune and Burkhard Hinz, "The Discovery and Development of Antiinflammatory Drugs," *Arthritis* & *Rheumatism* 50, no. 8 (2004).

175   Frank Heynick, "The Original 'Magic Bullet' Is 100 Years Old," *British Journal of Psychiatry* 195, no. 5 (2009).

176   见, James N. Fullerton and Derek W. Gilroy, "Resolution of Inflammation: A New Therapeutic Frontier," *Nature Reviews Drug Discovery* 15, no. 8 (Aug. 1, 2016); I. Tabas and C. K. Glass, "Anti-Inflammatory Therapy in Chronic Disease: Chal-

lenges and Opportunities," *Science* 339, no. 6116 (Jan. 11, 2013).

177 Minihane et al., "Low- Grade Inflammation."

178 Stephen M. Rappaport, "Genetic Factors Are Not the Major Causes of Chronic Diseases," *PLOS ONE* 11, no. 4 (2016).

179 Grivennikov, Greten, and Karin, "Immunity, Inflammation, and Cancer"; Haijiang Dai et al., "Global, Regional, and National Burden of Ischaemic Heart Disease and Its Attributable Risk Factors, 1990-2017: Results from the Global Burden of Disease Study 2017," *European Heart Journal—Quality of Care and Clinical Outcomes* (2020).

180 Carine Lenders et al., "A Novel Nutrition Medicine Education Model: The Boston University Experience," *Advances in Nutrition* 4, no. 1 (Jan. 1, 2013); GBD 2017 Diet Collaborators, "Health Effects of Dietary Risks in 195 Countries, 1990-2017: A Systematic Analysis for the Global Burden of Disease Study 2017," *Lancet* 393, no. 10184 (May 11, 2019); U.S. Burden of Disease Collaborators, "The State of US Health, 1990-2016: Burden of Diseases, Injuries, and Risk Factors among US States," *Journal of the American Medical Association* 319, no. 14 (2018).

第八章　细语

181 见, Marc Veldhoen and Verena Brucklacher-Waldert, "Dietary Influences on Intestinal Immunity," *Nature Reviews Immunology* 12, no. 10 (Oct. 2012); Ling Zhao, Joo Y. Lee, and Dan iel H. Hwang, "Inhibition of Pattern Recognition Receptor-Mediated Inflammation by Bioactive Phytochemicals," *Nutrition Reviews* 69, no. 6 (June 2011); Lili Yu et al., "Pattern Recognition Receptor-Mediated Chronic Inflammation in the Development and Progression of Obesity-Related Metabolic Diseases," *Mediators of Inflammation* 2019 (2019).

182 Vikhanski, *Immunity*.

183 Vikhanski, *Immunity*.

184 Metchnikoff, *Life of Elie Metchnikoff*, 1845-1916.

185 Lesley E. Smythies, Larry M. Wahl, and Phillip D. Smith, "Isolation and Purification of Human Intestinal Macrophages," *Current Protocols in Immunology* 70 (Jan. 2006).

186 Lesley E. Smythies et al., "Human Intestinal Macrophages Display Profound In-

flammatory Anergy Despite Avid Phagocytic and Bacteriocidal Activity," *Journal of Clinical Investigation* 115, no. 1 (Jan. 3, 2005).

187   S. K. Mazmanian et al., "An Immunomodulatory Molecule of Symbiotic Bacteria Directs Maturation of the Host Immune System," *Cell* 122, no. 1 (July 15, 2005).

188   Ivaylo I. Ivanov et al., "Induction of Intestinal Th17 Cells by Segmented Filamentous Bacteria," *Cell* 139, no. 3 (Oct. 30, 2009).

189   Jonas Schluter et al., "The Gut Microbiota Is Associated with Immune Cell Dynamics in Humans," *Nature* 588, no. 7837 (Dec. 1, 2020).

190   Jun Sun and Ikuko Kato, "Gut Microbiota, Inflammation and Colorectal Cancer," *Genes & Diseases* 3, no. 2 (June 1, 2016).

191   B. Eiseman et al., "Fecal Enema as an Adjunct in the Treatment of Pseudomembranous Enterocolitis," *Surgery* 44, no. 5 (Nov. 1958).

192   Fredrik Bäckhed et al., "The Gut Microbiota as an Environmental Factor That Regulates Fat Storage," *Proceedings of the National Academy of Sciences of the USA* 101, no. 44 (2004).

193   K. Ridaura Vanessa et al., "Gut Microbiota from Twins Discordant for Obesity Modulate Metabolism in Mice," *Science* 341, no. 6150 (Sept. 6, 2013).

194   H. Renz et al., "An Exposome Perspective: Early-Life Events and Immune Development in a Changing World," *Journal of Allergy and Clinical Immunology* 140, no. 1 (July 2017).

195   H. K. Somineni and S. Kugathasan, "The Microbiome in Patients with Inflammatory Diseases," *Clinical Gastroenterology and Hepatology* 17, no. 2 (Jan. 2019).

196   见, Benoit Chassaing and Andrew T. Gewirtz, "Gut Microbiota, Low- Grade Inflammation, and Metabolic Syndrome," *Toxicologic Pathology* 42, no. 1 (Jan. 2014).

197   Martin J. Blaser, Missing Microbes: How the Overuse of Antibiotics Is Fueling Our Modern Plagues (New York: Holt, 2014).

198   Fergus Shanahan, Tarini S. Ghosh, and Paul W. O'Toole, "The Healthy Microbiome—What Is the Definition of a Healthy Gut Microbiome?" *Gastroenterology* 160, no. 2 (Jan. 2021).

199   Stephan J. Ott et al., "Efficacy of Sterile Fecal Filtrate Transfer for Treating Patients with Clostridium difficile Infection," *Gastroenterology* 152, no. 4 (March 1, 2017); D. H. Kao et al., "A51 Effect of Lyophilized Sterile Fecal Filtrate Vs Lyophilized Donor Stool on Recurrent Clostridium difficile Infection (Rcdi): Preliminary

Results from a Randomized, Double-Blind Pilot Study," *Journal of the Canadian Association of Gastroenterology* 2, Suppl. 2 (2019).

200 Patrice D. Cani et al., "Metabolic Endotoxemia Initiates Obesity and Insulin Resistance," *Diabete*s 56, no. 7 (2007).

201 Yi Wan et al., "Effects of Dietary Fat on Gut Microbiota and Faecal Metabolites, and Their Relationship with Cardiometabolic Risk Factors: A 6- Month Randomised Controlled- Feeding Trial," *Gut* 68, no. 8 (2019).

第九章　脂肪战争

202 Henry Blackburn, email to author, May 2021.

203 Ancel Keys et al., "Coronary Heart Disease among Minnesota Business and Professional Men Followed Fifteen Years," *Circulation* 28 (1963). 尽管明尼苏达男性商业职业人士研究启动于1947年，是最早的冠心病前瞻性研究之一，跟踪调查了500名男性长达15年，但这是跟踪调查中发表的第一篇论文。

204 David S. Jones and Jeremy A. Greene, "The Decline and Rise of Coronary Heart Disease: Understanding Public Health Catastrophism," *American Journal of Public Health* 103, no. 7 (July 2013).

205 感到处处都暖洋洋。

206 Keys and Keys, *Eat Well and Stay Well*.

207 Pett et al., *Ancel Keys and the Seven Countries Study*.

208 Keys and Keys, *Eat Well and Stay Well*.

209 Keys and Keys, *Eat Well and Stay Well*.

210 Study Findings," accessed November 8, 2021, https://www. sevencountriesstudy. com/study-findings/.

211 A. Keys, J. T. Anderson, and F. Grande, "Serum Cholesterol Response to Changes in the Diet: II. The Effect of Cholesterol in the Diet," *Metabolism* 14, no. 7 (July 1965).

212 Pett et al., *Ancel Keys and the Seven Countries Study*.

213 见, Jose E. Galgani and Diego García, "Chapter 25: Role of Saturated and Polyunsaturated Fat in Obesity-Related Inflammation," in *Inflammation, Advancing Age and Nutrition*, ed. Irfan Rahman and Debasis Bagchi (San Diego: Academic Press, 2014); Robert Caesar et al., "Crosstalk between Gut Microbiota and Dietary Lip-

ids Aggravates WAT Inflammation through Tlr Signaling," *Cell Metabolism* 22, no. 4 (2015); Yan Y. Lam et al., "Effects of Dietary Fat Profile on Gut Permeability and Microbiota and Their Relationships with Metabolic Changes in Mice," *Obesity* 23, no. 7 (July 1, 2015); Christopher K. Glass and Jerrold M. Olefsky, "Inflammation and Lipid Signaling in the Etiology of Insulin Resistance," *Cell Metabolism* 15 (May 2, 2012).

214 见, C. Lawrence Kien et al., "Lipidomic Evidence That Lowering the Typical Dietary Palmitate to Oleate Ratio in Humans Decreases the Leukocyte Production of Proinflammatory Cytokines and Muscle Expression of Redox- Sensitive Genes," *Journal of Nutritional Biochemistry* 26, no. 12 (Dec. 1, 2015); David L. Katz, Rachel S. C. Friedman, and Sean C. Lucan, *Nutrition in Clinical Practice: A Comprehensive, Evidence-Based Manual for the Practitioner* (Philadelphia: Wolters Kluwer, 2015); Rupali Deopurkar et al., "Differential Effects of Cream, Glucose, and Orange Juice on Inflammation, Endotoxin, and the Expression of Toll-Like Receptor-4 and Suppressor of Cytokine Signaling-3," *Diabetes Care* 33, no. 5 (2010).

215 Megan M. Robblee et al., "Saturated Fatty Acids Engage an Ire1-Dependent Pathway to Activate the Nlrp3 Inflammasome in Myeloid Cells," *Cell Reports* 14, no. 11 (2016); Suzanne Devkota et al., "Dietary- Fat-Induced Taurocholic Acid Promotes Pathobiont Expansion and Colitis in Il-10 Mice," *Nature* 487, no. 7405 (July 1, 2012); Haitao Wen et al., "Fatty Acid-Induced Nlrp3-Asc Inflammasome Activation Interferes with Insulin Signaling," *Nature Immunology* 12, no. 5 (May 1, 2011).

216 Stephen J. Nicholls et al., "Consumption of Saturated Fat Impairs the Anti-Inflammatory Properties of High Density Lipoproteins and Endothelial Function," *Journal of the American College of Cardiology* 48, no. 4 (Aug. 15, 2006).

217 ustin Sonnenburg and Erica Sonnenburg, *The Good Gut: Taking Control of Your Weight, Your Mood, and Your Long-Term Health* (New York: Penguin, 2016); Melisa A. Bailey and Hannah D. Holscher, "Microbiome-Mediated Effects of the Mediterranean Diet on Inflammation," *Advances in Nutrition* 9, no. 3 (2018); Tien S. Dong and Arpana Gupta, "Influence of Early Life, Diet, and the Environment on the Microbiome," *Clinical Gastroenterology and Hepatology* 17, no. 2 (Jan. 2019); Suzanne Devkota and Eugene B. Chang, "Nutrition, Microbiomes, and Intestinal Inflammation," *Current Opinion in Gastroenterology* 29, no. 6 (2013).

218 David L. Katz, Kim Doughty, and Ather Ali, "Cocoa and Chocolate in Human

Health and Disease," *Antioxidants & Redox Signaling* 15, no. 10 (Nov. 15, 2011).

219　Frank M. Sacks et al., "Dietary Fats and Cardiovascular Disease: A Presidential Advisory from the American Heart Association," *Circulation* 136, no. 3 (July 18, 2017).

220　Walter Willett, interview with author, Feb. 2020.

221　Nurses' Health Study," accessed Nov. 8, 2021, https://nurseshealthstudy.org/.

222　见, Cristina Nocella et al., "Extra Virgin Olive Oil and Cardiovascular Diseases: Benefits for Human Health," *Endocrine, Metabolic & Immune Disorders—Drug Targets* 18, no. 1 (2018); Lukas Schwingshackl, Marina Christoph, and Georg Hoffmann, "Effects of Olive Oil on Markers of Inflammation and Endothelial Function—A Systematic Review and Meta-Analysis," *Nutrients* 7, no. 9 (Sept. 11, 2015).

223　Emilio Ros, "Nuts and Novel Biomarkers of Cardiovascular Disease," *American Journal of Clinical Nutrition* 89, no. 5 (May 2009); Bamini Gopinath et al., "Consumption of Polyunsaturated Fatty Acids, Fish, and Nuts and Risk of Inflammatory Disease Mortality," *American Journal of Clinical Nutrition* 93, no. 5 (2011); Zhi Yu et al., "Associations between Nut Consumption and Inflammatory Biomarkers," *American Journal of Clinical Nutrition* 104, no. 3 (2016).

224　Yu- Shian Cheng et al., "Supplementation of Omega 3 Fatty Acids May Improve Hyperactivity, Lethargy, and Stereotypy in Children with Autism Spectrum Disorders: A Meta-Analysis of Randomized Controlled Trials," *Neuropsychiatric Disease and Treatment* 13 (2017); Alexandra J. Richardson, "Omega-3 Fatty Acids in ADHD and Related Neurodevelopmental Disorders," *International Review of Psychiatry* 18, no. 2 (April 2006).

225　strokes, and even death: Deepak L. Bhatt et al., "Reduce- It USA: Results from the 3146 Patients Randomized in the United States," *Circulation* 141, no. 5 (Feb. 4, 2020).

226　Matthew J. Budoff et al., "Effect of Icosapent Ethyl on Progression of Coronary Atherosclerosis in Patients with Elevated Triglycerides on Statin Therapy: Final Results of the Evaporate Trial," *European Heart Journal* 41, no. 40 (Oct. 21, 2020).

227　见, Janice K. Kiecolt- Glaser et al., "Omega-3 Supplementation Lowers Inflammation and Anxiety in Medical Students: A Randomized Controlled Trial," *Brain, Behavior, and Immunity* 25, no. 8 (Nov. 2011); Artemis P. Simopoulos, "Omega-3 Fatty Acids in Inflammation and Autoimmune Diseases," *Journal of the American College of Nutrition* 21, no. 6 (Dec. 2002); Phillip C. Calder, "Omega-3 Fatty Acids and Inflammatory Processes: From Molecules to Man," *Biochemical Society*

Transactions 45, no. 5 (Oct. 15, 2017); Seyedeh Parisa Moosavian et al., "The Effect of Omega-3 and Vitamin E on Oxidative Stress and Inflammation: Systematic Review and Meta-Analysis of Randomized Controlled Trials," *International Journal for Vitamin and Nutrition Research* 90, no. 5-6 (Oct. 2020).

228 Henry Watson et al., "A Randomised Trial of the Effect of Omega- 3 Polyunsaturated Fatty Acid Supplements on the Human Intestinal Microbiota," *Gut* 67, no. 11 (2018); Mingyang Song and Andrew T. Chan, "Environmental Factors, Gut Microbiota, and Colorectal Cancer Prevention," *Clinical Gastroenterology and Hepatology* 17, no. 2 (Jan. 2019).

229 Gary List and Michael Jackson, "Giants of the Past: The Battle over Hydrogenation " *Inform* 18 (2007).

230 Lauren Coodley, *Upton Sinclair: California Socialist, Celebrity Intellectual* (Lincoln: University of Nebraska Press, 2013).

231 Constitutional Rights Foundation, "Upton Sinclair's the Jungle: Muckraking the Meat Packing Industry," *Bill of Rights in Action* 24, no. 1 (2008).

232 Coodley, *Upton Sinclair.*

233 Upton Sinclair, *The Jungle*, ed. Harold Bloom (New York: Chelsea House , 2002).

234 Sinclair, *The Jungle.*

235 Upton Sinclair, *The Autobiography of Upton Sinclair* (New York: Harcourt Brace and World, 1962).

236 Sinclair, *The Jungle.*

237 Susan Strasser, Satisfaction Guaranteed: *The Making of the American Mass Market* (Washington, DC: Smithsonian Books, 2004).

238 Procter & Gamble Co., *The Story of Crisco* (Cincinnatti, OH: Procter & Gamble , 1913).

239 Dariush Mozaffarian, Irwin Rosenberg, and Ricardo Uauy, "History of Modern Nutrition Science—Implications for Current Research, Dietary Guidelines, and Food Policy," *British Medical Journal* 361 (2018).

240 Fred A. Kummerow, "The Negative Effects of Hydrogenated Trans Fats and What To Do about Them," *Atherosclerosis* 205 (2009).

241 Naomi G. Iwata et al., "Trans Fatty Acids Induce Vascular Inflammation and Reduce Vascular Nitric Oxide Production in Endothelial Cells," *PLOS ONE* 6, no. 12 (2011).

第十章　甜的，咸的，要命的

242 Howard Markel, *The Kelloggs: The Battling Brothers of Battle Creek* (New York: Vintage Books, 2018); Richard W. Schwarz, John Harvey Kellogg, M. D.: *Pioneering Health Reformer* (Hagerstown, MD: Review and Herald Publishing Association, 2006); John Harvey Kellogg, *Shall We Slay to Eat?* (Battle Creek, MI: Good Health Publishing Company, 1906).

243 food historian Abigail Carroll wrote: Abigail Carroll, Three Squares: *The Invention of the American Meal* (New York: Basic Books, 2013).

244 Walt Whitman, "Manly Health and Training," *New York Atlas*, Sept. 26, 1858.

245 Jones, Podolsky, and Greene, "The Burden of Disease."

246 Markel, T*he Kelloggs: The Battling Brothers.*

247 Kellogg, *Shall We Slay to Eat?*

248 Xin Zhou et al., "Variation in Dietary Salt Intake Induces Coordinated Dynamics of Monocyte Subsets and Monocyte-Platelet Aggregates in Humans: Implications in End Organ Inflammation," *PLOS One* 8, no. 4 (2013); Johanna Sigaux et al., "Salt, Inflammatory Joint Disease, and Autoimmunity," *Joint Bone Spine* 85, no. 4 (July 1, 2018); Markus Kleinewietfeld et al., "Sodium Chloride Drives Autoimmune Disease by the Induction of Pathogenic Th17 Cells," *Nature* 496, no. 7446 (April 25, 2013).

249 Tomokazu Sumida et al., "Activated B-Catenin in Foxp3 Regulatory T Cells Links Inflammatory Environments to Autoimmunity," *Nature Immunology* 19, no. 12 (Dec. 2018).

250 Jason D. Foss, Annet Kirabo, and David G. Harrison, "Do High- Salt Microenvironments Drive Hypertensive Inflammation?," *American Journal of Physiology—Regulatory, Integrative and Comparative Physiology* 312, no. 1 (Jan. 2017): R1-R4; Natalia R. Barbaro et al., "Dendritic Cell Amiloride- Sensitive Channels Mediate Sodium-Induced Inflammation and Hypertension," *Cell Reports* 21, no. 4 (Oct. 24, 2017).

251 Panagiota Pietri and Christodoulos Stefanadis, "Cardiovascular Aging and Longevity: JACC State- of-the-Art Review," *Journal of the American College of Cardiology* 77, no. 2 (Jan. 19, 2021). Glycemic-Index Foods Eaten at Dinner Improve Subse-

quent Breakfast Glycemic Response," *American Journal of Clinical Nutrition* 48, no. 4 (1988); Rebecca C. Mollard et al., "First and Second Meal Effects of Pulses on Blood Glucose, Appetite, and Food Intake at a Later Meal," *Applied Physiology, Nutrition, and Metabolism* 36, no. 5 (2011).

252 Julia Matthias et al., "Sodium Chloride Is an IonicCheckpoint for Human Th2 Cells and Shapes the Atopic Skin Microenvironment," *Science Translational Medicine* 11, no. 480 (Feb. 20, 2019).

253 William Shurtleff and Akiko Aoyagi, *History of Meat Alternatives* (965 CE to 2014): *Extensively Annotated Bibliography and Source-book* (Lafayette, CA: Soyinfo Center, 2014).

254 John Yudkin, *Pure, Whit e and Deadly: How Sugar Is Killing Us and What We Can Do to Stop It* (New York: Viking, 2012).

255 Harvey Levenstein, *Fear of Food: A History of Why We Worry about What We Eat* (Chicago: University of Chicago Press, 2012).

256 Scott Dickinson et al., "High- Glycemic Index Carbohydrate Increases Nuclear Factor-Kappab Activation in Mononuclear Cells of Young, Lean Healthy Subjects," *American Journal of Clinical Nutrition* 87, no. 5 (May 2008); Katherine Esposito and Dario Giugliano, "Diet and Inflammation: A Link to Met-abolic and Cardiovascular Diseases," *European Heart Journal* 27, no. 1 (2006).

257 Thomas Jensen et al., "Fructose and Sugar: A Major Mediator of Non-Alcoholic Fatty Liver Disease," *Journal of Hepatology* 68, no. 5 (May 1, 2018).

258 Quanhe Yang et al., "Added Sugar Intake and Cardiovascular Diseases Mortality among US Adults," *JAMA Internal Medicine* 174, no. 4 (April 2014).

259 Isabelle Aeberli et al., "Low to Moderate Sugar- Sweetened Beverage Consumption Impairs Glucose and Lipid Metabolism and Promotes Inflammation in Healthy Young Men: A Randomized Controlled Trial," *American Journal of Clinical Nutrition* 94, no. 2 (Aug. 2011); J. M. Bruun et al., "Consumption of Sucrose- Sweetened Soft Drinks Increases Plasma Levels of Uric Acid in Over- weight and Obese Subjects: A 6-Month Randomised Controlled Trial," *European Journal of Clinical Nutrition* 69, no. 8 (Aug. 2015).

260 Allan S. Christensen et al., "Effect of Fruit Restriction on Glycemic Control in Patients with Type 2 Diabetes—A Randomized Trial," *Nutrition Journal* 12 (March 5, 2013); B. J. Meyer et al., "Some Biochemical Effects of a Mainly Fruit Diet in

Man," *South African Medical Journal* 45, no. 10 (March 6, 1971); David J. A. Jenkins et al., "Effect of a Very-High-Fiber Vegetable, Fruit, and Nut Diet on Serum Lipids and Colonic Function," *Metabolism* 50, no. 4 (April 2001).

261 Yi Rang Na et al., "Macrophages in Intestinal Inflammation and Resolution: A Potential Therapeutic Target in IBD," *Nature Reviews Gastroenterology & Hepatology* 16, no. 9 (Sept. 1, 2019).

262 Markel, *The Kelloggs*.

263 John Harvey Kellogg, T*he New Dietetics: What to Eat and How: A Guide to Scientific Feeding in Health and Disease* (Battle Creek, MI: Modern Medicine Publishing, 1923).

264 Karen Windey, Vicky De Preter, and Kristin Verbeke, "Relevance of Protein Fermentation to Gut Health," *Molecular Nutrition & Food Research* 56, no. 1 (Jan. 2012); Stephen J. D. O'Keefe et al., "Fat, Fibre and Cancer Risk in African Americans and Rural Africans," *Nature Communications* 6 (2015); Devkota and Chang, "Nutrition, Microbiomes, and Intestinal Inflammation."

265 Patricia Lopez-Legarrea et al., "The Protein Type within a Hypocaloric Diet Affects Obesity-Related Inflammation: The Resmena Project," *Nutrition* 30, no. 4 (April 2014); Monique van Nielen et al., "Dietary Protein Intake and Incidence of Type 2 Diabetes in Europe: The Epic-Interact Case Cohort Study," *Diabetes Care* 37, no. 7 (July 2014); Nathalie Bergeron et al., "Effects of Red Meat, White Meat, and Nonmeat Protein Sources on Atherogenic Lipoprotein Measures in the Context of Low Compared with High Saturated Fat Intake: A Randomized Controlled Trial," *The American Journal of Clinical Nutrition* 110, no. 1 (2019); Heli E. K. Virtanen et al., "Dietary Proteins and Protein Sources and Risk of Death: The Kuopio Ischaemic Heart Disease Risk Factor Study," *American Journal of Clinical Nutrition* 109, no. 5 (2019).

266 Jose C. Clemente, Julia Manasson, and Jose U. Scher, "The Role of the Gut Microbiome in Systemic Inflammatory Disease," *British Medical Journal* 360 (2018); Song and Chan, "Environmental Factors, Gut Microbiota"; E. Magee, "A Nutritional Component to Inflammatory Bowel Disease: The Contribution of Meat to Fecal Sulfide Excretion," *Nutrition* 15, no. 3 (March 1999); S. L. Jowett et al., "Influence of Dietary Factors on the Clinical Course of Ulcerative Colitis: A Prospective Cohort Study," *Gut* 53, no. 10 (Oct. 2004).

267 Dong and Gupta, "Influence of Early Life."

268 Maria Hedlund et al., "Evidence for a Human-Specific Mechanism for Diet and Antibody- Mediated Inflammation in Carcinoma Progression," *Proceedings of the National Academy of Sciences of the USA* 105, no. 48 (Dec. 2, 2008).

269 Lu Qi et al., "Heme Iron from Diet as a Risk Factor for Coronary Heart Disease in Women with Type 2 Diabetes," *Diabetes Care* 30, no. 1 (2007).

270 Clett Erridge, "The Capacity of Foodstuffs to Induce Innate Immune Activation of Human Monocytes in Vitro Is Dependent on Food Content of Stimulants of Toll-Like Receptors 2 and 4," *British Journal of Nutrition* 105, no. 1 (2011).

271 Robert A. Vogel, Mary C. Corretti, and Gary D. Plotnick, "Effect of a Single High-Fat Meal on Endothelial Function in Healthy Subjects," *American Journal of Cardiology* 79, no. 3 (Feb. 1, 1997).

272 Brian Kellock, *Fiber Man: The Life Story of Dr. Denis Burkit* (Tring: Lion Publishing, 1985).

273 O'Keefe et al., "Fat, Fibre and Cancer Risk."

274 Carlotta De Filippo et al., "Impact of Diet in Shaping Gut Microbiota Revealed by a Comparative Study in Children from Europe and Rural Africa," *Proceedings of the National Academy of Sciences of the USA* 107, no. 33 (2010); H. L. Simpson and B. J. Campbell, "Review Article: Dietary Fibre Microbiota Interactions," *Alimentary Pharmacology and Therapeutics* 42 (2015).

275 Melanie Schirmer et al., "Linking the Human Gut Microbiome to Inflammatory Cytokine Production Capacity," *Cell* 167, no. 4 (2016); Lisa Rizzetto et al., "Connecting the Immune System, Systemic Chronic Inflammation and the Gut Microbiome: The Role of Sex," *Journal of Autoimmunity* 92 (Aug. 2018).

276 Herbert Tilg and Alexander R. Moschen, "Food, Immunity, and the Microbiome," *Gastroenterology* 148, no. 6 (May 2015); James L. Richards et al., "Dietary Metabolites and the Gut Microbiota: An Alternative Approach to Control Inflammatory and Autoimmune Diseases," *Clinical & Translational Immunology* 5, no. 5 (May 2016).

277 见, Shuai Wang et al., "Functions of Macrophages in the Maintenance of Intestinal Homeostasis," *Journal of Immunology Research* 2019 (March 2019); Na et al., "Macrophages in Intestinal Inflammation and Resolution"; Song and Chan, "Environmental Factors, Gut Microbiota"; Hideo Ohira, Wao Tsutsui, and Yoshio Fu-

jioka, "Are Short Chain Fatty Acids in Gut Microbiota Defensive Players for Inflammation and Atherosclerosis?," *Journal of Atherosclerosis and Thrombosis* 24, no. 7 (2017).

278 Yu Anne Yap and Eliana Mariño, "An Insight into the Intestinal Web of Mucosal Immunity, Microbiota, and Diet in Inflammation," *Frontiers in Immunology* 9 (2018).

279 J. E. Park et al., "Differential Effect of Short-Term Popular Diets on TMAO and Other Cardio-Metabolic Risk Markers," *Nutrition, Metabolism and Cardiovascular Diseases* 29, no. 5 (May 1, 2019).

280 Joanna E. Lambert, "Primate Nutritional Ecology: Feeding Biology and Diet at Ecological and Evolutionary Scales," in *Primates in Perspective*, ed. Christina Campbell et al. (Oxford: Oxford University Press, 2010); Joanna E. Lambert, "Primate Digestion: Interactions among Anatomy, Physiology, and Feeding Ecology," *Evolutionary Anthropology: Issues, News, and Reviews* 7, no. 1 (Jan. 1, 1998).

281 Peter S. Ungar, *Evolution of the Human Diet : The Known, the Unknown, and the Unknowable*, Human Evolution Series (Oxford: Oxford University Press, 2007); Lisa Ringhofer, *Fishing, Foraging and Farming in the Bolivian Amazon: On a Local Society in Transition* (Dordrecht: Springer, 2010).

282 Ringhofer, *Fishing, Foraging and Farming*; H. J. Challa, M. Bandlamudi, and K. R. Uppaluri, "Paleolithic Diet," in Statpearls (2021).

283 Jessica Hendy et al., "Proteomic Evidence of Dietary Sources in Ancient Dental Calculus," *Proceedings of the Royal Society B: Biological Sciences* 285, no. 1883 (July 25, 2018).

284 Fatemeh Arya et al., "Differences in Postprandial Inflammatory Responses to a ' Modern ' V. raditional Meat Meal: A Preliminary Study," *British Journal of Nutrition* 104, no. 5 (Sept. 2010).

285 Shivam Joshi, Robert J. Ostfeld, and Michelle McMacken, "The Ketogenic Diet for Obesity and Diabetes—Enthusiasm Out-paces Evidence," *JAMA Internal Medicine* 179, no. 9 (2019); Steven R. Smith, "A Look at the Low- Carbohydrate Diet," *New England Journal of Medicine* 361 (Dec. 3, 2009); Ilana M. Bank et al., "Sudden Cardiac Death in Association with the Ketogenic Diet," *Pediatric Neurology* 39, no. 6 (Dec. 1, 2008); Beth Zupec- Kania and Mary L. Zupanc, "Long-Term Management of the Ketogenic Diet: Seizure Monitoring, Nutrition, and Supplemen-

tation," *Epilepsia* 49, Suppl. 8 (Nov. 2008).

286 Jason K. Hou, Bincy Abraham, and Hashem El-Serag, "Dietary Intake and Risk of Developing nflammatory Bowel Disease: A Systematic Review of the Literature," *American Journal of Gastroenterology* 106, no. 4 (April 2011).

287 Mitsuro Chiba et al., "Lifestyle-Related Disease in Crohn's Disease: Relapse Prevention by a Semi-Vegetarian Diet," *World Journal of Gastroenterology* 16, no. 20 (2010); Ashwin N. Ananthakrishnan et al., "A Prospective Study of Long-Term Intake of Dietary Fiber and Risk of Crohn's Disease and Ulcerative Colitis," *Gastroenterology* 145, no. 5 (Nov. 2013).

288 Carol L. Roberts et al., "Translocation of Crohn's Disease Escherichia Coli across M- Cells: Contrasting Effects of Soluble Plant Fibres and Emulsifiers," *Gut* 59, no. 10 (Oct. 2010); Isobel Franks, "Crohn's Disease: Soluble Plant Fibers May Protect against E. Coli Translocation," *Nature Reviews Gastroenterology & Hepatology* 7, no. 12 (Dec. 2010).

第十二章　农场之国

289 Marion Nestle, *Food Politics: How the Food Industry Influences Nutrition and Health* (Berkeley: University of California Press, 2007); Robert Sam Anson, *McGovern: A Biography* (New York: Holt, Rinehart and Winston, 1972).

290 William J. Broad, "NIH Deals Gingerly with Diet-Disease Link: Federal Dietary Guidelines for Disease Prevention Have Scant Support from NIH, but Pressure to Take a Stand Is Building," *Science* 204, no. 4398 (1979); William J. Broad, "Jump in Funding Feeds Research on Nutrition: But the Dollars Also Fuel a Departmental Turf War That Threatens to Sap the Field of Its Newfound Nourishment," *Science* 204, no. 4397 (1979); George McGovern, "Statement of Senator George McGovern on the Publication of Dietary Goals for the United States," in *Dietary Goals for the United States* (Washington, DC: US Government Printing Office, 1977).

291 "The McGovern Report," *Nutrition Facts*, April 12, 2013, https://nutritionfacts. org/video/the-mcgovern-report/. All the quotations regarding the country's first dietary guidelines that appear in this paragraph and the ones that follow are taken from this source.

292 Michael Pollan, *In Defense of Food: An Eater's Manifesto* (New York: Penguin Press,

2008).

293 Pollan, *In Defense of Food.*

294 Pollan, *In Defense of Food.* All the quotations that appear in this paragraph are taken from this source.

295 T. Colin Campbell, interview with author, Feb. 2020.

296 见, Song and Chan, "Environmental Factors, Gut Microbiota"; Mari Anoushka Ricker and William Christian Haas, "Anti-Inflammatory Diet in Clinical Practice: A Review," *Nutrition in Clinical Practice* 32, no. 3 (June 1, 2017); Franceschi et al., "Inflammaging and 'Garb-Aging'"; Adriaan A. van Beek et al., "Metabolic Alterations in Aging Macrophages: Ingredients for Inflammaging?," *Trends in Immunology* 40, no. 2 (Feb. 1, 2019).

297 Anaïs Rico-Campà et al., "Association between Consumption of Ultra-Processed Foods and All Cause Mortality: Sun Prospective Cohort Study," *British Medical Journal* 365 (2019); Bernard Srour et al., "Ultraprocessed Food Consumption and Risk of Type 2 Diabetes among Participants of the Nutrinet- Santé Prospective Cohort," *JAMA Internal Medicine* 180, no. 2 (2020); Bernard Srour et al., "Ultra-Processed Food Intake and Risk of Cardiovascular Disease: Prospective Cohort Study (Nutrinet- Santé)," *British Medical Journal* 365 (2019).

298 Jotham Suez et al., "Artificial Sweeteners Induce Glucose Intolerance by Altering the Gut Microbiota," *Nature* 514, no. 7521 (Oct. 1, 2014); Jotham Suez et al., "Non-Caloric Artificial Sweeteners and the Microbiome: Findings and Challenges," *Gut Microbes* 6, no. 2 (March 4, 2015); Iryna Liauchonak et al., "Non-Nutritive Sweeteners and Their Implications on the Development of Metabolic Syndrome," *Nutrients* 11, no. 3 (2019); Stephanie Olivier-Van Stichelen, Kristina I. Rother, and John A. Hanover, "Maternal Exposure to Non-Nutritive Sweeteners Impacts Progeny's Metabolism and Microbiome," *Frontiers in Microbiology* 10, no. 1360 (June 20, 2019).

299 M. Y. Pepino et al., "Sucralose Affects Glycemic and Hormonal Responses to an Oral Glucose Load," *Diabetes Care* 36, no. 9 (Sept. 2013); Alonso Romo-Romo et al., "Sucralose Decreases Insulin Sensitivity in Healthy Subjects: A Randomized Controlled Trial," *American Journal of Clinical Nutrition* 108, no. 3 (Sept. 1, 2018).

300 enoit Chassaing et al., "Dietary Emulsifiers Impact the Mouse Gut Microbiota Promoting Colitis and Metabolic Syndrome," *Nature* 519, no. 7541 (March 1, 2015).

301 Roberts et al., "Translocation of Crohn's Disease *Escherichia Coli across M- Cells*."

302 见, Anette Christ, Mario Lauterbach, and Eicke Latz, "Western Diet and the Immune System: An Inflammatory Connection," *Immunity* 51 (Nov. 19, 2019); Tilg and Moschen, "Food, Immunity, and the Microbiome"; Janett Barbaresko et al., "Dietary Pattern Analysis and Biomarkers of Low-Grade Inflammation: A Systematic Literature Review," *Nutrition Reviews* 71, no. 8 (Aug. 2013); Dario Giugliano, Antonio Ceriello, and Katherine Esposito, "The Effects of Diet on Inflammation: Emphasis on the Metabolic Syndrome," *Journal of the American College of Cardiology* 48, no. 4 (Aug. 15, 2006).

303 Sonia García- Calzón et al., "Dietary Inflammatory Index and Telomere Length in Subjects with a High Cardiovascular Disease Risk from the Predimed-Navarra Study: Cross-Sectional and Longitudinal Analyses over 5 Y," *American Journal of Clinical Nutrition* 102, no. 4 (2015).

304 Marta Crous- Bou et al., "Mediterranean Diet and Telomere Length in Nurses' Health Study: Population Based Cohort Study," *British Medical Journal* 349 (Dec. 2, 2014); Dean Ornish et al., "Effect of Comprehensive Lifestyle Changes on Telomerase Activity and Telomere Length in Men with Biopsy-Proven Low-Risk Prostate Cancer: 5-Year Follow-Up of a Descriptive Pilot Study," *The Lancet Oncology* 14, no. 11 (Oct. 2013).

305 Oliver Soehnlein and Peter Libby, "Targeting Inflammation in Atherosclerosis— From Experimental Insights to the Clinic," *Nature Reviews Drug Discovery* 20 (2021).

306 Christ, Lauterbach, and Latz, "Western Diet and the Immune System."

307 *The Routledge Handbook of Soft Power*, ed. Naren Chitty et al. (New York: Routledge, 2017).

第十三章　绿叶菜

308 Keys and Keys, *Eat Well and Stay Well*.

309 Keys and Keys, *Eat Well and Stay Well*.

310 Keys and Keys, *Eat Well and Stay Well*.

311 Sang Chul Jeong, Sundar Rao Koyyalamudi, and Gerald Pang, "Dietary Intake of Agaricus bisporus White Button Mushroom Accelerates Salivary Immunoglobulin

A Secretion in Healthy Volunteers," *Nutrition* 28, no. 5 (May 2012).

312   F. Meng, "Baker's Yeast Beta-Glucan Decreases Episodes of Common Childhood Illness in 1 to 4 Year Old Children during Cold Season in China," *Journal of Nutrition and Food Science* 6, no. 4 (2016).

313   见, Barbara Prietl et al., "Vitamin D and Immune Function," *Nutrients* 5, no. 7 (July 5, 2013); Wei Liu et al., "The Anti-Inflammatory Effects of Vitamin D in Tumorigenesis," *International Journal of Molecular Sciences* 19, no. 9 (Sept. 13, 2018); Neng Chen et al., "Effect of Vitamin D Supplementation on the Level of Circulating High-Sensitivity C-Reactive Protein: A Meta-Analysis of Randomized Controlled Trials," *Nutrients* 6, no. 6 (June 10, 2014); Wang et al., "Functions of Macrophages in the Maintenance of Intestinal Homeostasis."

314   Ancel Keys, "Mediterranean Diet and Public Health: Personal Reflections," *American Journal of Clinical Nutrition* 61, no. 6 Suppl. (June 1995).

315   Albena T. Dinkova-Kostova and Rumen V. Kostov, "Glucosinolates and Isothiocyanates in Health and Disease," *Trends in Molecular Medicine* 18, no. 6 (June 1, 2012).

316   见, Nagisa Mori et al., "Cruciferous Vegetable Intake and Mortality in Middle-Aged Adults: A Prospective Cohort Study," *Clinical Nutrition* 38, no. 2 (April 1, 2019); Dagfinn Aune, "Plant Foods, Antioxidant Biomarkers, and the Risk of Cardiovascular Disease, Cancer, and Mortality: A Review of the Evidence," *Advances in Nutrition* 10, Suppl. 4 (2019); Patrizia Riso et al., "Effect of 10-Day Broccoli Consumption on Inflammatory Status of Young Healthy Smokers," *International Journal of Food Sciences and Nutrition* 65, no. 1 (Feb. 2014); Yu Jiang et al., "Cruciferous Vegetable Intake Is Inversely Correlated with Circulating Levels of Proinflammatory Markers in Women," *Journal of the Academy of Nutrition and Dietetics* 114, no. 5 (May 2014).

317   Sicong Tian et al., "Microbiota: A Mediator to Transform Glucosinolate Precursors in Cruciferous Vegetables to the Active Isothiocyanates," *Journal of the Science of Food and Agriculture* 98, no. 4 (March 2018).

318   Tilg and Moschen, "Food, Immunity, and the Microbiome"; Veldhoen and Brucklacher-Waldert, "Dietary Influences on Intestinal Immunity."

319   Marialaura Bonaccio et al., "Mediterranean Diet, Dietary Polyphenols and Low Grade Inflammation: Results from the Moli-Sani Study," *British Journal of Clinical*

Pharmacology 83, no. 1 (Jan. 2017); Alexa Serino and Gloria Salazar, "Protective Role of Polyphenols against Vascular Inflammation, Aging and Cardiovascular Disease," *Nutrients* 11, no. 1 (2019); Ricker and Haas, "Anti-Inflammatory Diet in Clinical Practice" ; Sashwati Roy and Siba P. Raychaudhuri, eds., *Chronic Inflammation: Molecular Pathophysiology, Nutritional and Therapeutic Interventions* (Boca Raton, FL: CRC Press, 2012).

320 Rizzetto et al., "Connecting the Immune System" ; Bailey and Holscher, "Microbiome-Mediated Effects of the Mediterranean Diet."

321 Pett et al., *Ancel Keys and the Seven Countries Study*.

322 Todd Tucker, *The Great Starvation Experiment* (Minneapolis: University of Minnesota Press, 2007).

323 Mozaffarian, Rosenberg, and Uauy, "History of Modern Nutrition Science."

324 Vern Farewell and Tony Johnson, "Woods and Russell, Hill, and the Emergence of Medical Statistics," *Statistics in Medicine* 29, no. 14 (June 30, 2010).

325 Centers for Disease Control and Prevention, "Tobacco Use—United States, 1900-1999," *Morbidity Mortality Weekly Report* 48, no. 43 (Nov. 5, 1999).

326 National Tobacco Reform Leadership Team, "Letter to FDA Commissioner Scott Gottlieb, M.D.—Recent FDA Actions to Reduce Adolescent Tobacco Use," (Dec. 7, 2018), https://www. tobaccoreform. org/letter-to-fda-commissioner-scott-gottlieb-m-d-actions-to-reduce-adolescent-tobacco-use/.

327 Martha N. Gardner and Allan M. Brandt, " 'The Doctors' Choice Is America's Choice': The Physician in US Cigarette Advertisements, 1930-1953," *American Journal of Public Health* 96, no. 2 (2006).

328 Richard Doll, "The First Report on Smoking and Lung Cancer," in Ashes to Ashes: *The History of Smoking and Health*, ed. Stephen Lock, Lois A. Reynolds, and E. M. Tansey (Amsterdam: Editions Rodopi B. V., 1998).

329 Richard Doll and A. Bradford Hill, "Lung Cancer and Other Causes of Death in Relation to Smoking; A Second Report on the Mortality of British Doctors," *British Medical Journal* 2, no. 5001 (Nov. 10, 1956); Richard Doll and A. Bradford Hill, "The Mortality of Doctors in Relation to Their Smoking Habits: A Preliminary Report," *British Medical Journal* 1, no. 4877 (1954).

330 A. Bradford Hill, "The Environment and Disease: Association or Causation?," *Proceedings of the Royal Society of Medicine* 58, no. 5 (1965).

331 Ambika Satija et al., "Understanding Nutritional Epidemiology and Its Role in Policy," *Advances in Nutrition* 6, no. 1 (2015).

332 Mouhssen Lahlou, "The Success of Natural Products in Drug Discovery," *Pharmacology* & *Pharmacy* 4 (2013).

333 Caldwell Esselstyn, interview with author, Feb. 2020.

334 Veldhoen and Brucklacher-Waldert, "Dietary Influences on Intestinal Immunity."

335 Kerrie L Kaspar et al., "Pigmented Potato Consumption Alters Oxidative Stress and Inflammatory Damage in Men," *Journal of Nutrition* 141, no. 1 (Jan. 2011); Joe A. Vinson et al., "High-Antioxidant Potatoes: Acute in Vivo Antioxidant Source and Hypotensive Agent in Humans after Supplementation to Hypertensive Subjects," *Journal of Agricultural and Food Chemistry* 60, no. 27 (July 11, 2012).

336 Caldwell B. Esselstyn Jr. et al., "A Way to Reverse CAD?," *Journal of Family Practice* 63, no. 7 (July 2014).

337 C. J. Blacklock et al., "Salicylic Acid in the Serum of Subjects Not Taking Aspirin: Comparison of Salicylic Acid Concentrations in the Serum of Vegetarians, Non-Vegetarians, and Patients Taking Low Dose Aspirin," *Journal of Clinical Pathology* 54, no. 7 (July 2001).

338 Pingali Usharani, Nishat Fatima, and Nizampatnam Muralidhar, "Effects of Phyllanthus emblica Extract on Endothelial Dysfunction and Biomarkers of Oxidative Stress in Patients with Type 2 Diabetes Mellitus: A Randomized, Double-Blind, Controlled Study," *Diabetes, Metabolic Syndrome and Obesity: Targets and Therapy* 6 (2013); Pingali Usharani, Padma Latha Merugu, and Chandrasekhar Nutalapati, "Evaluation of the Effects of a Standardized Aqueous Extract of Phyllanthus emblica Fruits on Endothelial Dysfunction, Oxidative Stress, Systemic Inflammation and Lipid Profile in Subjects with Metabolic Syndrome: A Randomised, Double Blind, Placebo Controlled Clinical Study," *BMC Complementary and Alternative Medicine* 19, no. 1 (May 6, 2019).

339 见, Susan S. Percival et al., "Bioavailability of Herbs and Spices in Humans as Determined by Ex Vivo Inflammatory Suppression and DNA Strand Breaks," *Journal of the American College of Nutrition* 31, no. 4 (Aug. 2012); Ricker and Haas, "Anti-Inflammatory Diet in Clinical Practice"; Changyou Zhu et al., "Impact of Cinnamon Supplementation on Cardiometabolic Biomarkers of Inflammation and Oxidative Stress: A Systematic Review and Meta-Analysis of Randomized Controlled Tri-

als," *Complementary Therapies in Medicine* 53 (Sept. 1, 2020); Shiva Kazemi et al., "Cardamom Supplementation Improves Inflammatory and Oxidative Stress Biomarkers in hyperlipidemic, Overweight, and Obese Pre-Diabetic Women: A Randomized Double-Blind Clinical Trial," *Journal of the Science of Food and Agriculture* 97, no. 15 (Dec. 2017).

340 见, Yasmin Anum Mohd Yusof, "Gingerol and Its Role in Chronic Diseases," in Drug Discovery from Mother Nature, ed. Subash Chandra Gupta, Sahdeo Prasad, and Bharat B. Aggarwal (Cham, Switzerland: Springer, 2016); Jing Wang et al., "Beneficial Effects of Ginger Zingiber officinale Roscoe on Obesity and Metabolic Syndrome: A Review," *Annals of the New York Academy of Sciences* 1398, no. 1 (June 1, 2017); Hassan Mozaffari- Khosravi et al., "The Effect of Ginger Powder Supplementation on Insulin Resistance and Glycemic Indices in Patients with Type 2 Diabetes: A Randomized, Double-Blind, Placebo-Controlled Trial," *Complementary Therapies in Medicine* 22, no. 1 (Feb. 2014); Mehran Rahim lou et al., "Ginger Supplementation in Nonalcoholic Fatty Liver Disease: A Randomized, Double-Blind, Placebo-Controlled Pilot Study," *Hepatitis Monthly* 16, no. 1 (Jan. 2016); E. M. Bartels et al., "Efficacy and Safety of Ginger in Osteoarthritis Patients: A Meta-Analysis of Randomized Placebo- Controlled Trials," *Osteoarthritis Cartilage* 23, no. 1 (Jan. 2015).

341 Mehdi Maghbooli et al., "Comparison between the Efficacy of Ginger and Sumatriptan in the Ablative Treatment of the Common Migraine," *Phytotherapy Research* 28, no. 3 (March 2014); James W. Daily et al., "Efficacy of Ginger for Alleviating the Symptoms of Primary Dysmenorrhea: A Systematic Review and Meta-Analysis of Randomized Clinical Trials," *Pain Medicine* 16, no. 12 (Dec. 2015).

342 见, Subash C. Gupta, Sridevi Patchva, and Bharat B. Aggarwal, "Therapeutic Roles of Curcumin: Lessons Learned from Clinical Trials," *The AAPS Journal* 15, no. 1 (Jan. 2013); Binu Chandran and Ajay Goel, "A Randomized, Pilot Study to Assess the Efficacy and Safety of Curcumin in Patients with Active Rheumatoid Arthritis," *Phytotherapy Research* 26, no. 11 (Nov. 2012); Vilai Kuptniratsaikul et al., "Efficacy and Safety of Curcuma domestica Extracts in Patients with Knee Osteoarthritis," *Journal of Alternative and Complementary Medicine* 15, no. 8 (Aug. 2009); Krishna Adit Agarwal et al., "Efficacy of Turmeric (Curcumin) in Pain and Postoperative Fatigue after Laparoscopic Cholecystectomy: A Double- Blind, Randomized

Placebo- Controlled Study," *Surgical Endoscopy* 25, no. 12 (Dec. 2011).

343 S. Prasad and B. B. Aggarwal, "Turmeric, the Gold Spice: From Traditional to Modern Medicine," in *Herbal Medicine: Biomolecular and Clinical Aspects*, ed. Iris F. F. Benzie and Sissi Wachtel-Galor (Boca Raton, FL: CRC Press, 2011); Roy and Raychaudhuri, *Molecular Pathophysiology, Nutritional and Therapeutic Interventions.*

344 Hiroyuki Hanai et al., "Curcumin Maintenance Therapy for Ulcerative Colitis: Randomized, Multicenter, Double-Blind, Placebo- Controlled Trial," *Clinical Gastroenterology and Hepatology* 4, no. 12 (Dec. 2006); David L. Suskind et al., "Tolerability of Curcumin in Pediatric Inflammatory Bowel Disease: A Forced-Dose Titration Study," *Journal of Pediatric Gastroenterology and Nutrition* 56, no. 3 (March 2013).

345 Caleb E. Finch, *The Biology of Human Longevity: Inflammation, Nutrition, and Aging in the Evolution of Life Spans* (Burlington, MA: Academic Press, 2007).

346 Bharat B Aggarwal et al., "Curcumin-Free Turmeric Exhibits Anti-Inflammatory and Anticancer Activities: Identification of Novel Components of Turmeric," *Molecular Nutrition & Food Research* 57, no. 9 (Sept. 2013).

347 Guido Shoba et al., "Influence of Piperine on the Pharmacokinetics of Curcumin in Animals and Human Volunteers," *Planta Medica* 64, no. 4 (May 1998); Preetha Anand et al., "Bioavailability of Curcumin: Problems and Promises," *Molecular Pharmaceutics* 4, no. 6 (Nov.-Dec. 2007).

348 Samuel A. Smits et al., "Seasonal Cycling in the Gut Microbiome of the Hadza Hunter-Gatherers of Tanzania," *Science* 357, no. 6353 (2017).

349 见, Michael Greger and Gene Stone, *How Not to Die: Discover the Foods Scientifically Proven to Prevent and Reverse Disease* (New York: Flatiron Books, 2015); T. Colin Campbell and Thomas M. Campbell II, *The China Study: Revised and Expanded Edition: The Most Comprehensive Study of Nutrition Ever Conducted and the Startling Implications for Diet, Weight Loss, and Long-Term Health* (Dallas, TX: BenBella Books, 2016); David L. Katz, *The Truth about Food: Why Pandas Eat Bamboo and People Get Bamboozled* (independently published, 2018).

350 见, Barbaresko et al., "Dietary Pattern Analysis and Biomarkers of Low-Grade Inflammation" ; Wolfgang Marx et al., "The Dietary Inflammatory Index and Human Health: An Umbrella Review of Meta-Analyses of Observational Studies," *Advances in Nutrition* (2021); Fred K. Tabung et al., "Development and Validation

of an Empirical Dietary Inflammatory Index," *Journal of Nutrition* 146, no. 8 (2016); Nitin Shivappa et al., "Designing and Developing a Literature-Derived, Population-Based Dietary Inflammatory Index," *Public Health Nutrition* 17, no. 8 (2014).

351 见, Fred K. Tabung et al., "Association of Dietary Inflammatory Potential with Colorectal Cancer Risk in Men and Women," JAMA Oncology 4, no. 3 (2018); Chun- Han Lo et al., "Dietary Inflammatory Potential and Risk of Crohn's Disease and Ulcerative Colitis," Gastroenterology 159, no. 3 (Sept. 1, 2020); Jun Li et al., "Dietary Inflammatory Potential and Risk of Cardiovascular Disease among Men and Women in the U.S," *Journal of the American College of Cardiology* 76, no. 19 (Nov. 10, 2020).

352 Richard Rosenfeld and Megan Hall, Evidence Summary for Plant-Based Diets: Reviews, Trials, Large Cohort, and Landmark Observational Studies, SUNY Downstate Committee on Plant-Based Health and Nutrition (Aug. 2021), https://www.downstate.edu/about/community-impact/plant-based/evidence.html.

353 Rosenfeld and Hall, *Evidence Summary for Plant-Based Diets*.

第十四章　塑造食物

354 Elie Metchnikoff, *The New Hygiene: Three Lectures on the Prevention of Infectious Diseases* (Chicago: W. T. Keener , 1910).

355 Vincent J. van Buul and Fred J. P. H. Brouns, "Health Effects of Wheat Lectins: A Review," *Journal of Cereal Science* 59, no. 2 (March 1, 2014).

356 A. Pusztai, "Dietary Lectins Are Metabolic Signals for the Gut and Modulate Immune and Hormone Functions," *European Journal of Clinical Nutrition* 47, no. 10 (Oct. 1993); Ram Sarup Singh, Hemant Preet Kaur, and Jagat Rakesh Kanwar, "Mushroom Lectins as Promising Anticancer Substances," *Current Protein & Peptide Science* 17, no. 8 (2016); Jasminka Giacometti, "Plant Lectins in Cancer Prevention and Treatment," *Medicina* 51, no. 2 (2015).

357 见, Parisa Hajihashemi and Fahimeh Haghighatdoost, "Effects of Whole-Grain Consumption on Selected Biomarkers of Systematic Inflammation: A Systematic Review and Meta-Analysis of Randomized Controlled Trials," *Journal of the American College of Nutrition* 38, no. 3 (April 3, 2019); Yujie Xu et al., "Whole Grain

Diet Reduces Systemic Inflammation: A Meta-Analysis of 9 Randomized Trials," *Medicine* 97, no. 43 (2018); Abdolrasoul Safaeiyan et al., "Randomized Controlled Trial on the Effects of Legumes on Cardiovascular Risk Factors in Women with Abdominal Obesity," *ARYA Atherosclerosis* 11, no. 2 (2015).

358 Mahsa Ghavipour et al., "Tomato Juice Consumption Reduces Systemic Inflammation in Overweight and Obese Females," *British Journal of Nutrition* 109, no. 11 (June 2013); Young- il Kim et al., "Tomato Extract Suppresses the Production of Proinflammatory Mediators Induced by Interaction between Adipocytes and Macrophages," *Bioscience, Biotechnology, and Biochemistry* 79, no. 1 (2015); Helena Hermana M. Hermsdorff et al., "Fruit and Vegetable Consumption and Proinflammatory Gene Expression from Peripheral.

359 Tilg and Moschen, "Food, Immunity, and the Microbiome."

360 Allison Lassieur, *Louis Pasteur: Revolutionary Scientist* (New York: Franklin Watts, 2005); Luisa Alba-Lois and Claudia Segal Kischinevsky, "Yeast Fermentation and the Making of Beer and Wine," *Nature Education* 3, no. 9 (2010).

361 发酵并非总是发生在无氧条件下。为了反映发酵食品中发生的各种反应和途径，2019年国际益生菌和益生元科学协会关于发酵食品的共识声明将这些食品和饮料定义为"通过所需的微生物生长和食品成分的酶转化制成的食品"。见 Maria L. Marco et al., "The International Scientific Association for Probiotics and Prebiotics (ISAPP) Consensus Statement on Fermented Foods," *Nature Reviews Gastroenterology* & *Hepatology* 18, no. 3 (March 1, 2021).

362 Elie Metchnikoff, *The Prolongation of Life: Optimistic Studies* (New York: G. P. Putnam's Sons, 1908).

363 John Harvey Kellogg, *Auto-intoxication or Intestinal Toxemia* (Whitefish, MT: Kessinger Publishing, 1922; repr., 2010).

364 Justin Sonnenburg, interview with author, May 2020.

365 Hannah C. Wastyk et al., "Gut-Microbiota-Targeted Diets Modulate Human Immune Status," *Cell* 184, no. 16 (2021).

366 Elie Metchnikoff, *The Nature of Man: Studies in Optimistic Philosophy* (London: Heinemann, 1906).

367 Eamonn M. M. Quigley, "Prebiotics and Probiotics in Digestive Health," *Clinical Gastroenterology and Hepatology* 17, no. 2 (2019).

368 Veronica Valli et al., "Health Benefits of Ancient Grains: Comparison among

Bread Made with Ancient, Heritage and Modern Grain Flours in Human Cultured Cells," *Food Research International* 107 (May 1, 2018); Monica Dinu et al., "Ancient Wheat Species and Human Health: Biochemical and Clinical Implications," *Journal of Nutritional Biochemistry* 52 (Feb. 1, 2018).

369 Francesco Sofi et al., "Effect of Triticum turgidum Subsp. turanicum Wheat on Irritable Bowel Syndrome: A Double-Blinded Randomised Dietary Intervention Trial," *British Journal of Nutrition* 111, no. 11 (June 14, 2014); Anne Whittaker et al., "A Khorasan Wheat-Based Replacement Diet Improves Risk Profile of Patients with Type 2 Diabetes Mellitus (T2DM): A Randomized Crossover Trial," *European Journal of Nutrition* 56, no. 3 (April 2017); Anne Whittaker et al., "An Organic Khorasan Wheat- Based Replacement Diet Improves Risk Profile of Patients with Acute Coronary Syndrome: A Randomized Crossover Trial," *Nutrients* 7, no. 5 (May 11, 2015); Monica Dinu et al., "A Khorasan Wheat-Based Replacement Diet Improves Risk Profile of Patients with Nonalcoholic Fatty Liver Disease (NAFLD): A Randomized Clinical Trial," *Journal of the American College of Nutrition* 37, no. 6 (Aug. 2018).

370 Patricia A Egner et al., "Rapid and Sustainable Detoxication of Airborne Pollutants by Broccoli Sprout Beverage: Results of a Randomized Clinical Trial in China," *Cancer Prevention Research* 7, no. 8 (2014); Stacey A Ritz, Junxiang Wan, and David Diaz-Sanchez, "Sulforaphane- Stimulated Phase II Enzyme Induction Inhibits Cytokine Production by Airway Epithelial Cells Stimulated with Diesel Extract," *American Journal of Physiology—Lung Cellular and Molecular Physiology* 292, no. 1 (2007); Marc A Riedl, Andrew Saxon, and David Diaz-Sanchez, "Oral Sulforaphane Increases Phase II Antioxidant Enzymes in the Human Upper Airway," *Clinical Immunology* 130, no. 3 (2009); David Heber et al., "Sulforaphane-Rich Broccoli Sprout Extract Attenuates Nasal Allergic Response to Diesel Exhaust Particles," *Food & Function* 5, no. 1 (2014).

371 Terry L Noah et al., "Effect of Broccoli Sprouts on Nasal Response to Live Attenuated Influenza Virus in Smokers: A Randomized, Double-Blind Study," *PLOS ONE* 9, no. 6 (2014).

372 Osmo Hänninen et al., "Antioxidants in Vegan Diet and Rheumatic Disorders," *Toxicology* 155, nos. 1-3 (2000); Mikko T. Nenonen et al., "Uncooked, Lactobacilli-Rich, Vegan Food and Rheumatoid Arthritis," *British Journal of Rheumatology* 37,

no. 3 (1998); R. Peltonen et al., "Faecal Microbial Flora and Disease Activity in Rheumatoid Arthritis During a Vegan Diet," *British Journal of Rheumatology* 36, no. 1 (1997).

373 Melanie Uhde et al., "Intestinal Cell Damage and Systemic Immune Activation in Individuals Reporting Sensitivity to Wheat in the Absence of Coeliac Disease," *Gut* 65, no. 12 (Dec. 2016).

374 Stuart M. Brierley, "Food for Thought about the Immune Drivers of Gut Pain," *Nature* 590 (Feb. 4, 2021).

375 Jo Robinson, *Eating on the Wild Side: The Missing Link to Optimum Health* (New York: Little, Brown, 2013).

376 A. C. Grayling, *The Reason of Things: Living with Philosophy* (London: Phoenix, 2007).

第十五章　脏污疗愈

377 Mark Twain, *Following the Equator: A Journey around the World* (New York: Dover Publications, 1897; repr., 1989).

378 Richard Garbe, Akbar, *Emperor of India: A Picture of Life and Customs from the Sixteenth Century*, trans. Lydia Gillingham Robinson (Chicago: The Open Court Publishing Company, 1909).

379 Lindsey Fitzharris, T*he Butchering Art: Joseph Lister's Quest to Transform the Grisly World of Victorian Medicine* (New York: Farrar, Straus and Giroux, 2017).

380 Nancy Tomes, "The Private Side of Public Health: Sanitary Science, Domestic Hygiene, and the Germ Theory, 1870-1900," *Bulletin of the History of Medicine* 64, no. 4 (1990).

381 Eric Lax, *The Mold in Dr. Florey's Coat: The Story of Penicillin and the Modern Age of Medical Miracles* (New York: Henry Holt, 2004).

382 Andrew J. Macpherson, Mercedes Gomez de Agüero, and Stephanie C. Ganal-Vonarburg, "How Nutrition and the Maternal Microbiota Shape the Neonatal Immune System," *Nature Reviews Immunology* 17, no. 8 (Aug. 1, 2017).

383 David P. Strachan, "Hay Fever, Hygiene, and Household Size," *British Medical Journal* 299, no. 6710 (1989).

384 Dr. Lagerspetz makes this comment in reference to Sigmund Freud's views. Olli La-

gerspetz, *A Philosophy of Dirt* (Chicago: University of Chicago Press, 2018).

385 F. Shanahan, T. S. Ghosh, and P. W. O'Toole, "The Healthy Microbiome—What Is the Definition of a Healthy Gut Microbiome?," *Gastroenterology* 160, no. 2 (Jan. 2021); Mirae Lee and Eugene B. Chang, "Inflammatory Bowel Diseases (IBD) and the Microbiome—Searching the Crime Scene for Clues," *Gastroenterology* 160, no. 2 (Jan. 1, 2021).

386 Thomas W. McDade, "Early Environments and the Ecology of Inflammation," *Proceedings of the National Academy of Sciences* 109, Suppl. 2 (2012); Thomas W. McDade et al., "Early Origins of Inflammation: Microbial Exposures in Infancy Predict Lower Levels of C-Reactive Protein in Adulthood," *Proceedings of the Royal Society B: Biological Sciences* 277, no. 1684 (2010).

387 Graham A. W. Rook, "Hygiene Hypothesis and Autoimmune Diseases," *Clinical Reviews in Allergy & Immunology* 42 (2012).

388 Michael Finkel, *The Stranger in the Woods: The Extraordinary Story of the Last True Hermit* (New York: Alfred A. Knopf, 2017).

389 Bill Hesselmar et al., "Pet-Keeping in Early Life Reduces the Risk of Allergy in a Dose-Dependent Fashion," *PLOS ONE* 13, no. 12 (2018); Tove Fall et al., "Early Exposure to Dogs and Farm Animals and the Risk of Childhood Asthma," *JAMA Pediatrics* 169, no. 11 (2015).

390 Michelle M. Stein et al., "Innate Immunity and Asthma Risk in Amish and Hutterite Farm Children," *New England Journal of Medicine* 375, no. 5 (Aug. 4, 2016).

391 Michael Elten et al., "Residential Greenspace in Childhood Reduces Risk of Pediatric Inflammatory Bowel Disease: A Population-Based Cohort Study," *American Journal of Gastroenterology* 116, no. 2 (2021).

392 Eileen Crist and Alfred I. Tauber, "Selfhood, Immunity, and the Biological Imagination: The Thought of Frank Macfarlane Burnet," *Biology and Philosophy* 15 (1999); Alfred I. Tauber, "Moving Beyond the Immune Self?," *Seminars in Immunology* 12 (2000).

393 F. Macfarlane Burnet, *Biological Aspects of Infectious Disease* (Cambridge: Cambridge University Press, 1940); F. Macfarlane Burnet, *The Virus as Organism* (Cambridge: Cambridge University Press, 1946).

394 does not suffice: Tauber, "Moving Beyond the Immune Self?"

第十六章 复活节岛

395 Michel Poulain et al., "Identification of a Geographic Area Characterized by Extreme Longevity in the Sardinia Island: The AKEA Study," *Experimental Gerontology* 39, no. 9 (Sept. 1, 2004).

396 Dan Buettner, email to author, May 2021.

397 见, Rafael de Cabo and Mark P. Mattson, "Effects of Intermittent Fasting on Health, Aging, and Disease," *New England Journal of Medicine* 381, no. 26 (Dec. 26, 2019); Elizabeth F. Sutton et al., "Early Time-Restricted Feeding Improves Insulin Sensitivity, Blood Pressure, and Oxidative Stress Even without Weight Loss in Men with Prediabetes," *Cell Metabolism* 27, no. 6 (June 5, 2018); Michael J. Wilkinson et al., "Ten-Hour Time-Restricted Eating Reduces Weight, Blood Pressure, and Atherogenic Lipids in Patients with Metabolic Syndrome," *Cell Metabolism* 31, no. 1 (2020); Adrienne R Barnosky et al., "Intermittent Fasting vs Daily Calorie Restriction for Type 2 Diabetes Prevention: A Review of Human Findings," *Translational Research: The Journal of Laboratory and Clinical Medicine* 164, no. 4 (Oct. 2014).

398 Chia-Wei Cheng et al., "Prolonged Fasting Reduces IGF-1/PKA to Promote Hematopoietic-Stem-Cell-Based Regeneration and Reverse Immunosuppression," *Cell Stem Cell* 14, no. 6 (June 5, 2014).

399 Stefan Jordan et al., "Dietary Intake Regulates the Circulating Inflammatory Monocyte Pool," *Cell* 178, no. 5 (2019).

400 Jeffrey A. Woods et al., "Exercise, Inflammation and Aging," *Aging and Disease* 3, no. 1 (2012); Kaleen M. Lavin et al., "Effects of Aging and Lifelong Aerobic Exercise on Basal and Exercise-Induced Inflammation," *Journal of Applied Physiology* 128, no. 1 (Jan. 2020).

401 见, Stoyan Dimitrov, Elaine Hulteng, and Suzi Hong, "Inflammation and Exercise: Inhibition of Monocytic Intracellular TNF Production by Acute Exercise Via β2-Adrenergic Activation," *Brain, Behavior, and Immunity* 61 (March 1, 2017); Earl S. Ford, "Does Exercise Reduce Inflammation? Physical Activity and C-Reactive Protein among U.S. Adults," *Epidemiology* 13, no. 5 (Sept. 2002); Peter T. Campbell et al., "A Yearlong Exercise Intervention Decreases CRP among Obese Postmenopausal Women," Medicine & Science in Sports & Exercise 41, no. 8 (2009);

Laura A Daray et al., "Endurance and Resistance Training Lowers C-Reactive Protein in Young, Healthy Females," *Applied Physiology, Nutrition, and Metabolism* 36, no. 5 (Oct. 2011).

402 Nuria Garatachea et al., "Exercise Attenuates the Major Hallmarks of Aging," *Rejuvenation Research* 18, no. 1 (Feb. 2015).

403 Dannenberg and Berger, *Obesity, Inflammation and Cancer.*

404 Onanong Mee-inta, Zi-Wei Zhao, and Yu-Min Kuo, "Physical Exercise Inhibits Inflammation and Microglial Activation," *Cells* 8, no. 7 (2019).

405 Mee-inta, Zhao, and Kuo, "Physical Exercise Inhibits Inflammation."

406 Lisbeth Berrueta et al., "Stretching Impacts Inflammation Resolution in Connective Tissue," *Journal of Cellular Physiology* 231, no. 7 (July 1, 2016).

407 见, Kimberley J. Smith et al., "The Association between Loneliness, Social Isolation and Inflammation: A Systematic Review and Meta-Analysis," *Neuroscience* & *Biobehavioral Reviews* 112 (May 1, 2020); Naomi I. Eisenberger et al., "In Sickness and in Health: The Co-Regulation of Inflammation and Social Behavior," *Neuropsychopharmacology* 42, no. 1 (Jan. 1, 2017); Janice K. Kiecolt- Glaser, Jean-Philippe Gouin, and Liisa Hantsoo, "Close Relationships, Inflammation, and Health," *Neuroscience* & *Biobehavioral Reviews* 35, no. 1 (Sept. 1, 2010); Paula V. Nersesian et al., "Loneliness in Middle Age and Biomarkers of Systemic Inflammation: Findings from Midlife in the United States," *Social Science* & *Medicine* 209 (July 1, 2018); Bert N. Uchino et al., "Social Support, Social Integration, and Inflammatory Cytokines: A Meta-Analysis," *Health Psychology* 37, no. 5 (2018).

408 见, Slavich and Irwin, "From Stress to Inflammation and Major Depressive Disorder."

409 Bullmore, *The Inflamed Mind.*

410 Janet M. Mullington et al., "Sleep Loss and Inflammation," *Best Practice* & *Research. Clinical Endocrinology* & *Metabolism* 24, no. 5 (2010); Michael R. Irwin et al., "Sleep Loss Activates Cellular Inflammatory Signaling," Biological Psychiatry 64, no. 6 (2008); Michael R. Irwin, "Sleep and Inflammation: Partners in Sickness and in Health," *Nature Reviews Immunology* 19, no. 11 (Nov. 1, 2019); Michael R. Irwin, Richard Olmstead, and Judith E. Carroll, "Sleep Disturbance, Sleep Duration, and Inflammation: A Systematic Review and Meta-Analysis of Cohort Studies and Experimental Sleep Deprivation," *Biological Psychiatry* 80, no. 1 (2016).

411 Raphael Vallat et al., "Broken Sleep Predicts Hardened Blood Vessels," *PLOS*

Biology 18, no. 6 (2020); Tabitha R. F. Green et al., "The Bidirectional Relation-ship between Sleep and Inflammation Links Traumatic Brain Injury and Alzheimer's Disease," *Review, Frontiers in Neuroscience* 14, no. 894 (Aug. 25, 2020).

412　Maria Comas et al., "A Circadian Based Inflammatory Response—Implications for Respiratory Disease and Treatment," *Sleep Science and Practice* 1, no. 1 (Sept. 25, 2017).

413　见, Paula R. Pullen et al., "Effects of Yoga on Inflammation and Exercise Capacity in Patients with Chronic Heart Failure," Journal of Cardiac Failure 14, no. 5 (June 2008); David S. Black and George M. Slavich, "Mindfulness Meditation and the Immune System: A Systematic Review of Randomized Controlled Trials," *Annals of the New York Academy of Sciences* 1373, no. 1 (June 2016); J. D. Creswell et al., "Mindfulness-Based Stress Reduction Training Reduces Loneliness and Pro- Inflam-matory Gene Expression in Older Adults: A Small Randomized Controlled Trial," *Brain, Behavior, and Immunity* 26, no. 7 (Oct. 2012); David S Black et al., "Yogic Meditation Reverses NF- κB and IRF-Related Transcriptome Dynamics in Leuko-cytes of Family Dementia Caregivers in a Randomized Controlled Trial," *Psycho-neuroendocrinology* 38, no. 3 (2013).

414　Panagiota Pietri, Theodore Papaioannou, and Christodoulos Stefanadis, "Environ-ment: An Old Clue to the Secret of Longevity," *Nature* 544 (April 27, 2017).

415　见, Dean E. Schraufnagel et al., "Air Pollution and Noncommunicable Diseases: A Review by the Forum of International Respiratory Societies' Environmental Com-mittee, Part 1: The Damaging Effects of Air Pollution," *CHEST* 155, no. 2 (2019); Hector A. Olvera Alvarez et al., "Early Life Stress, Air Pollution, Inflammation, and Disease: An Integrative Review and Immunologic Model of Social-Environmental Adversity and Lifespan Health," *Neuroscience* & *Biobehavioral Reviews* 92 (Sept. 1, 2018); C. Arden Pope et al., "Exposure to Fine Particulate Air Pollution Is Associ-ated with Endothelial Injury and Systemic Inflammation," *Circulation Research* 119, no. 11 (Nov. 11, 2016); Weidong Wu, Yuefei Jin, and Chris Carlsten, "Inflam-matory Health Effects of Indoor and Outdoor Particulate Matter," *Journal of Al-lergy and Clinical Immunology* 141, no. 3 (2018).

416　Jennifer O'Loughlin et al., "Association between Cigarette Smoking and C-Reactive Protein in a Representative, Population-Based Sample of Adolescents," *Nicotine* & *Tobacco Research* 10, no. 3 (March 2008); Russell P. Tracy et al., "Lifetime Smoking Exposure Affects the Association of C-Reactive Protein with Cardio-vascular Disease Risk Factors and Subclinical Disease in Healthy Elderly Subjects," *Arteriosclerosis, Thrombosis, and Vascular Biology* 17, no. 10 (Oct. 1997); Ritienne Attard et al., "The Impact of Passive and Active Smoking on Inflammation, Lipid Profile and the Risk of Myocardial Infarction," *Open Heart* 4, no. 2 (2017).

417 Jinghua Yuan et al., "Long-Term Persistent Organic Pollutants Exposure Induced Telomere Dysfunction and Senescence-Associated Secretary Phenotype," *Journals of Gerontology: Series A* 73, no. 8 (2018).

418 Jamie Rylance et al., "The Global Burden of Air Pollution on Mortality: The Need to Include Exposure to Household Biomass Fuel-Derived Particulates," *Environmental Health Perspectives* 118, no. 10 (Oct. 1, 2010).

419 Yoav Arnson, Yehuda Shoenfeld, and Howard Amital, "Effects of Tobacco Smoke on Immunity, Inflammation and Autoimmunity," *Journal of Autoimmunity* 34, no. 3 (May 1, 2010).

420 Daniela Monti et al., "Inflammaging and Human Longevity in the Omics Era," *Mechanisms of Ageing and Development* 165 (July 1, 2017).

421 Christopher P. Fagundes and Baldwin Way, "Early-Life Stress and Adult Inflammation," *Current Directions in Psychological Science* 23, no. 4 (Aug. 1, 2014); Olvera Alvarez et al., "Early Life Stress, Air Pollution, Inflammation, and Disease."

422 Renz et al., "An Exposome Perspective"; Kanakadurga Singer and Carey N. Lumeng, "The Initiation of Metabolic Inflammation in Childhood Obesity," *Journal of Clinical Investigation* 127, no. 1 (Jan. 3, 2017).

第十七章　人类嵌合体

423 Florian J. Clemente et al., "A Selective Sweep on a Deleterious Mutation in CPT1A in Arctic Populations," *American Journal of Human Genetics* 95, no. 5 (Nov. 6, 2014); Melanie B. Gillingham et al., "Impaired Fasting Tolerance among Alaska Native Children with a Common Carnitine Palmitoyltransferase 1A Sequence Variant," *Molecular Genetics and Metabolism* 104, no. 3 (2011).

424 Gokhan Hotamisligil, interview with author, Feb. 2019. 另见 Daniel Okin and Ruslan Medzhitov, "Evolution of Inflammatory Diseases," *Current Biology* 22, no. 17 (Sept. 11, 2012).

425   Silverstein, *History of Immunology.*

426   Daniel N. Mori et al., "Inflammatory Triggers of Acute Rejection of Organ Allografts," *Immunological Reviews* 258, no. 1 (2014).

427   Faouzi Braza et al., "Role of TLRs and DAMPs in Allograft Inflammation and Transplant Outcomes," *Nature Reviews Nephrology* 12, no. 5 (May 1, 2016); Dag Olav Dahle et al., "Inflammation-Associated Graft Loss in Renal Transplant Recipients," *Nephrology Dialysis Transplantation* 26, no. 11 (2011); Daniel Kreisel and Daniel R. Goldstein, "Innate Immunity and Organ Transplantation: Focus on Lung Transplantation," *Transplant International* 26, no. 1 (Jan. 1, 2013).

428   Karsten Bartels, Almut Grenz, and Holger K. Eltzschig, "Hypoxia and Inflammation Are Two Sides of the Same Coin," *Proceedings of the National Academy of Sciences of the USA* 110, no. 46 (Nov. 12, 2013).

429   Muhammad Atif et al., "Regulatory T Cells in Solid Organ Transplantation," *Clinical & Translational Immunology* 9, no. 2 (2020).

430   Jun-Feng Du et al., "Treg-Based Therapy and Mixed Chimerism in Small Intestinal Transplantation: Does Treg + BMT Equal Intestine Allograft Tolerance?," *Medical Hypotheses* 76, no. 1 (Jan. 2011).

431   J. Zuber et al., "Macrochimerism in Intestinal Transplantation: Association with Lower Rejection Rates and Multivisceral Transplants, without GVHD," *American Journal of Transplantation* 15, no. 10 (Oct. 1, 2015).

432   Joseph Leventhal et al., "Chimerism and Tolerance without GVHD or Engraftment Syndrome in HLA-Mismatched Combined Kidney and Hematopoietic Stem Cell Transplantation," *Science Translational Medicine* 4, no. 124 (March 7, 2012).

433   见, Wooki Kim and Hyungjae Lee, "Advances in Nutritional Research on Regulatory T-Cells," *Nutrients* 5, no. 11 (Oct. 28, 2013); Shohreh Issazadeh- Navikas, Roman Teimer, and Robert Bockermann, "Influence of Dietary Components on Regulatory T Cells," *Molecular Medicine* 18, no. 1 (2012); Rebeca Arroyo Hornero et al., "The Impact of Dietary Components on Regulatory T Cells and Disease," *Frontiers in Immunology* 11 (2020); J. A. Fishman and A. W. Thomson, "Immune Homeostasis and the Microbiome—Dietary and Therapeutic Modulation and Implications for Transplantation," *American Journal of Transplantation* 15, no. 7 (2015).

434   António W. Gomes-Neto et al., "Mediterranean Style Diet and Kidney Function

Loss in Kidney Transplant Recipients," *Clinical Journal of the American Society of Nephrology* 15, no. 2 (Feb. 7, 2020).

435 Maral Baghai Arassi et al., "The Gut Microbiome in Solid Organ Transplantation," *Pediatric Transplantation* 24, no. 7 (Nov. 1, 2020).

436 Felissa R. Lashley and Jerry D. Durham, eds., *Emerging Infectious Diseases: Trends and Issues*, 2nd ed. (New York: Springer, 2007).

437 Jesse Fajnzylber et al., "SARS- CoV-2 Viral Load Is Associated with Increased Disease Severity and Mortality," *Nature Communications* 11, no. 1 (Oct. 30, 2020); Elisabet Pujadas et al., "SARS-CoV-2 Viral Load Predicts COVID-19 Mortality," *The Lancet Respiratory Medicine* 8, no. 9 (Sept. 1, 2020).

438 Yoriyuki Konno et al., "SARS- CoV-2 ORF3b Is a Potent Interferon Antagonist Whose Activity Is Further Increased by a Naturally Occurring Elongation Variant," *Cell Reports* 32, no. 12 (Sept. 2020); John M. Lubinski et al., "Herpes Simplex Virus Type 1 Evades the Effects of Antibody and Complement in Vivo," *Journal of Virology* 76, no. 18 (2002).

439 Rose H. Manjili et al., "COVID-19 as an Acute Inflammatory Disease," *Journal of Immunology* 205, no. 1 (2020).

440 David C. Fajgenbaum and Carl H. June, "Cytokine Storm," *New England Journal of Medicine* 383 (2020).

441 Puja Mehta et al., "COVID-19: Consider Cytokine Storm Syndromes and Immunosuppression," *The Lancet* 395, no. 10229 (2020).

442 Ricardo J. Jose and Ari Manuel, "COVID-19 Cytokine Storm: The Interplay between Inflammation and Coagulation," *The Lancet Respiratory Medicine* 8, no. 6 (2020).

443 Erola Pairo- Castineira et al., "Genetic Mechanisms of Critical Illness in COVID-19," *Nature* 591, no. 7848 (March 1, 2021).

444 Alexander Kroemer et al., "Inflammasome Activation and Pyroptosis in Lymphopenic Liver Patients with COVID-19," *Journal of Hepatology* 73, no. 5 (2020); Carolina Lucas et al., "Longitudinal Immunological Analyses Reveal Inflammatory Misfiring in Severe COVID-19 Patients," *medRxiv* (2020); Matthew J. Cummings et al., "Epidemiology, Clinical Course, and Outcomes of Critically Ill Adults with COVID-19 in New York City: A Prospective Cohort Study," *The Lancet* 395, no. 10239 (2020); Alisa A. Mueller et al., "Inflammatory Biomarker Trends Predict

Respiratory Decline in COVID-19 Patients," *Cell Reports Medicine* 1, no. 8 (2020).

445   Kaveh Hajifathalian et al., "Obesity Is Associated with Worse Outcomes in COVID-19: Analysis of Early Data from New York City," *Obesity* 28, no. 9 (Sept. 2020).

446   Mireya G. Ramos Muniz et al., "Obesity Exacerbates the Cytokine Storm Elicited by Francisella tularensis Infection of Females and Is Associated with Increased Mortality," *BioMed Research International* 2018 (June 26, 2018); C. Tsatsanis, A. N. Margioris, and D. P. Kontoyiannis, "Association between H1N1 Infection Severity and Obesity—Adiponectin as a Potential Etiologic Factor," *Journal of Infectious Diseases* 202, no. 3 (2010); Gabrielle P. Huizinga, Benjamin H. Singer, and Kanakadurga Singer, "The Collision of Meta-Inflammation and SARS-CoV-2 Pandemic Infection," *Endocrinology* 161, no. 11 (2020).

447   Annsea Park and Akiko Iwasaki, "Type I and Type III Interferons—Induction, Signaling, Evasion, and Application to Combat COVID-19," *Cell Host & Microbe* 27, no. 6 (June 10, 2020).

448   Michael Greger, *How to Survive a Pandemic* (New York: Flatiron Books, 2020).

449   Michael J. Martin, Sapna E. Thottathil, and Thomas B. Newman, "Antibiotics Overuse in Animal Agriculture: A Call to Action for Health Care Providers," *American Journal of Public Health* 105, no. 12 (2015).

450   David Wallace-Wells, *The Uninhabitable Earth: Life after Warming* (New York: Tim Duggan Books, 2019).

451   Walter Willett, interview with author, Feb. 2020.

452   Pett et al., *Ancel Keys and the Seven Countries Study*.

453   Julian Barnes, *The Sense of an Ending* (New York: Vintage Books, 2012).

图书在版编目（CIP）数据

炎症：食物、微生物和疾病的故事/（美）希尔帕·
拉维拉（Shilpa Ravella）著；钟与氏译 . -- 重庆：
重庆大学出版社，2024.9（2024.12 重印）. --（认识你自己）.
ISBN 978-7-5689-4691-9

Ⅰ . R364.5-49

中国国家版本馆 CIP 数据核字第 2024TY8915 号

炎症：食物、微生物和疾病的故事
YANZHENG: SHIWU、WEISHENGWU HE JIBING DE GUSHI
[美]希尔帕·拉维拉（Shilpa Ravella）著
钟与氏 译

策划编辑：姚　颖
责任编辑：姚　颖　　书籍设计：Subtle Studio
责任校对：关德强　　责任印制：张　策

重庆大学出版社出版发行
出版人：陈晓阳
社址：（401331）重庆市沙坪坝区大学城西路 21 号
网址：http://www.cqup.com.cn
印刷：重庆市正前方彩色印刷有限公司

开本：787mm×1092mm　1/32　印张：12.625　字数：276 千
2024 年 9 月第 1 版　　2024 年 12 月第 2 次印刷
ISBN 978-7-5689-4691-9　　定价：69.00 元

本书如有印刷、装订等质量问题，本社负责调换
版权所有，请勿擅自翻译和用本书制作各类出版物及配套用书，违者必究

Copyright © 2022 by Shilpa Ravella.
Published in agreement with The Zoe Pagnamenta
Agency, LLC, through The Grayhawk Agency Ltd.

版贸核渝字(2020)第 223 号